AF546993

C.Bertelsmann

DR. DENIS MUKWEGE

DIE STÄRKE DER FRAUEN

Wie weibliche Widerstandskraft mich lehrte, an eine bessere Welt zu glauben

Aus dem Englischen von Sabine Reinhardus und Cornelia Stoll

C.Bertelsmann

Die Originalausgabe erschien 2021 unter dem Titel
The Power of Women. A Doctor's Journey of Hope and Healing
bei Macmillan Publishers, Flatiron Books.

Die Namen der Patient*innen wurden in den meisten Fällen geändert.
Ausnahmen bilden diejenigen, die auf ihr Recht auf Anonymität verzichten
oder im Text als Aktivist*innen vorgestellt werden.

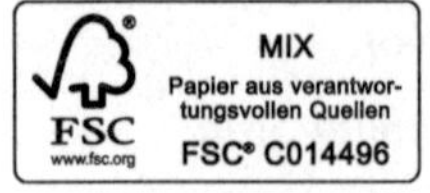

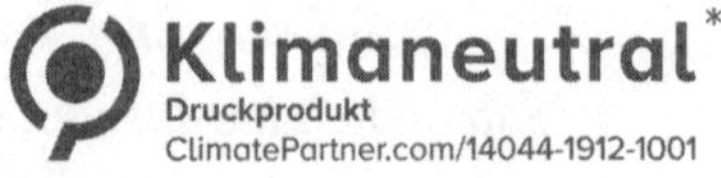

Penguin Random House Verlagsgruppe FSC® N001967

1. Auflage

C. Bertelsmann in der Penguin Random House Verlagsgruppe GmbH,
Neumarkter Straße 28, 81673 München

Karte: © Amt der Vereinten Nationen
für die Koordinierung humanitärer Angelegenheiten
Umschlaggestaltung: Büro Jorge Schmidt, München
Umschlagabbildung/Autorenfoto: © Nobel Media AB – Foto: A. Mahmoud
Satz: Uhl + Massopust, Aalen
Druck und Bindung: GGP Media GmbH, Pößneck
Printed in Germany
ISBN 978-3-570-10475-0
www.cbertelsmann.de

Meiner Mutter, meiner Frau
und meinen Schwestern gewidmet

Für alle Opfer sexueller Gewalt

INHALT

Demokratische Republik Kongo – **Süd-Kivu**

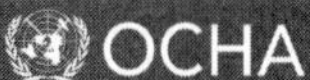

Walikale
Nyiragongo
Masisi (Region)
Süd-Masisi-Reservat
Nord-Kivu (Region)
Goma
Kivu-See
Kalehe (Region)
Bugarula
Kalehe
Kahuzi-Biéga-Nationalpark
RUANDA
Kabare (Region)
Bukavu
Shabunda
Walungu (Region)
BURUNDI
Mwenga-Berge
Lemera
Pangi (Region)
Maniema-Reservat
SÜD-KIVU (Region)
Uvira (Region)
Itombwe-Berge
MANIEMA (Region)
Kasongo (Region)
Fizi
Jagdreservat Lwama-Kivu
Kabambare (Region)
Tanganjika-See
Kabobo-Massiv-Reservat
KATANGA (Region)
Nyunzu (Region)
Jagdreservat Lwama-Katanga
10 km

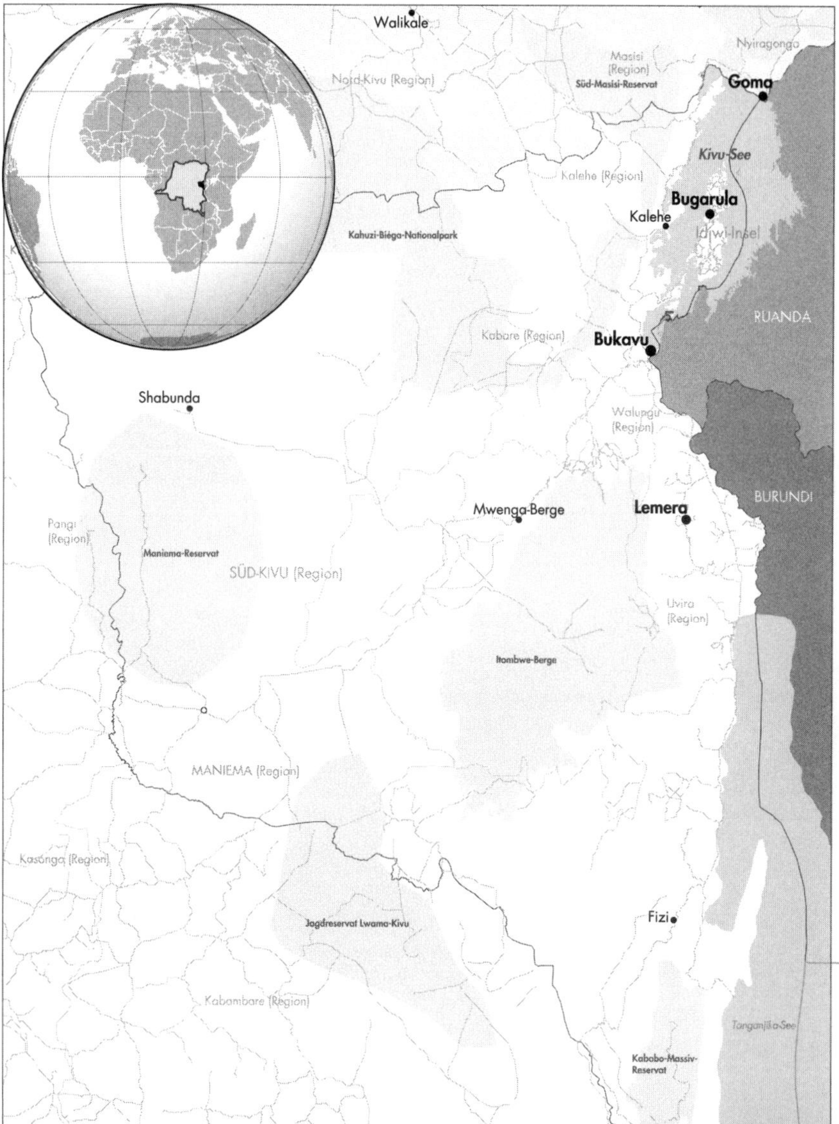

Quellen: RGC Feedback: unocha.org/drc

EINLEITUNG

Es ist ungewöhnlich, wenn ein Mann für die Rechte der Frauen kämpft. Das weiß ich. Ich habe es häufig bemerkt, wenn ich mich mit Freunden unterhalten habe, bei gesellschaftlichen Anlässen und mitunter auch bei professionellen Zusammenkünften. Die verständnislosen Blicke und die skeptischen Mienen sind mir nicht entgangen. Hin und wieder ist mir sogar, offen oder unausgesprochen, eine gewisse Feindseligkeit begegnet. Manche finden meine Entscheidungen verdächtig oder sogar bedrohlich.

Ich erinnere mich gut an Abendgesellschaften im Kongo und in Europa zu Beginn meiner Karriere: Wenn ich an der Reihe war, über meine Arbeit zu sprechen, erklärte ich meist, ich sei Gynäkologe und leitete ein Krankenhaus, das insbesondere Verletzungen behandele, die durch Vergewaltigungen verursacht worden seien. Und dass ich mich außerdem für die Rechte von Frauen engagierte. Danach wurde die Runde am Tisch im Allgemeinen recht still. Vielleicht stellte noch jemand höflichkeitshalber eine Frage, aber dann wechselte man rasch das Gesprächsthema.

In diesen Augenblicken betretenen Schweigens nahm ich jedoch auch Mitgefühl in den Augen der anderen Gäste wahr und stellte mir vor, was sie wohl über mich denken mochten: Was für einen schrecklichen Beruf ich hatte, und wie furchtbar das für mich sein musste. Ich entwickelte daher eine Art Gegenstrategie und betonte immer ausdrücklich, dass ich glücklich verheiratet sei und selbst Kinder hätte, als würde ich dadurch »normaler« wirken oder es den anderen leichter machen, meine Entscheidung nachzuvollziehen.

Wenn ich dann abends im Hotelzimmer oder zu Hause auf dem Bett lag, ärgerte ich mich jedes Mal über mich selbst. Warum empfand ich immer dieses Bedürfnis, mein Tun zu rechtfertigen? Jeder, der das Gefühl kennt, dass er »nicht so richtig dazupasst«, sei es aufgrund seiner Herkunft, Identität oder Erfahrung, wird wissen, was ich meine.

Aber nicht jeder hielt mit seiner Meinung hinter dem Berg. Ich erinnere mich an die Unterhaltung mit einem alten Freund, einem Klassenkameraden aus der Schulzeit, der in meiner Provinz Politiker geworden war. Noch jetzt, Jahre später, habe ich seine Worte nicht vergessen: »Seit du dich mit sexueller Gewalt beschäftigst, denkst du wie eine Frau«, sagte er. Das könnte man auch als Kompliment auffassen, aber so war es keineswegs gemeint.

Ich weiß auch noch genau, wie sehr ich mich bestätigt fühlte, als ich das Schreiben und die Arbeit von Stephen Lewis kennenlernte, kanadischer Diplomat, Aktivist und unermüdlicher Streiter für AIDS/HIV-Opfer in Afrika und Frauenrechte im Allgemeinen. Endlich hatte ich eine verwandte Seele gefunden. Durch Stephen habe ich begriffen, dass auch andere Männer so denken wie ich, und inzwischen ist er mir ein lieber Freund.

Ich betreue und behandele mittlerweile seit zwei Jahrzehnten

Opfer sexueller Gewalt. Man könnte also meinen, ich müsste meine Entscheidung nicht mehr erklären. Das ist jedoch ein Irrtum. Nicht nur Männer haben Mühe, meine Entscheidung zu verstehen.

Vor einigen Jahren nahm ich an einem Treffen mit einer hochrangigen Vertreterin der Vereinten Nationen in New York City teil. Sie erklärte sich einverstanden, mich gemeinsam mit Mitstreitern zu treffen, die ebenfalls für Frauenrechte und Konfliktlösungen in meiner Heimat, der Demokratischen Republik Kongo, kämpften. Wir begaben uns in eines der oberen Stockwerke und wurden in ihr Büro gebeten, in dem ein langer Konferenztisch stand. Die Aussicht über den East River nach Queens und Brooklyn war atemberaubend.

Ihre aggressive Frage erwischte mich kalt. »Warum sind Sie hier, um über Frauenrechte im Kongo zu reden, und keine Frau aus Ihrem Land?«, fuhr sie mich an. »Sind die Frauen im Kongo nicht in der Lage, für sich selbst zu sprechen?«

Nun war ich ja gerade angereist, um die Unterstützung der Vereinten Nationen für Initiativen zu fördern, die der Stimme der Frauen im Kongo mehr Gehör verschaffen wollten. Mein Krankenhaus und meine Stiftung hatten Überlebenden geholfen, in der Gemeinschaft Stärke zu finden, und wir unterstützten Frauen dabei, ihre Fähigkeit zum Reden in der Öffentlichkeit zu entwickeln und eigene Interessen besser zu vertreten. In diesem Buch werden Sie viele dieser inspirierenden Frauen kennenlernen.

Man könnte jetzt einwenden, dass die Beamtin zu Recht auf der Hut vor einem Mann war, der den Platz auf einer Bühne einnahm, die doch den Frauen zustehen sollte. Diese berechtigte Frage spreche ich immer gern an.

Was mich selbst betrifft, so verweise ich, sobald mir diese Frage auf Dinner-Partys oder in den Büros der Vereinten Nationen gestellt wird, auf meine Grundüberzeugungen. Ich setze mich für Frauen ein, weil wir Gleichgestellte sind. Frauenrechte sind Menschenrechte, und es empört mich zutiefst, welche Gewalt meinen Mitmenschen angetan wird. Wir müssen gemeinsam für Frauen kämpfen.

Meine Rolle besteht seit jeher darin, denjenigen eine Stimme zu verleihen, die aufgrund ihrer marginalisierten Lebensbedingungen keine Möglichkeit haben, ihre Geschichten mitzuteilen. Ich stehe neben, aber niemals vor ihnen.

Wie Sie lesen werden, bin ich mehr oder weniger zufällig zum Feministen und Aktivisten geworden. Dieser Weg war mir keinesfalls in die Wiege gelegt. Ursprünglich wollte ich einfach Arzt werden, und auch das war schon ein recht hochfliegender Plan für jemanden, der in einer Baracke zur Welt kam, als der Kongo noch belgische Kolonie war. Aber Ereignisse, auf die ich keinen Einfluss hatte, haben mein Leben geprägt. Das gilt insbesondere für die Kriege, die seit 1996 den Kongo verwüsteten und gerade für Frauen fatale Folgen hatten – unter den meist gleichgültigen Blicken der restlichen Welt.

Die Umstände haben mir keine andere Wahl gelassen, als mich auf die Behandlung von Misshandlungsopfern zu spezialisieren. Und die Geschichten meiner Patientinnen gaben letztlich den Ausschlag dafür, dass ich mich dem noch größeren Kampf gegen Unrecht und Grausamkeit, die Frauen erleiden, anschloss. Die Anerkennung meiner aktivistischen Arbeit hat dazu geführt, dass ich mich auf diesen Seiten an Sie wende.

Mein Leben ist eng mit meiner vom Krieg zerrissenen Heimat verflochten. Die stürmische Geschichte des Kongo, geprägt von Ausbeutung und Konflikten, bedarf dringend eines breiteren Verständnisses. Die Unruhen der vergangenen 25 Jahre, der tödlichste Konflikt seit dem Zweiten Weltkrieg mit über 25 Millionen Toten oder Vermissten, metastasieren seit dem Jahr 1996 ungehindert. Ich schreibe von der Tragödie des Kongo in der Hoffnung, Politiker in der westlichen Welt und anderswo zu ermutigen, sich für dieses Land, für Frieden und Gerechtigkeit einzusetzen, die das kongolesische Volk so verzweifelt herbeisehnt. Doch dies ist keine Autobiografie und noch weniger ein Buch, das die Kriege im Kongo umfassend zu erklären sucht.

Das Buch ist vielmehr eine Hommage an die Stärke aller Frauen und insbesondere an diejenigen, die mich großgezogen, erzogen und inspiriert haben. Wie Sie in den ersten Kapiteln erfahren werden, fange ich ganz am Anfang an, mit jener Frau, die sich der Gefahr und Unsicherheit stellte, mich zur Welt zu bringen – und die nur wenige Tage später die Aufgabe meisterte, mich vor einer lebensbedrohlichen Erkrankung zu retten. Die Zähigkeit und Tapferkeit, die meine Mutter während meiner Geburt bewies, wurde nur durch ihren lebenslangen Einsatz für mich und alle ihre Kinder übertroffen. Sie hatte maßgeblichen Einfluss auf meine Einstellungen als Heranwachsender und junger Mann und sie war es auch, die, unter gelegentlicher Zuhilfenahme mütterlicher Manipulation, entscheidend dazu beitrug, dass ich trotz aller Widerstände meinen Wunsch, Arzt zu werden, verwirklichte. Sie war meine erste Heldin.

Viele andere Frauen werden sich auf diesen Seiten zu ihr gesellen. Sie alle haben mich mit ihrem Mut, ihrer Freundlichkeit, ihrer Widerstandskraft und Energie beeindruckt. Es sind Aktivistinnen, Anwältinnen oder Akademikerinnen, aber auch meine Patientinnen oder Überlebende sexueller Gewalt, denen ich während meiner jahrelangen Arbeit im Kongo und auf meinen Reisen nach Korea, in den Kosovo, in den Irak, nach Kolumbien, in die Vereinigten Staaten oder an andere Orte begegnet bin.

Vielleicht mag dieser Hintergrund etwas düster erscheinen, denn die Leben vieler Frauen in diesem Buch sind, genau wie mein eigenes, von Gewalt überschattet. Dennoch ist jede dieser Frauen ein Zeichen des Lichts und der Inspiration, und sie haben mir gezeigt, dass die besten Instinkte des Menschen – zu lieben, zu teilen und andere zu beschützen – auch unter den denkbar schlimmsten Umständen triumphieren. Sie sind der Grund dafür, dass ich so lange durchgehalten habe. Nur ihretwegen habe ich niemals meinen Glauben und meinen Verstand verloren, selbst dann nicht, als meine Arbeit, die sich mit den Folgen des Bösen auseinandersetzt, mich manchmal zu überwältigen drohte.

Bevor ich fortfahre, noch ein kurzes Wort zu meinem Sprachgebrauch. Das ist ein heikles Thema, denn die Begriffe und Bezeichnungen, mit denen wir Menschen beschreiben, die sexuelle Gewalt erlebt haben, sind ebenso bedeutsam wie unvollkommen. Sie werden feststellen, dass ich die Begriffe »Patientin«, »Opfer« und »Überlebende« verwende, um viele der Frauen in diesem Buch zu beschreiben.

»Patientin« ist neutral und muss nicht eigens erklärt werden. Jede Frau, die ich behandelt habe, ist meine Patientin.

Das Wort »Opfer« (engl.: *victim*) ist schon schwieriger, denn es wird grundsätzlich mit Schwäche verbunden und begünstigt eine mitleidige Haltung. Das Subjekt erscheint schnell als passiv oder fragil, und *victim* hat die gegenteilige Bedeutung des Wortes »Sieger« (engl.: *victor*), mit dem es die lateinische Wurzel teilt.

Der Begriff »Überlebende« hat eine gewisse Popularität erlangt bei der Beschreibung einer Person, die sexuelle Gewalt erlebt hat. Er klingt aktiver, mutiger und dynamischer. Dennoch finden einige feministische Autorinnen die Bezeichnung problematisch, weil sie hier eine Gleichstellung von Vergewaltigung und traumatischen, lebensverändernden Ereignissen wie etwa einem Mordversuch oder einem Flugzeugabsturz wahrnehmen. Der Begriff kann auch die Erwartungshaltung bestärken, dass die Betroffenen diese Erfahrung und ihre Verletzungen überwunden haben, obgleich sie selbst das nicht so empfinden.

Ich versuche, diese unterschiedlichen Begriffe jeweils dann zu verwenden, wenn sie mir angemessen erscheinen. Viele meiner Patientinnen kommen als Opfer zu mir und sehen sich selbst auch so. Sie waren den schlimmsten Formen sexueller Gewalt oder sogar Mordversuchen ausgesetzt. In diesem ersten Augenblick gibt es kein anderes angemessenes Wort für Frauen, die zusammengeschlagen, von Gruppen vergewaltigt, angeschossen, schwer verletzt wurden oder beinahe verhungerten.

Indem wir uns auf die innere Stärke und Kraft dieser Frauen beziehen, möchten wir sie gern zu Überlebenden machen, und zwar im wortwörtlichen Sinne. Wir möchten ihnen das Gefühl vermitteln, sie hätten ihre Qualen überwunden. Vielleicht versuchten die Angreifer, ihnen das Leben oder ihre Würde zu nehmen, aber wir werden alles in unserer Macht Stehende tun, um diese Frauen physisch und mental zu heilen. Wenn eine Patientin zu uns kommt und sich als Opfer fühlt, möchten wir, dass sie uns in dem Gefühl verlässt, eine Überlebende zu sein. In diesem Prozess besteht unsere wesentliche Arbeit im Panzi-Krankenhaus, das ich 1999 gegründet habe.

Ich spreche seit Jahren zu Überlebenden. Sie bringen mir großes Vertrauen entgegen, wenn sie mir sehr persönliche Einzelheiten über ihre Erfahrungen, ihre Gefühle, Ängste und Hoffnungen mitteilen. Die Arbeit ist häufig schmerzlich, aber mich als Aktivisten beflügelt der feste Glaube daran, dass aus diesem Elend letztlich doch etwas Positives erwächst: dass ich dazu beitragen kann, für diese Überlebenden die Welt zu einem Ort zu machen, der mehr Sicherheit bietet.

Die letzten Kapitel des Buches zeigen Wege auf, wie man Gewalt gegen Frauen bekämpfen könnte, und zwar aus meiner Perspektive als Arzt, der seit jeher in Kriegsgebieten arbeitet, und als Aktivist, der auf vielen Reisen Frauen auf der ganzen Welt zugehört hat. Ich möchte Sie alle dazu ermutigen, den Kongo, der gelegentlich als »Vergewaltigungszentrum der Welt« bezeichnet wird, auch als ein Fenster zu sehen, durch das man die globale Geißel der sexuellen Gewalt wahrnehmen kann. Sexuelle Gewalt ist ein universales Problem und wird überall auf der Welt verübt, in den eigenen vier Wänden, im Beruf, bei militärischen Konflikten und im öffentlichen Raum.

Aufgrund meiner Erfahrung weiß ich inzwischen, dass die Wurzeln der sexuellen Gewalt und deren Folgen sich überall gleichen. Wie so oft sind die Unterschiede zwischen uns Menschen in Bezug auf *ethnische Herkunft*, Nationalität, Sprache und Kultur längst nicht so entscheidend wie unsere Gemeinsamkeiten.

Der Kampf gegen sexuelle Gewalt fängt damit an, dass Frauen und Männer darüber reden. Laut der Frauenrechtskommission der Vereinten Nationen (UN Women) hat jede dritte Frau auf der Welt irgendwann in ihrem Leben physische oder sexuelle Gewalt erlebt. Und laut den Centers for Disease Control and Prevention (einer Behörde des amerikanischen Gesundheitsministeriums) wurde beinahe jede fünfte Frau in den Vereinigten Staaten zum Opfer einer versuchten oder vollzogenen Vergewaltigung. Wir können das Problem jedoch nur angehen, wenn wir öffentlich zugeben, wie gravierend es ist.

Glücklicherweise, dank jahrzehntelanger Arbeit feministischer Aktivistinnen und der richtungsweisenden *#MeToo*-Bewegung in jüngster Zeit, brechen mittlerweile mehr und mehr betroffene Frauen ihr Schweigen und erzählen ihre Geschichte.

Viele von ihnen lässt das Strafrechtssystem jedoch im Stich. Wenn man bedenkt, dass Vergewaltiger selbst in Ländern mit gut ausgestatteten und korruptionsfreien Rechtssystemen meist nicht verurteilt werden, zählt Vergewaltigung nach wie vor und weltweit zu den ungeahndeten Verbrechen. In Kriegsgebieten setzen Soldaten Vergewaltigungen gezielt als Kriegswaffe ein und müssen kaum befürchten, zur Rechenschaft gezogen zu werden.

Fortschritte wurden erzielt, aber meist nur auf dem Papier: Es gibt strenge nationale Gesetze oder internationale Rechtsvorschriften zum Schutz von Frauen in Konflikten. Doch nach wie vor fürchten sich überall auf der Welt Frauen davor, eine Vergewaltigung polizeilich anzuzeigen, oder halten es sogar für reine Zeitverschwendung. Ich werde Möglichkeiten erörtern, wie Strafverfolgungsbehörden und politische Entscheidungsträger*innen Frauen Sicherheit geben und Vergewaltiger von vornherein abschrecken können.

Obgleich dies in erster Linie ein Buch über Frauen ist, richtet es sich nicht nur an sie. Ich hoffe inständig, dass Menschen aller Geschlechter es lesen, um mehr über dieses Thema zu erfahren. In unserem Kampf für Geschlechtergleichheit brauchen wir mehr Mitstreiter. Männer sollten keine Angst vor Unverständnis haben oder sich rechtfertigen müssen, so wie ich es früher tat, wenn sie sich für ihre Schwestern, Töchter, Frauen, Mütter, Freundinnen und Mitmenschen einsetzen.

Allein werden Frauen das Problem der sexuellen Gewalt nicht lösen können; Männer müssen sich diesem Kampf ebenfalls anschließen.

Nach wie vor haben Männer in vielen Teilen der Welt großen Einfluss auf politischer Ebene, und zwar nicht allein in Präsidentschaften, in Premierministerämtern und Parlamenten, die unsere Gesetze festlegen. Ihr Einfluss reicht in die Spitze von kirchlichen Organisationen oder Organisationen auf Gemeindeebene hinein, die nicht selten das persönliche Verhalten und Haltungen weitreichender prägen und beeinflussen als distanziertere, nationale Führungsfiguren.

Wir müssen handeln und uns dafür engagieren, dass sexuelle Gewalt abnimmt, und zwar durch die gesamte Machtpyramide unserer Gesellschaft hindurch, von ganz oben bis ganz nach unten. Ich werde daher nicht nur die Rolle der Führungsfiguren in den Blick nehmen, sondern mich in einem der späteren Kapitel auch über die Bedeutung dessen äußern, was ich als »positive Männlichkeit« bezeichnen möchte. Außerdem werde ich über Elternschaft sprechen und erläutern, was wir an der Erziehung von Jungen ändern müssen, um den zerstörerischen Kreislauf der Geschlechterbeziehungen zu durchbrechen, der Frauen zu Bürgerinnen zweiter Klasse herabstuft.

Meine Arbeit ist eine langfristige, und mitunter geht es nur frustrierend mühsam voran. Als Arzt kann ich eine Patientin untersuchen, eine Diagnose stellen und das Problem anschließend durch Behandlung oder Operation beseitigen. Als Aktivist geht es vielmehr darum, Meinungen, Haltungen und Verhaltensweisen zu ändern. Hier kämpfe ich nicht gegen Krankheiten oder anatomisches Versagen, sondern habe hartnäckigere Gegner: Diskriminierung, Ignoranz und Gleichgültigkeit.

Zufriedenheit stellt sich in den seltenen, aber aufmunternden Augenblicken des Fortschritts ein: Alle diese Augenblicke zusammengenommen, haben in den fünfzehn Jahren meines Aktivismus dazu beitragen können, dass sich unser Verständnis von sexueller Gewalt deutlich gewandelt hat.

Ich hoffe, dieses Buch kann auch eines der bedeutendsten Anliegen der Moderne voranbringen: den Kampf für Frauenrechte. Gemeinsam können wir das 21. Jahrhundert zu einem gleicheren, gerechteren und sichereren Jahrhundert für die Menschheit machen.

1

TAPFERE MÜTTER

Bevor ich geboren wurde, hatte meine Mutter bereits zwei Kinder zur Welt gebracht und die Schmerzen ebenso wie die darauffolgende überwältigende Freude bei der Geburt erfahren. Als die Wehen ein drittes Mal – meinetwegen – Besitz von ihrem Körper ergriffen, wusste sie genau, was auf sie zukam, ohne die Sache dabei auf die leichte Schulter zu nehmen. Während sie bei uns zu Hause auf und ab ging, schienen die Wehen nach dem üblichen Muster zu verlaufen, auch wenn das Ergebnis noch ungewiss war. Würde das gleichgültige, grausame Schicksal ihr eine schwere Geburt oder eine der Geburtskomplikationen aufbürden, die ich später selbst so gut kennenlernen sollte?

Falls ja, bestand nur wenig Hoffnung auf einen guten Ausgang. Meine Mutter war ohne ärztlichen Beistand, und als die Fruchtblase platzte, war nur eine Nachbarin gekommen, um ihr zu helfen. Meine Schwestern hatte man zu Freunden geschickt, und mein Vater war auf einer Fortbildung im Süden der Provinz.

Die Nachbarin redete aufmunternd und beruhigend auf meine Mutter ein, ging mit ihr auf und ab und wischte ihr den Schweiß vom Gesicht, wenn sie sich wieder hinlegte. Für die Abnabelung nach der Geburt hatte sie ein Rasiermesser vorbereitet, ansonsten besaß sie keinerlei Erfahrung.

Es war das Jahr 1955. Das damalige Haus meiner Eltern war typisch für arme Schwarze Familien: Ein Rechteck mit dünnen Holz- und Ziegelsteinwänden und einem Blechdach, dessen Überhang uns vor den das gesamte Jahr über niedergehenden tropischen Regenfällen schützte. Die gesamte Konstruktion war denkbar einfach und findet sich auch heute noch in den Unterkünften von Familien mit geringen Mitteln.

Unser Haus bestand aus einem einzigen Raum und war in aller Eile zusammengezimmert worden, genau wie die Häuser anderer kongolesischer Familien um uns herum, die nach Bukavu gekommen waren, um einen Neuanfang zu wagen. Die Stadt, zuvor nur ein Fischerdörfchen am Ufer des Kivu-Sees, lag in einem damals als Belgisch-Kongo bezeichneten Territorium und war von den Belgiern zu einem strategischen kolonialen Stützpunkt und Außenposten entwickelt worden.

Bukavu befindet sich an der äußersten Ostflanke des riesigen Gebietes; es ist so groß wie Westeuropa oder die Vereinigten Staaten östlich des Mississippi. Der Kongo liegt gerade südlich des Äquators, nahe der Mitte der Welt und dem Herzen Afrikas, obwohl es sich niemals so anfühlt. Nur wenige Orte haben eine solche Faszination ausgeübt und waren Gegenstand so dunkler Fantasien wie der Kongo und wurden dabei so gründlich missverstanden und übersehen.

Was mag meiner Mutter vor diesem Glücksspiel der Geburt wohl durch den Kopf gegangen sein, wenn sie sich entweder vor Schmerzen krümmte oder in den Wehenpausen auf den dünnen, mit Rohbaumwolle gefüllten Matratzen lag, auf denen wir damals schliefen? Hat sie Gedanken an ihre eigene Mutter zugelassen, die vor 23 Jahren bei der Geburt meiner Mutter gestorben war? Durch den frühen Tod ihrer Mutter war die Kindheit meiner Mutter von Not gekennzeichnet, und es liegt insbesondere an diesem Verlust, dass sie sich zu einer so eigensinnigen Persönlichkeit entwickelte.

Auch ihre Heirat war noch vom Tod der Mutter beeinflusst. Die Mutter meines Vaters war ebenfalls bei der Geburt gestorben, und meine Eltern hatten beide in ihrer Kindheit unter wirtschaftlichen und emotionalen Entbehrungen gelitten. Sie wuchsen im Dorf Kaziba auf, südwestlich von Bukavu, ungefähr einen Tagesmarsch durch Plantagen und Wälder entfernt. Beide hatten gute Gründe, sich über das Geschenk eigener Kinder zu freuen, waren sich aber der Schwierigkeiten, die bei der Geburt auftreten können, nur zu bewusst.

Über die Geburtensterblichkeit in der damaligen Zeit gibt es keine verlässlichen Zahlen, da die belgische Kolonialbehörde in diesem Gebiet keine Daten erhob. Nach einer Schätzung aus einer ersten Volkszählung, die zwischen 1955 und 1957 durchgeführt wurde, verstarb die Mehrzahl der Frauen damals vor dem 40. Lebensjahr. Die durchschnittliche Lebenserwartung lag bei 38 Jahren, und Geburten waren eine der Haupttodesursachen.

Ohne medizinische Betreuung ein Kind zur Welt zu bringen, war und ist nach wie vor für Millionen von Frauen wie russisches Roulette. Diese Runde mit mir hatte meine Mutter überlebt – genau wie die folgenden sieben Geburten meiner jüngeren Geschwister. Ich dagegen wäre um ein Haar gestorben.

Einige Tage nach meiner Geburt wurden meine Schreie immer höher und durchdringender. Meine Haut wurde fahl, und ich bekam hohes Fieber. Als ich nichts mehr essen wollte, war klar, dass ich schwer erkrankt war. Meine Mutter, die sich noch von der Anstrengung der Geburt erholte, wusste, dass sie schnell handeln musste und nicht auf Hilfe zählen konnte. Mein Vater war nur per Post erreichbar.

Sie wickelte mich also in eines ihrer *pagnes*, die bunt gemusterten Stofftücher, die im Kongo als Kleider getragen werden, und band mich auf ihrem Rücken fest, meinen schlaffen und fiebrigen Körper eng an sich gepresst. Sie gab meine Schwestern, die damals drei und sieben Jahre alt waren, in die Obhut der Nachbarn und machte sich auf den Weg den Hügel hinunter in die Stadt. Sie wollte zu einer der Krankenstationen in Bukavu, die auch Schwarze Patienten behandelten, wusste jedoch, wie schwierig es würde, dort aufgenommen zu werden.

Beide Krankenstationen wurden von Katholiken geführt, und die Beziehungen zwischen ihnen und evangelischen Familien wie der unsrigen waren nach wie vor gespannt. Die katholische Kirche gehörte neben der Verwaltung und den privaten Konzessionsgesellschaften zu den Stützen des belgischen Kolonialsystems, und sie alle hatten freie Hand darin, große Teile des Kongo zu organisieren, zu überwachen und auszubeuten.

Bereits seit der ersten Welle europäischer Ankömmlinge in den Siebziger- und Achtzigerjahren des 19. Jahrhunderts machten sich Katholiken und Protestanten heftig Konkurrenz. Als seinerzeit der »Wettlauf um Afrika« einsetzte, rivalisierten die Kolonialmächte um Gebiete und Ressourcen. Junge *weiße* Händler und Soldaten machten sich auf den Weg ins Abenteuer, angelockt von der Aussicht auf das rasche Geld durch Elfenbein und Edelsteine, während in London, Paris, Berlin, Lissabon und Brüssel Politiker Intrigen spannen und Kriege führten, um ihre Konkurrenten auszuschalten.

Zugleich begann ein anderer und nicht minder folgenreicher Kampf um die afrikanischen Seelen. Die ersten Priester und Pastoren folgten den kolonialen Händlern, Schutzkräften und Sklavenhändlern auf den Fuß. Den Missionaren ging es jedoch nicht um materiellen Reichtum, sondern um die geistige Eroberung – auch wenn einige von ihnen den Versuchungen der Reichtümer des Landes erlagen. Die Livingstone Inland Mission, eine britische protestantische Missionsgesellschaft, kam 1878 ins Land, und in den darauffolgenden Jahren trafen Baptisten und Methodisten aus Schweden und den Vereinigten Staaten ein. Zwei französische katholische Missionen, darunter auch die Weißen Väter, waren ab 1880 im Kongo aktiv.[1]

Das Gebiet war riesig, die Bevölkerung des Kongo größtenteils feindselig, und jeder Missionar, der in das ausgedehnte, noch nicht kartografierte Landesinnere reiste, begab sich in erhebliche Gefahr. Zunächst gab es noch keinen Wettbewerb zwischen den religiösen Orden, die sich alle auf dem Weg der »zivilisatorischen« Mission sahen. Das sollte sich jedoch ab 1885 ändern.

Die Weltmächte erkannten die Vorherrschaft König Leopolds II. von Belgien über das Gebiet an, das zuvor als Freistaat Kongo bezeichnet wurde. Leopold II., der vor allen Dingen Kontrolle über seine neue Kolonie demonstrieren wollte – tatsächlich hatte er bisher nur einige Handelsplätze am Kongo-Fluss eingerichtet –, wandte sich 1886 hilfesuchend an Papst Leo XIII.

Der Papst gab daraufhin bekannt, dass der Kongo in Zukunft von belgischen Katholiken evangelisiert werden solle. Der katholische Glaube wurde zu einem Werkzeug der Kolonisation und die Protestanten marginalisiert. Dieses Schisma spaltete nicht nur die frühen weißen Kolonisten, sondern auch die kongolesische Bevölkerung, als mehr und mehr Menschen zum neuen Glauben übertraten.

Voller Angst um ihr krankes Kind und verzweifelt auf der Suche nach Hilfe, geriet meine Mutter in diesen sektiererischen Mahlstrom, als sie die Krankenstation betrat, ein schlichtes, zweigeschossiges Gebäude, das grundlegende medizinische Versorgung wie Impfungen, Verbandszeug und Antibiotika anbot. Insbesondere Letztere waren dringend nötig, um mein Leben zu retten.

Die Krankenstation wurde von belgischen Nonnen geleitet, die meine Mutter völlig unbewegt abwiesen. Die Station sei ausschließlich für Katholiken, erklärten sie. 1955 blickte das Christentum im Kongo auf eine gerade mal 75-jährige Geschichte zurück, doch die Kluft war bereits so tief, dass sie über Leben und Tod entscheiden konnte. Meine Mutter flehte die Krankenschwestern an, aber es war vergebens.

Hat der Beruf meines Vaters eine Rolle gespielt? Obwohl er sich zu diesem Zeitpunkt nicht in Bukavu befand, hatte er bereits einen wachsenden Ruf als erster kongolesischer protestantischer Pfarrer. Meine Mutter hat nie herausgefunden, ob dies auch ein Grund für die Feindseligkeit der Nonnen war.

Als sie in ihren Sandalen und der *pagne* wieder den Hügel hinauf nach Hause stapfte, war sie überzeugt, dass ich die nächste Nacht nicht überleben würde. Sie ließ ihren Tränen freien Lauf und verwünschte die Dummheit der religiösen Bigotterie und ihre eigene Machtlosigkeit.

Als sie später am Abend meinen schwachen, fieberheißen kleinen Körper in den Armen hielt und mich wiegte, spürte sie förmlich, wie das Leben aus mir wich, und sie glaubte, zusehen zu müssen, wie sie mich verlor. Sie dachte an die Nachbarin, die nach der Geburt die Nabelschnur durchtrennt hatte. Meine Mutter war überzeugt davon, dass sie die Verantwortung für die lebensbedrohliche Infektion trug.

»Ich habe sofort gesehen, dass sie einen Fehler gemacht hat«, sagte sie mir später. »Aber ich war zu erschöpft, ich hatte dich gerade erst zur Welt gebracht. Ich konnte es nicht verhindern.«

Nach allem, was sie mir später über die Symptome und die Behandlung erzählt hat, bin ich mir so gut wie sicher, dass ich damals eine Sepsis hatte, eine Blutvergiftung, die bei Neugeborenen fast immer tödlich verläuft, wenn sie nicht behandelt wird.

Solche Infektionen treten häufig auf, wenn die Nabelschnur entweder falsch oder mit einer unsauberen Klinge durchtrennt wird. Sobald das Kind zur Welt gekommen ist, muss man die Schnur an zwei Stellen abklemmen, um den Blutfluss in beide Richtungen zu unterbrechen, sie dann in der Mitte durchschneiden und einige Zentimeter vor dem kindlichen Nabel stehen lassen.

Die Nachbarin hatte die Schnur zu nahe an meinem Körper durchtrennt, und es war nicht mehr genug Gewebe übrig, um die Nabelschnur abzubinden. Dadurch war mein Körper schutzlos allen Krankheitserregern ausgeliefert. Einige Tage nach der Geburt entzündete sich der Nabel und eiterte.

Es hätte mich das Leben kosten können, und von mir wäre nichts geblieben als eine kurze und schmerzliche Erinnerung meiner Familie. Aber meine Zeit war noch nicht gekommen. Eine zweite tapfere Frau sollte in mein Leben treten und den vielen anderen Frauen vorangehen, denen ich seither begegnet bin. Ich verdanke ihr mein Überleben.

Das Leben im Kongo hängt oft von Zufallsbegegnungen ab. Vielleicht trifft man in einem Augenblick der Not auf einen mitfühlenden Fremden; oder aber auf jemanden, der eine Pistole in der Hand hält, gerade wenn man am wenigsten damit rechnet. In unserer unvorhersehbaren Welt scheint die göttliche Hand der Vorsehung unermüdlich am Werk zu sein. Vielleicht erklärt das auch, warum wir Kongolesen zugleich so abergläubisch und so gläubig sind. Wir schlagen uns alle irgendwie durch, versuchen uns und unsere Familien, so gut es geht, zu schützen, während unser Leben von Kräften bestimmt zu werden scheint, auf die wir keinen Einfluss haben. Das war 1955 nicht anders als heute.

Während meine Mutter fürchtete, dass bald der Tod an unsere Tür klopfen würde, hatte jemand in unserer Nachbarschaft Ereignisse in Gang gesetzt, die mich letztlich retten sollten. Diese Person – wir haben nie herausgefunden, wer es war – ging zum kleinen Backsteinhaus der Missionarin und Lehrerin unten am Fuß des Hügels und gab ihr gegen drei Uhr früh eine handgeschriebene Nachricht, in der sie die Notlage meiner Mutter schilderte. Die Missionarin hieß Majken Bergman, stammte aus Schweden und war damals ungefähr Ende zwanzig. Sie gehörte zu den wenigen Europäerinnen, die sich entschieden hatten, in unserem Viertel zu leben, wo ausschließlich Schwarze wohnten, und nicht im weitaus komfortableren und europäischen Verhältnissen angepassten Zentrum Bukavus. In der damaligen Gesellschaft waren Weiß und Schwarz strikt getrennt, und sie war vielleicht die einzige Person, der es gelingen konnte, die Vorurteile der katholischen Schwestern zu überwinden.

Majken las die Nachricht, dass der Sohn von Pfarrer Mukwege schwer krank war und die katholischen Nonnen ihm die Hilfe verweigert hatten. Sie machte sich sofort auf den Weg zu uns. Meine Mutter hielt mich im Arm und war eingenickt. Zuerst erschrak sie, erzählte Majken dann aber von ihrer verzweifelten Lage und wie man sie in der Krankenstation abgewiesen hatte.

Majken versprach zu helfen.

Bei Tagesanbruch machte sie sich auf den Weg zur anderen Krankenstation der Stadt. Sie beschrieb den Nonnen, wie kritisch mein Zustand war, und erklärte, sie seien für meinen Tod verantwortlich, wenn sie sich weigerten, mir zur helfen. Daraufhin gaben ihr die Nonnen einen roten Passierschein. Majken brachte ihn meiner Mutter und wies sie an, sofort zur Station zu gehen. Der Passierschein berechtigte sie dazu, mich direkt auf die Station zu bringen, ohne sich in die lange Warteschlange einreihen zu müssen.

Die Schwestern verabreichten mir sofort eine erste Dosis Penicillin und schickten uns dann nach Hause. In sechs Stunden sollte meine Mutter mich für die nächste Dosis vorbeibringen. In den folgenden Stunden zu Hause ließ meine Mutter mich nicht aus den Augen, während sich mein kleiner Brustkorb hob und senkte. Mein Atem ging unvermindert schwer. Diese Symptome und die ängstlichen Blicke der Mütter, mit denen sie nach Anzeichen der Besserung forschen, habe ich seither viele Male selbst erlebt.

Als ich die zweite Dose erhielt, war mein Zustand unverändert. Die Nonnen versuchten, meine Mutter zu beruhigen. »Die Medizin wirkt bald, und es wird ihm besser gehen«, versicherten sie.

Erst gegen Abend, nach der dritten Dosis, atmete ich allmählich ruhiger und tiefer, und meine schmerzverzerrten Züge entspannten sich. Am darauffolgenden Morgen war auch das Fieber gesunken.

Meine Mutter hat nie vergessen, wie sehr Majken uns damals

geholfen hat. »Du verdankst ihr dein Leben«, sagte sie immer wieder zu mir. Als ich 2009 nach Stockholm eingeladen wurde, um den Olof-Palme-Preis entgegenzunehmen, schlug meine Mutter vor, Majken zur Preisverleihung und dem anschließenden Galadiner einzuladen.

Majken war damals schon eine über achtzig Jahre alte, gebrechliche Dame, aber ihre Erinnerungen an die Zeit im Kongo waren noch sehr lebendig. Als wir uns wiedertrafen, war es, als würde ich eine lang verschollene Großmutter wiedersehen. Wir umarmten uns und lachten. Nach meiner Geburt war sie eine enge Freundin meiner Familie geworden, und die Einladung zur Preisverleihung hatte sie sehr gerührt. Sie erinnerte mich an die Spiele, die sie in meiner Kindheit mit mir gespielt hatte.

Während des Diners hielt meine Mutter eine Rede und erklärte allen Anwesenden, dass Majken in Wahrheit der Ehrengast des Abends sei, eine Frau, die ihr ganzes Leben der Aufgabe gewidmet hatte, anderen zu helfen, und dass wir ohne ihr Engagement nicht hier sitzen würden. Majken wirkte etwas verlegen und bekam feuchte Augen, als alle Gäste lautstark applaudierten.

Meine Mutter, die 86 Jahre alt wurde und bis an ihr Lebensende fromm blieb, war auch davon überzeugt, dass meine schwierige Geburt entscheidend für meinen Lebensweg war. »Als wir damals in die Krankenstation gingen, hat Gott dir eine Botschaft ins Herz geschrieben«, sagte sie oft. »Du sollst anderen helfen, denn dir selbst hat man auch geholfen.«

Die Vorstellung eines Schicksals ist mir eher fremd. Ich glaube seit jeher fest daran, dass wir Menschen selbst etwas bewirken und verändern können. Gott hat uns erschaffen, aber anschließend liegt es an uns, Entscheidungen zu treffen. Die Vorstellung eines Schicksals beinhaltet auch die Vorstellung des Menschen als passives Geschöpf, das einem vorherbestimmten Lauf folgt. Ich dagegen bin der Ansicht, dass wir ständig Entscheidungen treffen müssen: ob wir uns aktiv oder passiv verhalten wollen, unserem Gewissen folgen oder eben nicht auf diese innere Stimme hören. Diese Freiheit können wir besser oder schlechter nutzen. Meine Mutter jedoch war fest davon überzeugt, dass mein Lebensweg vorherbestimmt sei.

Vielleicht mag sie insofern recht haben, als mein unruhiger Lebensbeginn und meine Familie insgesamt mein späteres Leben stark geprägt haben. Als Arzt konzentrierte ich mich zu Beginn meines Berufslebens vor allem darauf, das tödliche Glücksspiel der Geburt zu bekämpfen, an dem so viele Frauen unter unsicheren Bedingungen auf der ganzen Welt sterben. Babys sterben nach wie vor aus Unkenntnis oder Vernachlässigung. In westlichen Ländern ist die Sterblichkeitsrate von Müttern, Neugeborenen und Kindern inzwischen sehr niedrig, aber das trifft für viele Gebiete unseres Planeten, den Kongo eingeschlossen, leider nicht zu.

Ich staune immer noch über den Mut meiner Mutter, die mich und meine Geschwister damals zu Hause zur Welt brachte, wohl wissend, dass eine Infektion, eine Steißgeburt oder eine Blutung nach der Geburt sie das Leben kosten konnte, so wie es bei meinen beiden Großmüttern geschehen war.

Und ich bewundere Majkens Selbstlosigkeit: Sie hätte ebenso gut das Klopfen an ihrer Tür mitten in der Nacht ignorieren können, oder sie hätte denken können, dass das Leben eines armen Schwarzen Neugeborenen, dem man die Behandlung verweigerte, verloren sei. Doch sie hörte nicht auf den Sirenengesang der Apathie und des Defätismus. Sie war sich bewusst, dass sie, aufgrund ihrer Stellung, etwas bewirken konnte, und übernahm Verantwortung.

Meine Heimatstadt Bukavu entstand ursprünglich auf fünf kleinen Halbinseln, die sich wie Finger in den Kivu-See hineinstrecken. Wenn die Sonne besonders kräftig scheint, leuchtet das Wasser türkisblau wie das Karibische Meer oder das Mittelmeer. Wenn der See gegen Abend ganz still liegt, gleicht er einem sich langsam verschiebenden Spiegel, der die umliegende Hügellandschaft und die Berge reflektiert. In der Abenddämmerung werde ich nie müde, dem Schauspiel des Sonnenuntergangs zuzusehen, der die Berge orangefarben und dann leuchtend rosa aufstrahlen lässt, bis sie sich allmählich tintenblau und aschgrau und schließlich schwarz färben, in allen nur denkbaren Schattierungen.

Der See besitzt eine geradezu magnetische und geheimnisvolle Schönheit. In seinen Tiefen befinden sich gewaltige Vorkommen an Methangas, die alles Leben so gut wie vernichtet haben.

Die Durchschnittstemperatur in Bukavu beträgt das ganze Jahr über rund 20 Grad Celsius, denn die Stadt liegt 1500 Meter hoch. Es ist ein angenehmes Klima, anders als die erstickende Hitze oder Feuchtigkeit in unserer Hauptstadt Kinshasa, 2000 Kilometer westlich von Bukavu an der anderen Seite des Kongo.

Hier herrscht immerwährender Frühling, es ist nur selten zu warm und niemals richtig kalt. Das ganze Jahr hindurch blühen Blumen. Die einzige große Variable ist der Regen, der in der Regenzeit ganz plötzlich anfängt, gelegentlich dramatisch eingeleitet von einem mächtigen Donnerschlag. Dann rauschen gewaltige Regenwände herab, bis die Sturzflut ebenso schlagartig und dramatisch wieder aufhört. Wenige Stunden später, wenn die Wolken sich verzogen haben und die kräftige Äquatorsonne scheint, ist das feuchte Gras schon wieder stachelig und trocken;

der dicke Schlamm auf den Straßen ist festgebacken, und die feine rote Staubschicht darauf sammelt sich im Haar und in den Wimpern.

Dieser rötliche Schlamm, der an getrocknetes Blut oder Rost erinnert, gehört zu den Grundfarben der begrenzten Farbpalette des Ostkongo. Er ist überall dort, wo Menschen oder Natur die Erde freigelegt haben. Und er kontrastiert stark mit dem üppigen, wuchernden Grün unserer Hügel und Täler.

Ich spreche deswegen von einer »begrenzten Farbpalette«, weil Grün und Braun, die Farben des Wachstums und der Natur, im Kongo einfach allgegenwärtig sind. Wir teilen unsere Heimatregion mit dem zweitgrößten Regenwald der Welt nach dem Amazonasgebiet, der sich wie eine mitunter undurchdringliche Decke vom Osten bis in den Westen des Landes erstreckt.

Mitten im Wald blitzen Farbtupfer auf: Die gelben Blüten der Mangobäume, die scharlachroten Kronen der Passionsfruchtranken und die aneinandergereihten gelb-roten Dreiecke der Helikonia-Palme. Aber die satten Grundfarben, leuchtendes Grün und rötliches Braun, dominieren alles.

Unter dem dichten Blätterdach liegt das Netzwerk der trüben Flüsschen und Wasserwege, und alle Wasser strömen dem mächtigen, gebogenen Rückgrat unserer Nation zu, dem Kongo-Fluss. Er entspringt im Südosten, wälzt sich nach Norden, krümmt sich in einer ausladenden Kurve von mehr als neunzig Grad wieder nach Westen und fließt Richtung Atlantik, wo er sein schaumiges, mit Ablagerungen angereichertes Wasser mit solcher Wucht ins Meer gießt, dass sich ein breiter Mündungstrichter gebildet hat.

Die Landschaft um Bukavu taucht überraschend hinter dem zerklüfteten Seeufer auf. Sogar die Hänge der fünf Halbinseln der Stadt sind steil, eine wellenförmige Reihe von Schluchten, hinter denen, weiter landeinwärts, die Felsen in noch höheren Faltungen aufragen. Weit in der Ferne liegen die Berge – Biéga und Kahuzi sind rund 3000 Meter hoch –, deren Gipfel aus den Wolken auftauchen und wieder darin verschwinden.

Aktive Vulkane gibt es ebenfalls, eingeschlossen den rund 100 Kilometer entfernten Nyiragongo, der hin und wieder aus seinem rumpelnden Kessel Lava und Asche in den See spuckt. Es heißt, durch die vulkanische Aktivität habe sich vor 20 000 Jahren die Strömungsrichtung des Sees verändert, dessen Wasser seither in südlicher Richtung zum Tanganjika-See abfließt statt nach Norden.

Die Landschaft meiner Heimat und ihre Schätze unter der Erde beruhen auf tektonischen Aktivitäten, auf die sowohl die einzigartige Schönheit der Region als auch ihre unermessliche Fülle an Rohstoffen zurückgehen. Das Zerreißen und Erneuern der Erdoberfläche seit Hunderten von Millionen Jahren erklärt den Reichtum des Kongo an verlockend dicht unterhalb der Erdkruste liegenden Bodenschätzen. Ein kolonialer Landvermesser bezeichnete den Kongo einmal als »geografischen Skandal.«

Als ich geboren wurde, herrschte in Bukavu ein Apartheid-System, eine strikte Segregation. Die Villen im Viertel der Europäer lagen direkt am Ufer, die weißen Bewohner trugen Anzüge, hatten das Haar mit Brillantine zurückgekämmt, und die Frauen hatten Baumwollkleider an. In ihrem Viertel gab es ein Fußballfeld, eine Bücherei und Gebäude im Art-déco-Stil.

Das Stadtzentrum war dem einer belgischen Stadt nachempfunden – still, ordentlich und sauber –, allerdings mit größeren Häusern und tropischen Gärten. Die prächtigen Schulen, in denen die Kinder der Europäer unterrichtet wurden, lagen in großzügigen und grün beschatteten Parkanlagen. Unsere Kathedrale mit den großen, spitz zulaufenden Bögen und dem Kuppeldach war dem Ensemble Ende der Vierzigerjahre hinzugefügt worden.

An dieses Zentrum grenzte das sogenannte asiatische Viertel; hier wohnten und arbeiteten indische und pakistanische Händler. Weiter vom See entfernt und hügelaufwärts lagen die Vororte der Schwarzen Bevölkerung: Kadutu, wo wir wohnten, und Bagira.

Von dort strömten allmorgendlich Tausende mit dem ersten Tageslicht in die Stadt hinunter. Sie arbeiteten als Pförtner, Wächter, Reinigungskräfte und Gärtner oder waren in den lokalen Brauereien, Pharma- oder Textilunternehmen angestellt. Etwas außerhalb der Stadt befanden sich die großen Plantagen, in denen Zitrusfrüchte, Bananen, Kaffee und Tee für den Export angebaut wurden.

Die Kolonisten – *les colons*, wie sie damals auf Französisch hießen – hatten das Leben unter dem grauen Himmel Nordeuropas gegen die Wärme der Tropen eingetauscht. Trotz der drohenden Gefahr einer Malariaerkrankung – damals noch, neben dem Gelbfieber, eine der Haupttodesursachen – waren viele Europäer der Ansicht, sie hätten das Paradies auf Erden gefunden.

In den Fünfzigerjahren kamen allmählich die ersten abenteuerlustigen Touristen nach Bukavu, diese tropische Version der Côte d'Azur, saßen unter den Bougainvilleen und schlürften importierten Wein. Die Stadt hieß damals noch Costermansville, zu Ehren eines belgischen Regierungsbeamten und Vizegouverneurs.

Die Feriengäste wurden in chromglänzenden, importierten amerikanischen und europäischen Autos durch die Gegend chauffiert und brausten über die gepflegten, von Blumenbeeten, Palmen und Korallenbäumen gesäumten Straßen dahin. Die belgischen Gastgeber nahmen sie in ihren Schnellbooten oder Yachten mit auf den See. Wasserskifahren auf dem Kivu-See war ein beliebter Freizeitsport.

Bukavu war preiswert, sonnig und exotisch. Hatten die Gäste genug von den schönen Ausblicken über den Kivu-See und dem erfrischenden morgendlichen Baden, konnten sie mit dem Paddelboot nach Goma hinauf, an die Nordspitze des Sees. Von dort sah man den Nyiragongo, der ebenso schön wie bedrohlich über der Stadt aufragt. Auf Safaris durch den Virunga-Nationalpark der zu den schönsten Afrikas zählt, konnte man Gorillas, Löwen und Elefanten in freier Wildbahn beobachten.

Nach meinen kränklichen Anfängen im Jahr 1955 verbrachte ich die ersten Jahre mit meiner liebevollen und einfallsreichen Mutter, meinem hart arbeitenden Vater und unserer stetig wachsenden Familie. Je größer die Gemeinde meines Vaters wurde, desto mehr wuchs unser soziales Ansehen, was wiederum zu verbesserten Lebensbedingungen führte.

Wir zogen mehrmals um und wohnten schließlich für längere Zeit in einem großen Haus mit holzverkleideter Fassade und Annehmlichkeiten wie Strom und fließend Wasser. Es war im Rahmen eines öffentlichen Bauprogramms der belgischen Behörde errichtet worden, das die Lebensbedingungen der Schwarzen Bevölkerung verbessern sollte.

Ich erinnere mich noch an den hölzernen Esstisch und die Stühle mit baumwollbezogenen Kissen, unser Sofa und die Regale, in denen die Bibeln und religiösen Bücher meines Vaters standen. Meine Eltern besaßen ein Grammofon und ein Radio, das wir mit Hilfe eines großen zentralen Wählknopfes auf den nationalen oder den lokalen Sender in Bukavu einstellten. Wir hatten drei Schlafzimmer, eines für meine Eltern, eines für uns Jungen und eines für meine Schwestern. Das Haus war einfach und schlicht und ohne den Komfort eines modernen Heims, aber für die damalige Zeit und für uns war es der Gipfel des Luxus.

Heute sieht Bukavu vollkommen anders aus als damals in meiner Kindheit. Ich erinnere mich noch gut an die gepflegten Bürgersteige, die so glatt waren, dass ich darauf mit meiner Schwester Rollschuh laufen konnte – was wir häufig taten und dabei Kopf und Kragen riskierten. Jedes Haus hatte einen Garten, in dem ein Obstbaum wuchs.

Die Unabhängigkeit beendete dieses Leben und die strikte Segregation der Ära mit einem Schlag. Ich war fünf Jahre alt und kann mich nur bruchstückhaft daran erinnern. So weiß ich noch undeutlich, wie mich meine Eltern 1960 zu einer politischen Ansprache in Bukavu mitnahmen, die erste meines Lebens. Obwohl ich kein Wort verstand, machte die Erfahrung, in einer großen Menschenmenge von Kongolesen zu stehen, großen Eindruck auf mich. Der Redner war der Held seiner Zeit und gilt noch heute in Teilen Afrikas als Ikone: Patrice Lumumba, ein drahtiger Mann mit Ziegenbärtchen und einer Brille mit schwarzem Halbrahmen.

Wenig später und unerwartet schnell wurde er Premierminister und demokratisch gewählter Präsident der unabhängigen Republik Kongo. Die 75-jährige Herrschaft der Belgier war beendet.

In den ersten zwanzig Jahren der Kolonialherrschaft war der Kongo Privateigentum des Königs Leopold II. und trug wesentlich zu dessen Wohlstand und zeitweilig sogar zu seinem Prestige als großer humanitärer Wohltäter bei. Als jedoch bekannt wurde, in welchem Ausmaß Tyrannei und Habgier seine Herrschaft im Kongo geprägt hatten, machte ihn sein einstiger afrikanischer Besitz zu einem internationalen Paria.

Am Tag der Unabhängigkeit, dem 30. Juni 1960, wurde in der ganzen Stadt getanzt und Musik gemacht, daran erinnere ich mich noch. Das Land feierte vier Tage lang. Überall wurde die neue Nationalfahne – gelbe Sterne auf blauem Grund – gehisst. Es gab ein Feuerwerk und Radfahrrennen, Musik und Bier. Ich war noch zu klein, um zu verstehen, was das alles bedeutete, aber ich feierte begeistert mit.

Tatsächlich traten Lumumba und die anderen Führungspersonen der Unabhängigkeit das Erbe eines Staates an, den man regelrecht ausgeplündert hatte, und in einem Land mit 15 Millionen Einwohnern besaßen nur ein paar Dutzend Kongolesen einen Universitätsabschluss. Nach dem überstürzten Abzug der Belgier war der Kongo daher völlig unvorbereitet auf die Unabhängigkeit. Und die ehemalige Kolonie wurde nur unter der Auflage in die Freiheit entlassen, dass ihre Ressourcen und ihr Territorium dem Westen weiterhin zugänglich blieben.

Als Lumumba sich an die Sowjetunion wandte und um Unterstützung bei einem Aufstand der Streitkräfte, den immensen wirtschaftlichen Problemen und einer Sezessionsbewegung im Süden des Landes bat, war sein Schicksal besiegelt. Er sollte nur drei Monate im Amt bleiben und wurde sechs Monate nach der Amtsergreifung entführt und mit belgischer und amerikanischer Duldung getötet.

Als in den Vierteln der Schwarzen in Bukavu die Unabhängigkeit gefeiert wurde, herrschte im Zentrum der Stadt Trauer, und ein wahrer Exodus setzte ein. Häuser leerten sich, Möbelwagen fuhren vor, und am Himmel waren ungewöhnlich viele Flugzeuge zu sehen, die die europäischen Bewohner so schnell wie möglich in die sichere Heimat zurückbrachten.

Die Europäer reagierten damit auf die wachsende Feindseligkeit und auf Berichte und Gerüchte – einige davon wahr, andere übertrieben – über Angriffe auf die *weiße* Bevölkerung. Zu Hause würden sie in nostalgischen Erinnerungen an ihre Zeit in Afrika schwelgen.

Mit der überstürzten Abreise der Europäer verlor das Land jedoch auch entscheidende Kenntnisse und verwaltungstechnisches Wissen, die zur Führung eines neuen, noch instabilen Staates nötig waren.

Meine Großeltern und deren Eltern waren Zeugen des genau entgegengesetzten Prozesses gewesen, als die ersten Europäer damals in unserem Heimatort Kaziba eintrafen. Bewohnt von unserer Gemeinschaft der BaziBaziba, liegt Kaziba in einem hoch gelegenen, waldreichen und von Bergen eingefassten Tal und ist dank der dortigen Metallindustrie reicher als andere Gebiete.

Die BaziBaziba waren seit jeher geschickte Handwerker, die aus Kupfer und Eisenerz landwirtschaftliche Geräte oder Schmuck herstellten und sie in der Region der Großen Seen verkauften, also dem heutigen Ostkongo, Ruanda, Burundi und Uganda. Ihre andere Spezialität war die Herstellung von Kriegsgerät wie Pfeilspitzen und Speeren.

Insbesondere letztere Fähigkeit, gekoppelt mit dem Unabhängigkeitsstreben der BaziBaziba, hatte eine wichtige Rolle im erfolgreichen Kampf gegen arabische Elfenbeinhändler und Sklavenhändler gespielt, die ab dem frühen 19. Jahrhundert in den Ostkongo eingedrungen waren. Doch den Gewehren der Europäer waren diese Waffen nicht gewachsen. Meine Vorfahren erlebten einen tiefgreifenden wirtschaftlichen, politischen und sozialen Schock. Per Dekret wurde angeordnet, dass alle Bodenschätze der neuen Kolonialverwaltung zufielen. Fortan waren alle Minen Eigentum des Freistaates König Leopolds II., und der »eingeborenen Bevölkerung« war ihr Besitz verboten.

Die gesamte lokale Metallindustrie wurde mit einem Schlag vernichtet. Viele Handwerker verlegten sich auf den Handel mit Edelmetallen, hauptsächlich Gold, das in der Region reichlich vorkommt. Noch heute sieht man in der Umgebung von Kaziba Menschen, die knietief in den Bächen und Flüssen stehen und nach Gold suchen.

Jeder lokale Anführer, der sich dem neuen Kolonialregime widersetzte, ob es sich nun um ein Unternehmen der belgischen Regierung oder einen privaten Konzessionär handelte, musste mit Strafmaßnahmen rechnen. So wurde unser Dorfältester nach Kalehe verbannt, ein 160 Kilometer weit entferntes Dorf, und starb dort im Gefängnis. Andere Stammesführer wurden an Ort und Stelle umgebracht. Dies hatte tiefgreifende und destabilisierende Auswirkungen auf Gesellschaften, deren gesamtes Gefüge auf dem Respekt und der Verehrung für ihre Stammesoberhäupter, der *mwamis*, beruhte.

Ich erinnere mich noch, wie ich als Kind meine Eltern über die Zeit sprechen hörte, als das Stammesoberhaupt weggeschickt wurde. Eine heute noch, hundert Jahre später, gängige Redewendung in Kaziba vermittelt ein Gefühl dafür, wie einschneidend dieses Ereignis war: *Mboje-Kalehe* sagt man, wenn man beschwören will, dass etwas wahr ist – auf die Gefahr hin, nach Kalehe verbannt zu werden.

Mit dem Niedergang des lokalen Handwerks und der Fertigung blieb den Dorfbewohnern nichts anderes übrig, als sich importierte Macheten, Werkzeuge und Räder zu kaufen, obwohl diese noch Jahre zuvor vor Ort hergestellt worden waren.

Das Kolonialsystem veränderte auch die Beziehung zwischen den Geschlechtern. Mit den Europäern kam deren neues Geldsystem und verdrängte allmählich die Tauschwirtschaft, in der Güter und Vieh als wichtigste Tauschware gedient hatten. Innerhalb dieses Tauschsystems waren die Frauen aufgrund der ausgeprägten matriarchalischen Traditionen für die Lagerung und Organisation der jährlichen Ernte verantwortlich gewesen.

Als 1887 der Kongo-Franc als Währung eingeführt wurde, ging die wirtschaftliche Macht allmählich auf den Mann über. Der Umgang mit Geld wurde als männliche Kompetenz gesehen, und wenn Männer als Träger, Minenarbeiter oder Plantagenarbeiter arbeiteten, verdienten sie Lohn, den sie verteilten und kontrollierten. Die Frauen hingegen, die zuvor die Mittel der Familie organisiert hatten, verloren ihre einstige Machtstellung.

Die zweite wichtige Veränderung im Dorf wurde durch eine Gruppe protestantischer Geistlicher bewirkt, die 1921 eintrafen und um die Erlaubnis baten, eine Mission aufzubauen. Ihre Entscheidung, sich gerade in Kaziba niederzulassen, hatte weitreichende Auswirkungen auf das Dorfleben, insbesondere auf meine Eltern und in der Folge auch auf mich.

Die norwegische Delegation wurde, unterstützt von der belgischen Verwaltung, im Haus unseres *mwami* vorstellig, der sich ihr Angebot, dem Dorf helfen zu wollen, anhörte. Vielleicht weil er das Gefühl hatte, dass ihm ohnehin keine andere Wahl blieb, oder weil er sich gastfreundlich zeigen wollte, willigte er ein, den Missionaren ein Stückchen Land am Ende des Tals zu überlassen, ein sumpfiges, unerschlossenes Gelände am Fluss. Da er genau wusste, welche Schwierigkeiten den Fremden bevorstanden, ging unser Oberhaupt möglicherweise auch davon aus, dass die seltsamen weißen Besucher irgendwann aufgeben und weiterziehen oder nach Hause zurückkehren würden.

Er hatte die Missionare jedoch unterschätzt und nicht mit einer derartigen Entschlossenheit gerechnet. Mit finanzieller Unterstützung ihrer norwegischen Heimatgemeinde ließ sich die Gruppe dauerhaft im Dorf nieder, und nach anfänglichen Feindseligkeiten gelang es den Missionaren auch, sich zu integrieren, vor allem dank Medizin und Bildung.

Es sprach sich bald herum, dass der *muzungu* (wörtlich »weißer Mann«) äußerst wirksam Wunden heilen und Fieber senken konnte und dem Zauberdoktor vor Ort mit seinen Salben und Beschwörungen überlegen war. Die Missionare hatten Antiseptika, fiebersenkende Mittel, Medikamente gegen Pilzerkrankungen und Darmparasiten und einen Vorrat an sauberen Verbänden dabei.

Jeder Besucher ihrer behelfsmäßigen Krankenstation wurde evangelisiert. Ihr besonderes Interesse galt dabei Kindern, eingeschlossen die Waisen und die in Armut lebenden Menschen wie meine Eltern. Die Missionare bauten auch eine kleine Holzkapelle und gründeten eine Schule, in der Schüler zum ersten Mal lesen und schreiben lernten, damit sie die Bibel lesen konnten. Obwohl viele Eltern misstrauisch waren – wenn ein Kind zur Schule ging, konnte es nicht bei der Feldarbeit helfen oder das Vieh hüten –, erkannten einige durchaus die Vorteile der Alphabetisierung.

Die Zahl der Taufen war zunächst gering, aber die Gemeinde wuchs stetig, bis schließlich fast alle bekehrt waren. Die Missionare sahen sich, genau wie König Leopold II. und der belgische Staat, als Exporteure einer »Zivilisation«, die rückständige afrikanische Praktiken durch europäisches Denken und europäische Traditionen ersetzen würde.

Vor der Taufe mussten Bekehrte ihre kupfernen und goldenen Armbänder und Halsketten ablegen, Erbstücke, die seit vielen Generationen in der Familie weitergegeben worden waren. Das gehörte seit Jahrhunderten zum lokalen Brauchtum. Die Bekehrten versprachen, ihren Glauben an die Geister ihrer Vorfahren und den Gott, den sie verehrten, aufzugeben: Namuzinda, »Er, der am Ende von allem ist«. Das Rauchen von lokal angebautem Tabak in Pfeifen, ein beliebter Zeitvertreib für Männer, galt fortan als ebenso sündhaft wie der Genuss von Bananenwein.

Das Dorfleben hatte sich vor allem um den Aha-Ngombe herum abgespielt, einen öffentlichen Platz, an dem Männer zusammenkamen, um über Dorfangelegenheiten zu sprechen, Streit beizulegen und die Geschichte der Region an die folgende Generation durch unsere mündliche Tradition des Geschichtenerzählens weiterzugeben. Hier wurde auch musiziert, die Gitarre der Region namens *lulanga,* die *karhero*-Flöte oder das *likembe,* ein hölzerner Resonanzkasten mit Metall-Lamellen. Unsere Musik und die Musiker verteufelte man als satanisch.

Die Ankunft des Christentums führte zu einem Bruch mit der Vergangenheit, obwohl die Gemeinschaft, meine Eltern eingeschlossen, den neuen Glauben freiwillig annahm. In dieser ersten Missionierungswelle ging es nicht darum, lokale spirituelle und soziale Traditionen als Bereicherung aufzunehmen, sondern sie auszuradieren und durch christliche Überzeugungen zu ersetzen. Eine in vielerlei Hinsicht katastrophale Vorgehensweise, die viele alte und kostbare kulturelle Traditionen als primitiv und degeneriert verdammte.

Ich wünschte, es hätte eine Anpassung, ein Austausch stattgefunden, eine wechselseitige Anerkennung, dass beide Seiten, die europäische wie die afrikanische, voneinander lernen können. Aber das war nicht der Geist der damaligen Zeit. Wäre es so gekommen, könnte man auch heute noch das Spiel der *lulanga* oder der *karhero* in den Kirchen hören und nicht nur Orgelmusik.

Mein Vater bekehrte sich als einer der Ersten zum christlichen Glauben. Er wurde 1922 in eine arme Familie früherer Metallhandwerker hineingeboren, die weder Vieh noch Land besaßen, und wurde bereits mit vier Jahren Waise. Nachdem die Mutter meines Vaters bei der Geburt gestorben war, lebte sein Vater nur noch einige Jahre, bevor er erkrankte und starb.

Mein Vater kam daraufhin zu seiner Tante, die ihr Bestes tat, um für ihn zu sorgen und sich um ihn zu kümmern, während sie gleichzeitig ihre eigenen Kinder großzog. Dennoch fühlte er sich an dem einzigen Ort, an den er sich als sein Zuhause erinnerte, in seiner Kindheit wie ein Außenseiter. Als junger Mann sah seine Zukunft düster aus: Er besaß kein Land und konnte bestenfalls darauf hoffen, auf einem Bauernhof als Arbeiter unterzukommen. Und da er keinen angemessenen Brautpreis zahlen konnte, waren seine Heiratsaussichten ebenfalls schlecht.

Dann half ihm die Kirche aus seiner Notlage. Er besuchte die Missionsschule und blieb, nachdem er getauft war, bei den Missionaren. Er gehörte zu den ersten kongolesischen Evangelisten, die aus dieser kleinen Missionsstation am sumpfigen Ende des Tals hervorgingen. Anfang der Vierzigerjahre kam meine damals zehnjährige Mutter als Schülerin in die Missionsschule.

Als jüngstes und schwächstes von vier Geschwistern hatten ihre Brüder sie hergeschickt. Sie mussten für sich selbst sorgen, nachdem meine Großmutter bei der Geburt meiner Mutter gestorben war. Der Vater hatte wieder geheiratet, und seine Frau hatte ihm ein Ultimatum gestellt: entweder sie oder seine Kinder aus erster Ehe. Sie wollte nichts mit ihnen zu tun haben.

Daraufhin wurde meine Mutter von ihren Brüdern großgezogen. Sie gaben sich redlich Mühe, sie satt zu bekommen, und versorgten sie mit Essensresten, und gelegentlich auch mit Fischen oder Fröschen. Als Kind litt sie häufig unter Gesundheitsproblemen, die sie bis an ihr Lebensende begleiten sollten.

Am Ende ihrer Schulzeit, als sie fünfzehn Jahre alt war, erklärte sie sich einverstanden, meinen Vater zu heiraten, der zu diesem Zeitpunkt beschlossen hatte, Pfarrer zu werden. Er setzte seine Evangelisierungsarbeit zunächst im Dorf fort, doch einige Jahre später unternahm er Reisen bis über die Grenze hinweg in das heutige Ruanda. In den ersten Ehejahren war er häufig für längere Zeit unterwegs und arbeitete zeitweilig in einer von Schweden geführten Mission an der Grenze zwischen Ruanda und dem Kongo. 1949 ließ er sich schließlich dauerhaft in Bukavu nieder, und meine Mutter zog noch im selben Jahr zu ihm.

Er war der erste kongolesische Pfarrer in Bukavu und arbeitete anfangs in den Häusern seiner Glaubensgenossen, wobei er eine Zeit lang das Anwesen eines örtlichen Richters für die Gottesdienste nutzte. Als die Schar der Bekehrten größer wurde, feierten sie die Gottesdienste häufig in einem der Schwarzen Vororte unter freiem Himmel, im Schatten eines Baumes. Anfang der Fünfzigerjahre erhielten er und ein schwedischer Missionar grünes Licht von der Kolonialverwaltung für den Bau einer Kirche.

Damals herrschten schwere Zeiten, und zwar sowohl in materieller wie auch in geistiger Hinsicht. Als Pfarrer verdiente mein Vater nicht viel, und er hatte während meiner ganzen Schulzeit

Mühe, das Schulgeld für uns Kinder aufzubringen. Außerdem geriet er in das Chaos, das in den ersten Jahren der Unabhängigkeit im Kongo ausbrach.

1961, als Sechsjähriger, saß ich gemeinsam mit meiner Mutter und meinen Schwestern in der Kirche, als plötzlich schwer bewaffnete Truppen den Gottesdienst unterbrachen und den schwedischen Kollegen meines Vaters auf Befehl des örtlichen Gouverneurs, der die Abreise der Europäer beschleunigen wollte, aus der Kirche führten.

Der Klang der Militärstiefel auf dem Betonboden ist mir immer noch gegenwärtig, das vor Angst verzerrte Gesicht des schwedischen Missionars, und ich weiß noch genau, wie ich nicht wagte, mich umzudrehen, um ihnen nachzublicken. Mein Vater wurde wenige Tage später ebenfalls verhaftet, und auf der Polizeiwache setzte man ihm eine Pistole an den Kopf.

Drei Jahre später wurde Bukavu von regierungsfeindlichen Rebellen gestürmt, die im Kirchhof mehrere Menschen niederschossen. Und wieder drei Jahre darauf, 1967, besetzten *weiße* Söldner die Stadt, und wir mussten uns zu Fuß in Sicherheit bringen und aufs Land fliehen. In beiden Fällen war es eine schmerzliche Erfahrung für meine Eltern, aber besonders für uns Kinder war es schwer, unser Zuhause zu verlassen. Ich weiß noch, wie ich zunächst Angst um unsere eigene Sicherheit hatte und mir dann auch bange Fragen stellte, was während unserer Abwesenheit geschehen würde und ob wir wohl je zurückkehrten. In diesem Jahr wurde unser Haus versehentlich von einem Flugzeug der kongolesischen Luftwaffe beschossen. Zwei Freunde unserer Familie, Leah und Job, dreizehn und zwanzig Jahre alt, die beide in meinem Zimmer übernachteten, kamen dabei ums Leben.

Diese Vorfälle bereiteten mich auf andere Evakuierungen oder Zeiten im Exil vor, derer es noch viele geben sollte. Ich habe schon früh die Illusion verloren, dass meine Eltern, unsere Gemeinschaft oder der kongolesische Staat mich vor Gefahren schützen könnten. Falls sich darüber irgendetwas Positives sagen lässt, dann vielleicht, dass ich mich aus diesem Grund immer nur auf das konzentriert habe, was für die Gesundheit und Sicherheit meiner Familie wichtig ist. Das mag auch erklären, warum ich nie daran interessiert war, Besitztümer anzuhäufen, denn ich weiß nur zu gut, dass man von einem Moment auf den anderen alles verlieren kann.

In Friedenszeiten geriet mein Vater nicht selten zwischen die Fronten jenes spirituellen Kampfes, der mich als Neugeborenes schon beinahe das Leben gekostet hätte. In den Augen einiger Katholiken galt mein Vater als Bedrohung, und ich weiß noch, wie entsetzt ich war, als Steine auf das Blechdach der Kirche prasselten, während mein Vater den Gottesdienst hielt. Manchmal wurden auch die Türen aufgerissen, Steine gingen auf die Gemeinde nieder, und wir mussten Schutz unter den Holzbänken suchen. Abgesehen von diesen Angriffen waren auch Diebstähle ein ständiges Problem.

Meine Grundschule in Bukavu wurde von schwedischen Missionaren geleitet; das Tragen einer blau-gelben Schuluniform, die Farben der schwedischen Nationalfahne, war Pflicht; dadurch waren wir jedoch für jedermann auch sofort als Protestant zu erkennen und ein Ziel für die katholischen Jungen vor Ort. Der Heimweg von der Schule glich einem Spießrutenlauf – Beleidigungen, Drohungen und manchmal noch Schlimmeres hagelten nur so auf uns herab. Auch Besorgungen zu machen, war eine regelrechte Mutprobe. Heute gehören diese Feindseligkeiten der Vergangenheit an, aber Vorurteile gibt es nach wie vor. In meiner eigenen Gemeinde musste ich große Schwierigkeiten überwinden, als eine meiner Töchter sich entschied, einen Katholiken zu heiraten.

Mein Vater gehörte nicht zu den Gift und Galle spuckenden Predigern, wie sie manchmal in modernen Kirchen oder im Fernsehen zu sehen sind. Er war ein leiser, ernsthafter und zutiefst spiritueller Mann. Seine Autorität beruhte auf der gründlichen Kenntnis der Schrift und dem Vorbild, das er durch sein mitfühlendes Verhalten gab. Es machte ihm nichts aus, in der Öffentlichkeit zu reden, und er erteilte privat gern einen Ratschlag, doch er war auch ein aufmerksamer Zuhörer.

Als kleiner Junge begleitete ich ihn so oft wie möglich auf seinen Besuchen in der Gemeinde, besonders an Sonntagen. Er durfte nicht nur die Gottesdienste in seiner eigenen stetig größer werdenden Gemeinde halten, sondern man hatte ihm auch die Erlaubnis erteilt, die Messe vor einer Handvoll evangelischer Soldaten in einer Kapelle des militärischen Hauptstützpunktes in Bukavu zu lesen. Jeden Sonntag in aller Frühe begann er um vier Uhr dreißig und hatte die strikte Anweisung, vor sechs Uhr morgens fertig zu sein, wenn die katholische Messe anfing.

Wir standen noch im Dunklen gegen drei Uhr morgens auf und machten uns auf den Weg zum anderen Ende der Stadt. Nach diesem Gottesdienst fuhren wir zu einem Polizeigebäude, wo mein Vater eine weitere Messe las. Ich begleitete ihn wie ein kleiner Schatten, sah zu ihm auf, hörte von der ersten Kirchenbank aus seinen Predigten zu und trug unterwegs seine braune Ledertasche.

Er war immer tadellos gekleidet, mit dunklem Anzug und Krawatte, während ich im kurzärmeligen Hemd, kurzen Hosen und Lederschuhen neben ihm herlief. Manchmal ließ er mich seine Bibel tragen, und ich klemmte sie mir unter den Arm.

Einer dieser arbeitsreichen Sonntage sollte mein Leben verändern.

Nach dem morgendlichen Gottesdienst pflegte Papa seine Runde in Bukavu zu machen und besuchte oft die Kranken und Schwachen. Ich hing förmlich an seinen Lippen und ließ mir kein Wort entgehen. Er sprach den Kranken Mut zu, sagte ihnen, sie sollten nicht nur in Gott vertrauen, sondern auch an sich selbst und ihre Kraft glauben, wieder gesund zu werden.

Neben ihnen sitzend, leitete er sie im Gebet an. Er hielt ihre Hände oder legte ihnen die Hand auf den Kopf und sprach sanft, aber bestimmt. Er beschwor sie, innerlich Mut zu schöpfen und um Gottes Hilfe zu bitten.

Mein Vater ging völlig in seiner Aufgabe auf. Am Abend kam er oft spät und erschöpft zurück. An unserer Tür wurde niemand abgewiesen, keine Bitte um Hilfe jemals abgelehnt. Er war immer verfügbar, stand, wenn nötig, um drei oder vier Uhr morgens auf, zog sich an und verließ das Haus, um einer kranken Familie beizustehen oder die letzte Ölung zu erteilen.

Dennoch wurde mir irgendwann klar, so wie das bei allen kleinen Jungen der Fall ist, dass es auch für meinen Vater Grenzen gab. Gegen Typhus, Malaria, Gelbfieber, Polio oder Cholera, eine ganze Reihe von Krankheiten, an denen Menschen damals wie heute erkrankten, konnte er mit seinen Gebeten nichts ausrichten.

An einem Sonntagabend, ich war damals acht Jahre alt, wurden wir zu einem kleinen Haus in einer armen Gegend nicht weit von uns entfernt gerufen. Man führte uns zu einer Hütte aus Backstein und Holz mit einem einzigen Zimmer. Drinnen war es so dunkel, dass man fast nichts sehen konnte. In dem düsteren Raum saß eine Mutter, die ihr Baby in den Armen hielt, und obwohl ich noch so jung war, wusste ich sofort, dass es schwer krank war.

Ich erinnere mich noch genau an das leise Wimmern, die angespannte, besorgte und kummervolle Stimmung. Und ich erinnere mich, wie mich beim Anblick dieses hilflosen Bündels heftiges Mitleid überkam und wie sehr mich die beunruhigenden Laute bewegten. Die Szene ähnelte meinem eigenen kränklichen Start ins Leben. Ich wünschte mir verzweifelt, mein Vater würde eingreifen und das Leiden des Kleinen lindern.

Er hörte der Familie zu und untersuchte das Kind. Er bot auf seine übliche Art Hilfe an: Die Arztpraxis sei geschlossen, sagte er, schlug aber vor, sie sollten am nächsten Morgen hingehen und eine Krankenschwester um Hilfe bitten. Er betete gemeinsam mit der Familie und sprach ihr Trost zu. Dann gingen wir.

Wir nahmen denselben Weg zurück nach Hause. Ich war ganz in Gedanken versunken, hatte Gewissensbisse wegen des kranken Babys und empfand Enttäuschung und Unverständnis über das, was ich gerade miterlebt hatte.

»Papa, warum hast du dem Baby denn keine Medikamente gegeben, so wie mir, als ich klein war?«, platzte ich nach ein paar Minuten heraus und brach das Schweigen, das seit dem Besuch des Hauses zwischen uns geherrscht hatte.

Mein Vater blieb stehen und wandte sich mir zu. Ich sah zu ihm auf, sah sein Gesicht im Licht der Straßenlaterne. Unsere Gestalten warfen lange Schatten in der völlig ruhigen Straße.

»Ich tue das, was ich kann: Ich bete«, erwiderte er. »Leute, die Medikamente verabreichen, die *mugangas*, sind dafür ausgebildet worden. Das ist ihre Arbeit.«

Ich hatte keine Ahnung, wie Ärzte und Krankenschwestern arbeiteten oder was Rezepte waren. Und der Begriff »Arbeit« sagte mir auch nicht viel. Aber die Nonnen in den weißen Blusen in der Krankenstation, die meinen Eltern oder meinen kranken Geschwistern Medikamente gaben, wenn wir Fieber hatten, kannte ich. Inzwischen waren sie nicht mehr so feindselig wie damals, nach meiner Geburt, und behandelten Menschen aller Glaubensrichtungen. Auf Swahili, der größten Sprachgruppe im Ostkongo, heißen diese Nonnen *mugangas*. Es bedeutet so viel wie »Menschen, die sich um die Kranken kümmern«.

»Wenn das so ist, dann werde ich ein *muganga*«, teilte ich daraufhin meinem Vater leicht empört mit.

»Ausgezeichnet«, lächelte er. »Dann können wir uns als Team ergänzen. Du teilst die Medikamente aus, und ich bete für die Patienten.«

Ich hatte das Gefühl, als hätten wir an dieser Stelle, in diesem Augenblick einen Pakt geschlossen. Als wir zu Hause ankamen, stürmte ich hinein und erzählte meiner Mutter aufgeregt davon. An ihre Reaktion kann ich mich nicht mehr erinnern. Vielleicht hat sie leise gelächelt und gespürt, dass ich den ersten Schritt getan hatte, um meiner Bestimmung zu folgen. Viel später hat sie mir erzählt, sie habe immer dafür gebetet, dass ich Arzt werde. Von diesem Augenblick an hatte ich ein Ziel im Leben, und wenn ich einmal schwankte, erinnerte mich meine Mutter daran.

2

DIE KRISE DER FRAUENGESUNDHEIT

Es sollte beinahe zwanzig Jahre dauern, bis ich den Pakt mit meinem Vater erfüllte. Anders als ich mir das als kleiner Junge vorgestellt hatte, begleitete ich ihn als Erwachsener nicht mehr auf seinen Rundgängen durch die Gemeinde, wenn er die Kranken und Schwachen besuchte. Meine Berufstätigkeit als Arzt fing erst am Ende seiner Karriere an, nachdem er zum Bau der größten protestantischen Kirche Bukavus beigetragen hatte, in der rund 7000 Menschen Platz fanden. Auf jeweils unterschiedlichen Wegen ging es uns beiden vor allem um das Wohlergehen unserer Gemeinden, wie wir übereinstimmend festgestellt hatten, nur eben nicht als Gespann, wie ich es mir als Kind ausgemalt hatte.

Meine erste Berufserfahrung sammelte ich als Medizinstudent in einem Krankenhaus der Schwedischen Pfingstgemeinde, ungefähr 65 Kilometer südlich von Bukavu entfernt. Es lag in einem abgelegenen Dorf namens Lemera, versteckt zwischen den Bergen, die sich zu beiden Seiten des Ruzizi-Flusstals erheben. Die Anreise war beschwerlich. Nach einer anderthalbstündigen Busfahrt auf der langen, kurvenreichen Straße am Fluss entlang, der die Grenze zu unseren Nachbarstaaten Ruanda und Burundi bildet, musste ich den letzten Teil des Weges zu Fuß bewältigen –

eine anstrengende, vierstündige Wanderung auf steilen und rutschigen Bergpfaden hinauf nach Lemera.

Das Krankenhaus bestand aus einem Komplex eingeschossiger Gebäude, die einstigen Schlafsäle einer noch in der Kolonialzeit erbauten Schule, und lag zwischen Palmen und üppiger Vegetation an einem sanft abfallenden Hang. Das Personal schwirrte zwischen den einzelnen Nebengebäuden hin und her und bot medizinische Versorgung für Mütter, neben Kinderheilkunde, Allgemeinmedizin und Chirurgie. Insgesamt gab es 200 Betten, und das Krankenhaus war die einzige Einrichtung für ein armes und unwirtliches Gebiet, in dem 120 000 Menschen lebten. Meine ersten Wochen dort im Jahr 1983 waren aus guten und aus schlechten Gründen eine Art Offenbarung. Das Krankenhaus litt unter chronischem Personalmangel. Es gab nur einen überlasteten Arzt, Svein Haugstvedt aus Schweden, ein Kinderarzt, der in Vollzeit arbeitete, unterstützt von einem kleinen Team von Krankenschwestern. An einem Ort mit so wenigen Arbeitskräften verlief mein Einstieg entsprechend stürmisch.

Es war für mich wie ein Sprung ins kalte Wasser. Schon nach wenigen Tagen assistierte ich Svein und seinem Operationsteam bei Eingriffen wie Leistenbrüchen, Verbrennungen und Knochenbrüchen. Wir behandelten Erwachsene und Kinder, Männer und Frauen und arbeiteten rund um die Uhr.

Mein Weg zur Medizin war lang und schwierig. Obwohl ich auf die harte Arbeit vorbereitet war, erforderte der gesamte Vorlauf deutlich mehr Geduld, als ich mir ursprünglich vorgestellt hatte. Ein Teil des Problems war nicht zuletzt der dysfunktionale kongolesische Staat unter der Diktatur von Joseph Mobutu, einem ehemaligen Journalisten, der während meiner Kindheit an die Macht gekommen war.

Obwohl es im Land überall an Ärzten fehlte, gelang es mir einfach nicht, einen Studienplatz an einer medizinischen Fakultät zu finden, und meine Anträge auf ein Auslandsstudium waren zu meiner großen Enttäuschung allesamt abgewiesen worden. Der einzige Studiengang, zu dem ich zugelassen wurde, war Ingenieurswesen in der Hauptstadt Kinshasa, aber ich brach das Studium im zweiten Jahr ab.

In meinen späten Teenagerjahren und bis Anfang zwanzig ließ ich mich mehrere Jahre lang treiben und machte mir allmählich Sorgen, dass mein Wunsch, Arzt zu werden, für immer ein Traum bleiben würde. Hätte sich meine Mutter nicht eingeschaltet, wäre vielleicht ein Geschäftsmann aus mir geworden. Während des Studiums in Kinshasa hatte ich festgestellt, dass ich ein Händchen dafür hatte, Geld zu machen. Ich gründete zuerst ein kleines Lastkarrengeschäft und vertrieb anschließend Papier, Schultaschen und Lehrmittel.

Aber meine Mutter ließ mich nicht in Ruhe. Wenn wir miteinander telefonierten, erinnerte sie mich jedes Mal daran, was ich mir als Kind so sehnlich gewünscht hatte. Sie schrieb mir auch regelmäßig Briefe, in denen sie mir mitteilte, welche Sorgen sie sich um meine berufliche Zukunft machte.

Meine Mutter war, wie gesagt, gesundheitlich immer sehr anfällig, und einmal rief sie mich an und bat mich dringend, nach Bukavu zu kommen, da sie krank sei und Angst habe, mich vor ihrem Tod nicht mehr zu sehen. Auf das Schlimmste gefasst, eilte ich nach Hause.

Doch als ich ankam, war sie bereits wieder auf den Beinen, und wir redeten so gut wie nicht über ihre Krankheit. Stattdessen wollte sie mit mir über meine berufliche Zukunft sprechen. Sie hatte erfahren, dass in Bujumbura, der Hauptstadt des benachbarten Burundi, eine neue medizinische Fakultät eingerichtet wurde. Bujumbura lag im Süden, mit dem Auto war es ungefähr eine halbe Tagesreise bis dorthin. Sie bot ihre ganzen Überredungskünste auf, damit ich mich bewarb. Sie wolle mich in ihrer Nähe haben, sagte sie.

Ich lehnte den Vorschlag aus mehreren Gründen ab. Zum einen handelte es sich um eine nagelneue Fakultät von unbekannter Qualität. Nach dem ersten Fehlstart während meines Ingenieurstudiums war ich nicht erpicht auf eine zweite ähnliche Erfahrung. Ich wollte lieber warten und mich anderswo bewerben, auch in Frankreich.

Doch meine Mutter war felsenfest entschlossen, und so gab ich schließlich den Widerstand auf, folgte ihrem Rat und sagte mir, dass ich es ein Jahr lang versuchen würde. Diesmal war meine Bewerbung erfolgreich, dank meiner Mutter, und ich habe es nie bereut. Trotz meiner anfänglichen Bedenken war die Qualität des Studiums ausgezeichnet.

Sechs Jahre später verschlug es mich dann nach Lemera. Ich hatte die Absicht gehabt, in Lemera für kurze Zeit etwas praktische Erfahrung zu sammeln, bevor ich wieder an die Universität zurückkehrte und mich spezialisierte. Getreu dem Pakt mit meinem Vater wollte ich Kinderarzt werden und Kindern helfen. Meine Doktorarbeit beschäftigte sich mit dem Thema der Hepatitis-Übertragung zwischen Mutter und Kind während der Schwangerschaft und der Impfung Neugeborener gegen Hepatitis B.

Aber die Zeit in Lemera sollte mich zutiefst prägen. Zum ersten Mal sah ich mit eigenen Augen, wie schlecht es um die Gesundheitsfürsorge für werdende Mütter im ländlichen Kongo stand.

Pränatale Gesundheitsvorsorge war praktisch unbekannt, und

die Mehrheit der Frauen gebar zu Hause, ohne jeden medizinischen Beistand, genau wie meine Mutter mich damals zur Welt gebracht hatte. Das Ausmaß der Verluste und der Mut der außergewöhnlichen Frauen, denen ich begegnete, veranlassten mich, erneut darüber nachzudenken, ob ich tatsächlich Kinderarzt werden wollte.

Ich spürte auch deutlich, dass der Mangel an medizinischer Versorgung für Mütter symptomatisch für etwas anderes, Größeres stand: Ein Frauenleben galt damals nicht viel. Alle Menschen in der Umgebung von Lemera hatten mit extremer Armut zu kämpfen, doch die Not war nicht gleich verteilt.

Frauen, die im Kongo heranwachsen, werden von Geburt an als Bürger zweiter Klasse behandelt, so wie das in vielen Gesellschaften, wenn auch in unterschiedlichen Abstufungen, der Fall ist. In ländlichen Gebieten müssen sie nicht nur Kinder zu Welt bringen und sie großziehen, sondern es wird erwartet, dass sie auch den größten Teil der Feldarbeit verrichten und Grundnahrungsmittel wie Maniok anbauen, aus dem wir Mehl gewinnen, oder die zum Kochen benötigte Holzkohle herstellen.

Aus traditionellen Gründen gilt das Tragen schwerer Lasten ebenfalls als eine typisch weibliche Aufgabe. Ich bin mit dem Anblick zaundürrer Frauen aufgewachsen, die mit riesigen Segeltuchsäcken voller Erntegut oder Brennholz auf dem Rücken vorüberwankten. Die Last, nicht selten breiter und schwerer als die Frauen selbst, wird mit Hilfe eines Riemens transportiert, der von der Tasche um die Stirn der Trägerin geschlungen ist. Die Frauen beugen sich nach vorn, um das Gewicht zu tragen, und entwickeln dabei unglaublich starke Nackenmuskeln, aber daneben auch eine Reihe von Muskel-Skelett-Erkrankungen und Fortpflanzungsproblemen.

Trotz dieser Tretmühle des Alltags und der Selbstaufopferung zeigt die Gesellschaft keinerlei Mitgefühl mit den Frauen. Sind sie geschieden oder verwitwet, haben sie kaum Aussichten auf eine erneute Heirat. Sie besitzen auch keine eigenen Mittel oder wirtschaftliche Unabhängigkeit und werden häufig von ihren Ehemännern misshandelt, wie wir im Krankenhaus von Lemera nur zu gut wussten. Manche von ihnen leben auch in ständiger Furcht, ihr Mann könnte sich eine neue Frau nehmen und sie zwingen, in einer polygamen Beziehung zu leben, von deren katastrophaler Auswirkung ich in vielen Gesprächen mit kongolesischen Frauen erfahren habe.

In Lemera wurde mir klar, welche Konsequenzen die Vernachlässigung von Frauen im Augenblick der Geburt hat, der Augenblick in ihrem Leben, in dem sie zugleich am verletzlichsten und am stärksten sind – wenn unser aller Schöpfer sie trotz der Konstruktionsfehler der menschlichen Anatomie zwingt, ihr eigenes Leben zu riskieren, um ein neues in diese Welt zu bringen.

Familien kamen mit schwangeren Frauen nach Lemera, die halb bewusstlos auf behelfsmäßigen, aus Ästen und Schnüren gefertigten Tragen lagen. In anderen Fällen wurden Patientinnen einfach auf steifen, blutgetränkten Tüchern vor dem Krankenhaus abgelegt. Ihre qualvolle Reise dauerte meist Stunden und manchmal sogar Tage.

Viele der Frauen hatten zu Hause einen Geburtsstillstand erlitten, und der Fötus steckte im Becken fest oder ragte teilweise aus der Scheide hervor; bei anderen war eine nachgeburtliche Blutung eingetreten, die größte postpartale Todesursache weltweit und eine besondere Gefahr für sehr junge Mütter.

Häufig konnten wir nur noch die Todesursache schriftlich

festhalten. Viele Patientinnen waren auf dem Weg zum Krankenhaus gestorben, als sie beim Transport auf Dschungelpfaden und über Bäche hin- und hergeschleudert wurden. Manche kamen zwar lebend an, doch ihre Gebärmutter befand sich nach der missglückten Entbindung in einem Zustand der Fäulnis. Manchmal folgten mir Fliegenschwärme bis in den Operationssaal.

Das Ausmaß der Verletzungen schockierte mich, während der Arbeit war der Tod unser ständiger Begleiter. Wir versuchten alles, um ihn in Schach zu halten. Nicht selten führte ich an einem Tag drei oder vier Notfallkaiserschnitte durch. Ich sammelte rasch Erfahrung darin, Frauen zu behandeln, die durch den Blutverlust unter Schock standen. Unser Vorrat an Oxytocin, einem Medikament, das die Kontraktion der Gebärmutterwand anregt und Arterien während einer nachgeburtlichen Blutung verschließt, rettete jeden Tag Leben.

Ich stellte auch zum ersten Mal fest, welch entsetzliche Folgen eine geburtsbedingte Fistel für die Betroffene hat. Fisteln entstehen bei komplizierten Geburten, wenn der Druck des kindlichen Kopfes die Blutzufuhr im Gewebe zwischen Scheide und Darm oder Scheide und Blase blockiert oder manchmal auch beides. Durch mangelnde Sauerstoffzufuhr wird das Gewebe spröde und es bilden sich Risse.

Als Folge dieser Schädigung können die Frauen Urin und Stuhl nicht mehr halten. Blasen- oder Darminhalt entleeren sich unkontrolliert durch die Scheide. Das ist nicht nur entwürdigend, sondern macht es den Leidenden unmöglich, sich sauber zu halten. Der durchdringende Geruch, der ihnen anhaftet, führt oft zur Scheidung und dem Verstoß aus der Gemeinschaft.

Das Gewebe wächst nicht einfach nach und kann nur durch fortschrittliche gynäkologische Operationen wiederhergestellt werden. Obwohl geburtsbedingte Fisteln in den reichen Regionen der Welt dank pränataler Vorsorge und Kaiserschnitt praktisch nicht mehr vorkommen, sind nach Schätzungen der Weltgesundheitsorganisationen (WHO) in Asien und Subsahara-Afrika mehr als zwei Millionen junge Frauen davon betroffen.

Ich fühlte mich in Lemera wie ein Grünschnabel in einer verwirrenden, komplexen Organisation, deren Haupttreibstoff vor allem Adrenalin war. Meine Handlungen machten häufig den Unterschied zwischen Tod und Leben aus. Es wurde von mir erwartet, dass ich rasch dazulernte und Verantwortung übernahm. Für meinen Geschmack ging es mit meiner Beförderung allerdings etwas zu schnell voran.

Nachdem ich drei Monate lang in Lemera gearbeitet hatte, saß ich eines Abends mit Svein und seiner Frau beim Essen. Er erzählte mir, dass er am nächsten Wochenende wegen eines nicht näher bezeichneten Problems zu seinen Kindern fahren müsse.

»Jemand muss mich während meiner Abwesenheit vertreten«, sagte er. »Wärst du damit einverstanden, die Leitung zu übernehmen, bis ich zurück bin?«

»Die Leitung für das gesamte Krankenhaus?«, fragte ich ungläubig.

»Ja«, sagte er und nickte.

»Und wie lange?«

»Ich reise am Freitagabend ab und komme am Montag zurück«, erwiderte er. Ich hatte den Eindruck, die Sache sei ohnehin schon abgemacht. Natürlich schmeichelte mir das Angebot, aber ich hatte auch große Bedenken.

Am Freitagabend, nach der letzten Visite auf der Station, ging ich zu meiner Unterkunft, einem kleinen, frei stehenden Haus neben dem Krankenhaus. Auf dem Tisch stand das Abendessen, das der Koch des Krankenhauses für mich vorbereitet hatte: Reis, gebratene Kochbananen und Gemüse. Gelegentlich gab es auch etwas Ziegenfleisch. Das Gericht war kalt, wie immer, wenn ich nach Hause kam. Ich stocherte auf meinem Teller herum.

Dann ging ich in mein Zimmer, schloss die Tür ab und setzte mich aufs Bett. Im Krankenhaus gab es kein Telefon, sondern nur ein Funkgerät – das sogenannte »Phonie« –, mit dem wir zu bestimmten Tageszeiten Nachrichten empfingen und sendeten. Ich schlüpfte ins Bett, den Kopf voller Sorgen, aber kurz darauf übermannte mich die körperliche Erschöpfung.

Meine Ruhepause war nur von kurzer Dauer. Ein kräftiges Klopfen an der Tür riss mich aus dem Schlaf. Ich tastete im stockdunklen Zimmer hektisch nach meiner Taschenlampe und zog mir ein zerknittertes Hemd über. Es musste spät sein, denn draußen war alles still. Sogar die Insekten schienen sich auszuruhen. Ich trat auf den Flur, wo einer der Wärter mit einem Zettel in der Hand auf mich wartete.

»Ein Notfall, Sir«, sagte er, als er mir das Stück Papier reichte. Es glänzte hell im Schein meiner Taschenlampe, und ich musste beim Lesen die Augen zusammenkneifen. Eine der Nachtschwestern hatte eine Frau mit starker Blutung aufgenommen. »Verdacht auf Gebärmutterriss.«

Ich erstarrte. Diese Verletzung hatte ich noch nie selbst behandelt. Sie ist zwar sehr selten, gehört jedoch zu den schwersten Schwangerschaftskomplikationen. Im Gegensatz zum Kaiserschnitt, der ein einfacher Standardeingriff ist, erfordert ein Gebärmutterriss viel Erfahrung. Der Arzt muss hier von Fall zu Fall unterschiedlich vorgehen. Falls sich die vorläufige Diagnose bestätigte, war ein komplizierter Eingriff erforderlich.

Ich warf mir rasch etwas über und zog dann im Krankenhaus

sofort die OP-Bekleidung an. Ich ordnete an, dass der Generator hochgefahren wurde – er lief nur zwölf Stunden am Tag und wurde nachts abgeschaltet, um Brennstoff zu sparen. Bei kleineren nächtlichen Notfällen arbeiteten wir häufig mit batteriebetriebenen Lampen. Der Wärter weckte den Anästhesisten und einen Helfer.

Die Patientin wurde in den OP-Block gerollt. Sie stand unter Schock. Aus dem Labor kamen mehrere Blutbeutel, und wir begannen sofort mit der Transfusion und versetzten die Patientin anschließend in Vollnarkose. Wir mussten dringend ihren Blutdruck erhöhen und die Quelle der Blutung finden. Ich führte eine Laparotomie durch, einen großen, zentralen Schnitt, der den Bauchraum öffnet, und fing an, das Blut abzusaugen. Meine schlimmsten Befürchtungen bestätigten sich. Wie sehr wünschte ich mir, Svein wäre hier! Es ist eine Sache, mit dem Rückhalt eines erfahrenen Mentors zu operieren und eine ganz andere, dabei auf sich allein gestellt zu sein.

Ein Gebärmutterriss – die Gebärmutterwand reißt während der Geburt ein – wird dadurch verursacht, dass der Fötus nicht ausgestoßen werden kann. Das Baby war verloren, aber für die Mutter bestand noch eine Überlebenschance.

Ich hatte zwei Optionen: Entweder ich versuchte, den Riss in der Gebärmutter zu nähen, wodurch die Patientin vielleicht in Zukunft noch weitere Kinder bekommen konnte, oder ich musste eine Hysterektomie durchführen und die Gebärmutter vollständig entfernen, eine einfachere Operation mit höheren Erfolgsaussichten.

Die Patientin war noch jung, und es war vielleicht ihre erste Entbindung. Ich spürte eine schwere Verantwortung auf mir lasten, als hielte ich ihr Schicksal in meinen Händen. Und ich wusste auch, was es bedeutete, wenn man einer kongolesischen Frau die Fähigkeit zur Fortpflanzung nimmt: Mutterschaft ist leider oft die einzige Möglichkeit, einen Platz und Ansehen in der Gesellschaft zu finden.

Ich entschied, den Riss zu nähen, und bat darum, dass mir meine chirurgischen Lehrbücher aus meinem Zimmer gebracht wurden. Die nächsten drei Stunden brütete ich über einem Kapitel, in dem die Technik erklärt wurde.

An dieser Stelle muss ich Epike, der mir an diesem Abend assistierte, besonders hervorheben. Während mein Blick zwischen der Patientin und den Seiten des Lehrbuchs hin- und herflog, überwachte er ihren Blutdruck, reichte mir die Instrumente und richtete das Licht ein. Auch heute, fast vierzig Jahre später, arbeiten wir noch immer zusammen. Obwohl er inzwischen über siebzig Jahre alt ist, reist er nach wie vor mit mobilen Gesundheitsteams in abgelegene Regionen des Landes.

Die Operation war schwierig und nervenaufreibend. Als ich anschließend zu Bett ging, um noch ein paar Stunden zu schlafen, hatte ich Angst vor dem, was mich am nächsten Morgen erwartete. War meine Entscheidung richtig gewesen? Oder hätte ich vielleicht doch besser eine Hysterektomie durchführen sollen?

Nach dem Aufstehen sah ich als Erstes nach der Patientin. Sie war bei Bewusstsein, und ich fragte die Krankenschwester nach ihren Werten. Ihr Blutdruck war weitgehend normal, im Urin war noch etwas Blut, aber keine alarmierende Menge. In diesem Augenblick war ich der glücklichste Mensch auf der ganzen Welt. Ich hatte mit meiner begrenzten Erfahrung ein Leben gerettet, und diese junge Frau konnte, wenn sie vollständig genas, vielleicht noch Kinder bekommen.

In meiner Zeit in Lemera gab es viele solcher hochdramatischer Augenblicke, blitzschnelle Entscheidungen, die lebensverändernde Konsequenzen hatten. Nacht für Nacht klopfte es an meiner Tür. Ich musste ständig mit Notfällen rechnen und Prioritäten setzen. Im Laufe des Jahres magerte ich ab und wog schließlich nur noch 54 Kilo, so wenig wie nie zuvor: Ich hatte zu viele Mittagsessen übersprungen und war abends oft so müde, dass ich keinen Bissen mehr herunterbekam.

Es gab Wunder, Frauen, die bereits verloren schienen und wider alle Erwartung von den Toten zurückkehrten. Ich erinnere mich insbesondere an eine Patientin, die während einer Hysterektomie einen Herzstillstand erlitt. Ich sah, wie ihr Pulsschlag stetig langsamer wurde, dann aufhörte und wie die Blutung vollständig zum Erliegen kam. Wir verabreichten ihr eine neue Transfusion unter hohem Druck, und der Anästhesist führte eine kardiopulmonale Reanimation durch. Gerade in dem Augenblick, als wir die Hoffnung aufgegeben hatten, setzte ihr Herzschlag wieder ein.

Andere Tage waren erschütternd. Ich werde nie eine Witwe vergessen, die mit ihrer halb bewusstlosen erwachsenen Tochter zu uns kam. Die junge Frau hatte während der Geburt schwere Blutungen erlitten, die sich nicht stoppen ließen. Während wir um das Leben der Patientin kämpften, hörten wir die verzweifelten Schreie der Mutter draußen auf dem Flur.

»Sie ist mein einziges Kind … Bitte, Doktor, bitte! Bitte retten Sie meine Tochter!«, rief sie, hysterisch schluchzend.

Es fiel uns schwer, uns zu konzentrieren, während wir die Patientin zu reanimieren versuchten. Irgendwann hämmerte die Mutter an die Tür des Operationssaals und verlangte, dass wir sie hereinließen. Bei einer Entbindung im Krankenhaus hätten wir die Tochter durch einen Kaiserschnitt retten können. Aber so verloren wir sie.

Ich musste hinaus und die Mutter informieren. Es war, als würde vor meinen Augen ein zweites Leben zerbrechen. Die Mutter ging und kehrte nie zurück, um die Leiche ihrer Tochter abzuholen. Vielleicht war ihr Kummer zu groß, vielleicht fehlte ihr die Kraft, selbst weiterzuleben.

Ich verbrachte diese Zeit in einem ununterbrochenen Wechselbad der Gefühle. Ich empfand höchste Bewunderung für die Frauen aus den Dorfgemeinschaften um Lemera, die wir versorgten: Mit geradezu stoischer Ruhe ertrugen sie Schwangerschaft und Geburt unter derart schlechten Bedingungen. Zugleich hatte ich jedoch auch großes Mitleid mit ihnen und war außer mir vor Zorn, dass die Regierung diese Frauen völlig im Stich ließ, anstatt Einrichtungen für sie zu schaffen, in denen sie unter sicheren Bedingungen entbinden konnten.

Mir kam der Gedanke, dass der Grund für die Vernachlässigung der Frauen ihr niedriger Status innerhalb der Gesellschaft war. Im Kindbett zu sterben, gehörte zu den vielen Gefahren, denen sich Frauen still und ohne Anerkennung zu stellen hatten. Die Risiken einer Schwangerschaft interessierten Männer nicht im Geringsten.

So gut wie alle Schwangeren, die zur Beratung zu uns kamen, wurden von ihrer Mutter oder Schwiegermutter begleitet. Die Ehemänner waren niemals dabei. Diejenigen, bei denen während der Wehen Komplikationen auftraten oder die notfallmäßig versorgt werden mussten, wurden zu uns ins Krankenhaus getragen, häufig von ihren Männern. Damit betrachteten diese ihre Aufgabe offenbar als erledigt. Beinahe kein einziger von ihnen blieb im Krankenhaus, um bei der Geburt oder der Genesung dabei zu sein.

Auch heute noch sind im Kongo Ehemänner in den meisten Fällen bei der Geburt ihrer Kinder oder der Genesung ihrer Frauen nicht mit dabei, so wie es auch in westlichen Gesellschaften noch vor einigen Generationen üblich war. Und auch später kümmern sich die Männer nur widerwillig um ihren Nachwuchs. Dieses Muster findet sich in fast allen ausgeprägt patriarchalischen Gesellschaften.

Früher habe ich oft mit meinen Patientinnen über ihre Ehemänner gesprochen und in letzter Zeit in meinem Krankenhaus einige bescheidene Versuche unternommen, diese Haltungen zu ändern. Beispielsweise habe ich Privatzimmer eingerichtet, in denen Frauen in Anwesenheit ihrer Partner Kinder zur Welt bringen können. Leider kann ich kaum Fortschritte verzeichnen.

Der häufigste Einwand lautet, die Anwesenheit der Männer bei der Geburt sei traditionell nicht üblich, weil sie ihre Frauen nicht nackt und verletzlich sehen sollten. Die Frauen haben Angst, dass ihre Männer sie anschließend nicht mehr attraktiv finden könnten.

Es stimmt, dass eine Geburt nicht sexy ist: Sie ist mit Grunzen und Schreien, mit Blut und Fäkalien verbunden. Doch diese Einstellung gründet auf der sexistischen Überzeugung, dass eine Frau für ihren Mann jederzeit ein Objekt der Begierde und des Vergnügens zu sein hat. Aber haben Sie schon einmal einen Mann getroffen, der seine Frau oder Partnerin bei körperlichen Leiden nicht an seiner Seite haben möchte?

Dieses Ungleichgewicht ist mir bei meiner Arbeit immer wieder aufgefallen: Wenn ein Mann mit gesundheitlichen Problemen ins Krankenhaus kommt, begleitet ihn seine Ehefrau und vielleicht auch noch seine Schwester und seine Mutter. Bei Inkontinenz bringt ihm seine Frau den Topf. Sie wäscht und wickelt ihn. Er macht sich niemals Gedanken darüber, dass er in solchen Momenten nicht attraktiv für sie ist.

Die Einstellung des Vaters zur Geburt ist ein Anhaltspunkt, wie frei Frauen in einer bestimmten Gesellschaft sind und in welchem Maß sie respektiert werden. Im Westen haben Männer vor nicht allzu langer Zeit Geburten als die alleinige Aufgabe ihrer Partnerinnen betrachtet.

In den Fünfziger- und Sechzigerjahren, als es üblich wurde, dass Frauen im Krankenhaus entbanden und nicht mehr zu Hause, änderte sich diese Haltung allmählich. Ab den Siebzigerjahren waren dann die meisten Männer bei der Geburt dabei, und heute ist es die überwältigende Mehrheit, in einigen westlichen Ländern beinahe 90 Prozent. Sicherlich ist nicht jeder von ihnen davon begeistert, aber dennoch sind sie im Kreißsaal und unterstützen ihre Frauen im entscheidenden Moment.

Während meiner Zeit in Lemera war der Kongo einer der gefährlichsten Orte weltweit, um Kinder zu gebären. Leider hat sich die Lage der Frauen seitdem nicht wesentlich verbessert. Die Müttersterblichkeitsrate hat sich im Laufe meiner Tätigkeit als Arzt sogar noch verschlechtert.

Heute sterben im Kongo mehr Frauen als im Jahr 1990. Schätzungsweise sterben 850 Frauen pro 100 000 Lebendgeburten im Kongo, laut dem Internationalen Kinderhilfswerk der Vereinten Nationen (UNICEF)[1] eine der höchsten Raten weltweit. Im Jahr 2018 hat jedes siebte von 1000 kongolesischen Neugeborenen das Alter von einem Jahr nicht erreicht.[2]

Ursache für den Tod der Mütter sind in den meisten Fällen fehlende medizinische Einrichtungen für Routineuntersuchungen während der Schwangerschaft und fehlende Notfallversorgung. Dabei muss das weder kompliziert noch teuer sein.

Schwangere Frauen brauchen gute Ernährung, sauberes Wasser und sanitäre Anlagen, aber vor allen Dingen brauchen sie gut ausgebildete Hebammen und Ärzte, die im entscheidenden Moment zur Stelle sind.

Weltweit entbindet jede fünfte Frau immer noch so wie meine Mutter damals in den Fünfzigerjahren – ohne ärztlichen Beistand.[3] Diese Vernachlässigung ist eine Form der Gewalt gegen Frauen.

Global gesehen hat die Welt durchaus Fortschritte gemacht, seit die Gesundheit von Müttern mit der Jahrtausendwende zu einem der erklärten Entwicklungsziele der UN wurde. Die Sterblichkeitsrate pro 100 000 Geburten ist seit dem Jahr 1990 um rund 30 Prozent gesunken.[4]

Glücklicherweise sieht es in den meisten Ländern besser aus als im Kongo. Alle Industrienationen haben sich zwischen den Jahren 1990 und 2015 noch weiter verbessert und die ohnehin schon geringe Geburtensterblichkeitsrate halbiert. Die meisten Todesfälle in der reichen Welt – je nach Land zwischen drei und acht Todesfälle pro 100 000 Geburten – werden durch vorbestehende und nicht mit der Geburt zusammenhängende Gesundheitsprobleme verursacht.

Die Vereinigten Staaten gehören zu den Ländern, die, ähnlich wie der Kongo, keine Fortschritte verzeichnen, sondern eher eine Rückwärtsentwicklung zeigen. Die Zahl der Frauen, die bei der Geburt sterben, ist von 17 Frauen pro 100 000 Geburten im Jahr 1990 auf 26 Frauen pro 100 000 Geburten im Jahr 2015 gestiegen – in etwa das gleiche Niveau wie in Usbekistan und Kasachstan und schlimmer als in China mit seiner Milliardenbevölkerung, und sogar schlimmer als im von Sanktionen betroffenen Iran.[5]

Hauptgrund für diese Entwicklung ist die schockierend hohe Geburtensterblichkeitsrate von Schwarzen und indigenen amerikanischen Frauen. Laut Daten der Centers for Disease Control and Prevention (CDC), einer dem Gesundheitsministerium zugeordnete Behörde und einer Art Wachhund der amerikanischen Gesundheit, besteht für afroamerikanische schwangere Frauen ein drei- oder viermal höheres Risiko als für ihre weißen Geschlechtsgenossinnen, während der Schwangerschaft zu sterben.

In den Vereinigten Staaten sterben rund vierzig Afroamerikanerinnen pro 100 000 Geburten, eine Sterblichkeitsrate, die mit der Mexikos oder Ägyptens vergleichbar ist.[6] Den Daten der städtischen Gesundheitsbehörde zufolge ist das Sterberisiko Schwarzer Mütter in New York City zwölfmal höher als das weißer Mütter.[7] Dieser Unterschied erklärt sich teilweise durch Rassismus und Vorurteile, aber ein weiterer Grund ist auch die erhöhte Wahrscheinlichkeit, dass Schwarze Frauen nicht krankenversichert sind und an chronischen Krankheiten wie Übergewichtigkeit und Bluthochdruck leiden.

Während meiner Zeit in Lemera nahm ich auch zum ersten Mal eine verbreitete Form der Misshandlung von Müttern wahr. Sie ist weniger sichtbar als blaue Flecke und Schnittwunden, die durch häusliche Gewalt verursacht werden, und hat auch weniger katastrophale Folgen als Geburtsstillstände oder postpartale Blutungen, aber es ist dennoch eine Form von Gewalt.

Von Schwangeren wurde erwartet, dass sie auf den Feldern schufteten, fast bis die ersten Wehen einsetzten. Sie arbeiteten, bis sie sich buchstäblich nicht mehr aufrecht halten konnten. Neben den häuslichen Aufgaben und Pflichten mussten sie pflanzen, Felder bewirtschaften und Lasten tragen. Sobald die Frauen das Kind zur Welt gebracht hatten, gestand man ihnen keine Pause zu, sondern sie mussten ihre kräftezehrende Arbeit sofort wieder aufnehmen.

Auch hier hat die Welt große Fortschritte gemacht. Die meisten Gesellschaften haben erkannt, dass die Entbindung ein körperlich anstrengender und manchmal gefährlicher Akt ist, der geschützt werden muss. Ebenso wichtig ist es, dass eine junge Mutter nach der Geburt Zeit mit ihrem Kind verbringt, und diese Einsicht hat zur Einführung der Elternzeit geführt.

Nach Angaben der Organisation für wirtschaftliche Zusammenarbeit und Entwicklung (OECD) und der Internationalen Arbeitsorganisation (ILO) gibt es weltweit nur zwei Länder, in denen bezahlter Mutterschaftsurlaub für Arbeitnehmerinnen nicht existiert.[8] Eines ist die Pazifikinsel Papua-Neuguinea, das andere sind die Vereinigten Staaten, obgleich Präsident Joe Biden Pläne angekündigt hat, das Problem endlich mit seinem *American Families Plan* anzugehen.

Nur 19 Prozent der amerikanischen Arbeitnehmer können eine bezahlte Elternzeit in Anspruch nehmen, und wie aus den Zahlen des US-Arbeitsministeriums hervorgeht, liegt dieser Anteil in der Schwarzen oder lateinamerikanischen Bevölkerung noch niedriger.[9] Schätzungsweise kehren rund 25 Prozent der amerikanischen Mütter zwei Wochen nach der Geburt an ihren Arbeitsplatz zurück, so die Interessengruppe PL+US (Paid Leave for the United States, ungefähr: Elternzeit für die Vereinigten Staaten). Wie viel unnötiges Leid für Mutter und Kind!

Durchschnittlich beträgt die Dauer des bezahlten Mutterschaftsurlaubs in anderen industrialisierten, demokratischen Ländern achtzehn Wochen. Estland, ein kleiner Mitgliedsstaat der Europäischen Gemeinschaft, ist auf diesem Gebiet führend und gewährt bis zu 85 Wochen Urlaub bei voller Gehaltszahlung.[10]

Die meisten Staaten sind inzwischen dazu übergegangen, sich mit dem inhärenten Sexismus ihrer Elternzeitregelungen zu befassen: Bisher wurde Müttern, von denen man annimmt, dass sie die Hauptfürsorge tragen, mehr Elternzeit eingeräumt als Vätern. Hier gehen die skandinavischen Länder mit gutem Beispiel voran, indem sie ihre Urlaubsregelungen geschlechtsneutral gestalten und Männer manchmal sogar dazu zwingen, ihre Ansprüche geltend zu machen.

Für die Gesellschaft entstehen aus dieser Regelung bedeutende Vorteile. Väter, die sich früh um ihre Kinder kümmern, sind in der Regel auch später, wenn die Kinder heranwachsen, deutlich mehr an der Erziehung beteiligt. Ihre psychische Gesundheit ist außerdem besser, und sie fühlen sich ausgeglichener.[11] Untersuchungen haben darüber hinaus gezeigt, dass Väter, die bei der Geburt anwesend waren und an der frühkindlichen Erziehung großen Anteil hatten, erheblich mehr Bereitschaft zeigten, häusliche Pflichten aufzuteilen und dadurch die Gesamtlast der häuslichen Arbeit wie Putzen, Kochen und Waschen, die zuvor überwiegend von Frauen getragen wurde, zu mindern.

Als angehender Arzt, der in einem ländlichen Krankenhaus im Ostkongo arbeitete, war mir dieser komplexe Gesamtzusammenhang noch nicht so klar – die nicht enden wollende Arbeit der Frauen, die mangelnde medizinische Versorgung, die gefühllose Behandlung von Müttern, die gerade ihr Kind zur Welt gebracht hatten, die unnötigen Todesfälle. Damals verstand ich noch nicht, inwieweit unser patriarchalisches System soziale Normen, die Wirtschaft, das Familienleben und die Politik prägt. Ich war nur der Arzt, erfüllte meine Aufgabe und griff ein, um Patientinnen zu helfen.

Doch die Ungerechtigkeit war mir durchaus bewusst, auch

damals schon. Und die Ungleichheit beunruhigte mich. Ich beschloss, dass ich helfen wollte. Obwohl die Gesellschaft nur Verachtung für Frauen übrighatte und sie als minderwertig und schwach ansah, wurde ich täglich Zeuge ihrer inneren Stärke angesichts großer Schmerzen und Ungewissheiten.

Im Nachhinein erkenne ich, dass ich bereits damals allmählich ein feministisches Bewusstsein entwickelte. Ich begab mich auf eine seither andauernde Reise des Lernens und des Verstehens.

Ich wusste, dass es damals in der Provinz Süd-Kivu nicht einen einzigen ausgebildeten Gynäkologen gab, von der Region Lemera ganz zu schweigen. Jeden Tag starben Frauen bei der Geburt, weil niemand in der Lage war, einen Kaiserschnitt auszuführen. Eine Geburtsfistel bedeutete meist, ein Leben lang Stigmatisierung und Ablehnung zu erfahren. Die nächstgelegene medizinische Einrichtung für Frauen befand sich damals in der äthiopischen Hauptstadt Addis Abeba. Ich überlegte, ob ich mein geplantes Kinderheilkundestudium aufgeben und mich stattdessen auf Gynäkologie und Geburtshilfe spezialisieren sollte; im Grunde war das nur eine andere Art und Weise, sich um Kinder zu kümmern. Zu diesem Zeitpunkt war ich bereits verheiratet und die Unterstützung meiner Frau Madeleine für mich ein wesentlicher Faktor. Einer meiner Professoren hatte mich gewarnt, dass mein Privatleben unter der Arbeit als Gynäkologe leiden könnte. Er meinte, die Ehen mehrerer meiner Kollegen seien deswegen gescheitert.

Ich hatte Madeleine während der Semesterferien nach meinem ersten Studienjahr in Bujumbura kennengelernt. Wir waren mit einigen Freunden unterwegs gewesen und hatten uns vor dem Haus meiner Eltern kurz unterhalten. Ihr Lächeln und ihre

Gelassenheit, ihre Anmut und Warmherzigkeit gefielen mir auf Anhieb. Sie beeindruckte mich sehr, mein Herz schlug schneller und meine Fantasie nahm Fahrt auf.

Ebenso groß wie meine Aufregung war jedoch meine Enttäuschung, als mein Freund Sylvan mir erklärte, sie sei »die Tochter von Kaboyi«. Kaboyi war einer der reichsten Händler in Bukavu und Madeleine damit für mich so gut wie unerreichbar.

Bis zum nächsten Wiedersehen musste ich ein Jahr warten. Im darauffolgenden Sommer waren wir beide Ehrengäste bei der Hochzeit eines gemeinsamen Freundes. Madeleine war zwanzig Jahre alt und ich fünf Jahre älter. Die Hochzeit fand in der Kirche meines Vaters statt, und wir trafen uns dort mehrmals zu den Proben und Vorbereitungen.

Am eigentlichen Festtag tauchte der Trauzeuge, der Madeleine begleiten sollte, jedoch nicht auf. Wir warteten bis zur letzten Minute vor Beginn der Zeremonie, und schließlich wurde ich gebeten, seinen Platz einzunehmen. Ich konnte meine Begeisterung kaum verbergen.

An die Hochzeitszeremonie erinnere ich mich nur verschwommen. Sie dauerte lange, weit über zwei Stunden. Ich saß neben Madeleine, und zwischen den Liedern und Bibellesungen unterhielten wir uns flüsternd.

Wir hatten uns viel zu erzählen und sprachen ganz offen miteinander, völlig selbstverständlich und natürlich. Sie fragte mich nach meinem Leben in Bujumbura und berichtete mir von ihrem eigenen Studium. Ich sprach über meine Familie, meine ersten medizinischen Prüfungen und meine Zukunftsträume. Mein Herz schlug wieder schneller.

Gegen Ende der Hochzeit fragte ich sie aus einer Laune heraus spontan, ob sie mit mir nach Bujumbura ziehen würde. Ich lächelte schief und erwartete, dass sie ablehnen würde. Zu meiner Überraschung antwortete sie flüsternd: »Klar, warum nicht?«

In diesem Augenblick verliebte ich mich rettungslos in sie. Wir sprachen noch zwei Stunden lang nach der Zeremonie vor der Kirche und trafen uns dann den Sommer hindurch. Wir schlossen einen Pakt: Falls sich Widerstand gegen unsere Beziehung regte, womit wir rechneten, würden wir alles daransetzen, das Hindernis zu überwinden.

Bald darauf sagte ich meinen Eltern, dass ich heiraten wollte. Sie waren zwar skeptisch, aber nicht unbedingt dagegen. Madeleines Familie war weitaus schwieriger zu überzeugen. Ihr Vater fragte sich, wie ein Medizinstudent und Pfarrerssohn für seine Tochter sorgen sollte. Sie kam aus einer sehr wohlhabenden Familie, die sich alles leisten konnte, was es in Bukavu für Geld zu kaufen gab. Aber Madeleine ließ sich nicht entmutigen. Sie hielt sich an unseren Pakt, und schließlich gab ihr Vater nach.

Wir heirateten 1980, ein Jahr darauf, in der Kirche meines Vaters. Meine Familie zahlte den Brautpreis – vier Kühe. Kurz darauf zogen wir gemeinsam nach Bujumbura und gründeten in einem bescheidenen Mietshaus eine Familie.

Alles, was ich seither erreicht und ertragen habe, habe ich gemeinsam mit Madeleine erlebt. Wir feierten die Triumphe, durchlebten gemeinsam die Ängste und die dunkelsten Augenblicke tiefen Kummers. Wir sind gereist und haben die Welt entdeckt, haben Kinder großgezogen und sind zusammen alt geworden. Seit vierzig Jahren gehen wir den gleichen Weg, Seite an Seite.

Als sich im Jahr 1984 meine Zeit in Lemera dem Ende näherte, fragte ich Madeleine, ob sie mich bei meinem Studium der Geburtshilfe und Gynäkologie unterstützen würde, was unter anderem einen neuerlichen Umzug notwendig machte. Man hatte mir einen Studienplatz in der Nähe des Loire-Tals angeboten, einem Weinanbaugebiet mitten in Frankreich. Wenn ich die Aufnahmeprüfung bestand, war ich für ein vierjähriges Studium zugelassen.

Madeleine war einverstanden. Ich hatte damals 2000 US-Dollar gespart, von denen ich die Hälfte für den Flug ausgab.

Im Oktober trat ich meine erste Reise nach Europa an. Ich landete auf dem Flughafen Charles de Gaulle, nordöstlich von Paris, und schlug mich in den Süden der Stadt nach Montparnasse durch, wo ein Freund der Familie auf mich warten und mich mit dem Auto nach Angers fahren wollte.

Ich hatte mich allein auf den Weg nach Frankreich gemacht und ging davon aus, dass Madeleine mit unseren beiden Kindern nachkommen würde, sobald ich mich eingelebt hatte. Meine erste Aufgabe bestand darin, eine Wohnung für uns zu finden, was erheblich schwieriger war, als ich gedacht hatte.

Ich suchte in den Lokalzeitungen nach Mietangeboten, aber wenn ich zur Besichtigung kam, hieß es jedes Mal, die Wohnung sei gerade vergeben worden. Nach zahllosen vergeblichen Versuchen – und der Erkenntnis, dass die angeblich bereits vergebenen Wohnungen am nächsten Tag wieder inseriert wurden – schwante mir allmählich, dass meine Hautfarbe für ungeahnte Probleme sorgte.

Es war eine frustrierende und entmutigende Erfahrung. Das Blatt wendete sich erst, als ich mich telefonisch für ein freies Zimmer in einem Haus mit anderen Studenten bewarb und mich sofort als kongolesischen Medizinstudenten vorstellte. »Fantastisch. Wann willst du dir das Zimmer ansehen?«, fragte Paul, der Vermieter, der während meiner ganzen Zeit in Angers mein Fremdenführer und guter Freund werden sollte.

Die ersten beiden Monate waren ausgesprochen schwierig. Ich hatte große finanzielle Probleme, die erst endeten, als ich beim Jubiläumsgewinnspiel eines Supermarkts einen französischen Kleinwagen gewann. Nun konnte ich die bezahlten Schichtdienste im Krankenhaus oder anderen Einrichtungen in der Nähe übernehmen, die man mir angeboten hatte. Dieser unglaubliche Glücksfall setzte den Ton für meinen restlichen Aufenthalt in Frankreich.

Es war eine glückliche und sehr erfüllende Zeit in unserem Leben. Madeleine kam mit den Kindern zu mir und brachte während unserer Zeit in Frankreich noch ein drittes Kind zur Welt. Wir hatten wunderbare Freunde, und trotz meiner anfänglichen unschönen Erfahrungen mit heuchlerischen Vermietern fühlten wir uns bald sehr willkommen.

Einige meiner Professoren waren überrascht, wie viel praktische Erfahrung ich schon gesammelt hatte. Ich erinnere mich insbesondere daran, wie ich einmal bei einem Kaiserschnitt assistierte. Bei der Zusammenarbeit mit Assistenten wird schnell klar, wie vertraut sie mit der Aufgabe sind und wie gut sie sie beherrschen. Irgendwann drehte der Chirurg sich zu mir um und musterte mich fragend.

»Wie oft haben Sie das schon gemacht?«, wollte er wissen.

»Ungefähr 500-mal«, sagte ich.

Das war keine Angeberei, sondern spiegelte einfach den Arbeitsalltag im Krankenhaus von Lemera wider.

Der Professor blickte mich verdutzt an.

»Aber warum sind Sie dann hier?«

»Ich habe immer noch viel zu lernen«, erwiderte ich.

Als ich den Kolleg*innen in Angers berichtete, wie ich manchmal in Lemera auch die Anästhetika selbst verabreichen musste, waren sie fassungslos. Und sie konnten sich auch nicht vorstellen, wie es war, im Licht einer Taschenlampe zu arbeiten, wenn der Generator ausgefallen war, oder wie ich einmal einen Gebärmutterriss operiert hatte und währenddessen meine Handbücher zu Rate zog. Jetzt lebte und arbeitete ich in einer völlig anderen Welt und sah die Ungleichheit der globalen Gesundheitsversorgung mit eigenen Augen.

Während meiner gesamten Zeit in Frankreich habe ich nie erlebt, dass eine Frau bei der Geburt gestorben ist. Nicht ein einziges Mal.

Auf der Entbindungsstation des Krankenhauses in Angers arbeiteten etwa dreißig Ärzte, darunter Geburtshelfer, Gynäkologen und Spezialisten für die Wiederbelebung von Neugeborenen. Es gab Dutzende von Hebammen, Sekretärinnen und anderen Mitarbeitenden, die uns unterstützten. Rund um die Uhr stand ein vollständiges Entbindungsteam bereit. Jede Patientin wurde einer Reihe von pränatalen Tests unterzogen, deren Kosten das öffentliche Gesundheitssystem übernahm.

Irgendwann stellte ich fest, dass die Zahl der Geburten in der Entbindungsstation in Angers – etwa 3500 im Jahr – der Zahl der Entbindungen entsprach, die wir in Lemera mit nur zwei Ärzten und acht Hebammen durchführten.

In Lemera hatte ich meine Patientinnen manchmal gebeten, einen einfachen Urin- oder Bluttest zu machen, und viele antworteten mir, dass sie sich das nicht leisten könnten. In Angers gab es Diagnosegeräte, deren Anschaffung Hunderttausende Dollar gekostet hatte und die kaum je benutzt wurden.

Ich erinnere mich, wie erstaunt ich war, dass die Chirurgen in Frankreich für jede Naht eine neue Fadenrolle nahmen. Oft benutzten sie nur einen Teil davon und warfen die restliche Rolle anschließend weg. Ich hatte die Angewohnheit, noch den letzten Rest des aufgewickelten Fadens zu verwenden.

Am Ende meiner fünfjährigen Ausbildung standen wir vor einer Entscheidung. Wir konnten in Angers bleiben und das behagliche Leben, das wir uns dort eingerichtet hatten, weiter genießen. Jobangebote und Möglichkeiten gab es genug; die Kinder gingen auf gute Schulen; Madeleine hatte die Zeit genutzt und ihr eigenes Studium der Tropenmedizin abgeschlossen. Wir konnten aber auch in den Kongo zurückkehren, wo alles während unserer Abwesenheit noch viel schlimmer geworden war.

Mobutu hatte den Kongo inzwischen in Republik Zaire umbenannt, bestand darauf, dass jeder Einwohner seinen traditionellen kongolesischen Namen annahm und traditionelle Kleidung trug, und er plünderte das Land rücksichtlos aus. Seine Wirtschaftspolitik – vor allem die Verstaatlichungen, bei denen Unternehmen zerlegt und an seine Spießgesellen verteilt wurden – führte zur Katastrophe. Die Erträge der Bergbauproduktion sanken, und damit versiegte auch die Haupteinnahmequelle des Landes. Da die staatlichen Mittel schrumpften, ließ Mobutu Geld drucken, was zu Hyperinflation und noch größerer Not führte.

Die aus der Kolonialzeit stammende Infrastruktur wurde nicht unterhalten und war baufällig. Straßen und Eisenbahnschienen verfielen. Aber Mobutu brauchte sie nicht, denn er war nur im Privatjet oder mit dem Hubschrauber unterwegs.

Während wir eine Rückkehr erwogen, gingen die Lehrer landesweit in Streik, weil sie nicht bezahlt wurden. Krankenhäuser besaßen keine Mittel mehr, um Medikamente zu kaufen. Die Korruption war endemisch und wurde offiziell gebilligt. »Ihr habt Waffen, ihr braucht kein Gehalt«, hatte Mobutu den Sicherheitskräften erklärt.[12]

Ich musste meine Mission – ich hatte mir selbst versprochen, zurückzukehren und den Frauen im Kongo zu helfen – gegen die Bedürfnisse und Wünsche meiner Familie abwägen. Ich kenne andere ausländische Studenten aus dieser Zeit, die sich entschieden, in Frankreich zu bleiben. Mit einigen von ihnen bin ich immer noch befreundet. Ich habe Verständnis für ihre Entscheidung und verurteile sie nicht.

In globaler Hinsicht sind die Konsequenzen der Abwanderung von medizinischen Fachkräften aus armen in reiche Länder jedoch fatal und bilden den Stand der globalen Gesundheit und wirtschaftlichen Ungleichheit von heute ab.

Diese Abwanderung sorgt dafür, dass die in den armen Ländern dringend benötigten Fachkräfte fehlen. In den Vereinigten Staaten und im Vereinigten Königreich kommt in etwa ein Arzt auf 400 Patienten, und in besonders wohlhabenden Ländern wie Deutschland oder Schweden liegt das Verhältnis bei eins zu 200, laut WHO-Zahlen. Im Kongo ist es nicht einmal ein Arzt pro 10 000 Einwohner.

Jedes Mal, wenn ein in Afrika oder einem anderen Entwicklungsland ausgebildeter Arzt in Nordamerika oder Europa eingestellt wird, verstärkt sich das Ungleichgewicht in der Versorgung und bedeutet für die reichen Gastgeberländer, die für die Ausbildung meist nichts bezahlt haben, eine Kostenersparnis.

In den Vereinigten Staaten ist beinahe jeder dritte Arzt in einem anderen Staat geboren und beinahe sieben Prozent dieser Gruppe sind keine Amerikaner, wie eine groß angelegte Studie unter der Verwendung von Volkszählungsdaten im Jahr 2018 ermittelte.[13] Im Vereinigten Königreich ist laut einem Parlamentsbericht aus dem Jahr 2018 einer von fünfzig Mitarbeitern des National Health Service Afrikaner, und die jüngste Krise, ausgelöst durch das Corona-Virus, hat deutlich gemacht, wie sehr die Industrieländer auf medizinische Fachkräfte aus dem Ausland angewiesen sind.

In Entwicklungsländern fehlt es nicht nur insgesamt an Ärzten, sondern es herrscht insbesondere ein chronischer Mangel an spezialisierten Fachkräften. Gerade ihnen winken im Ausland die höchsten Gehälter. Daran wurde ich vor ein paar Jahren erinnert, als mich ein kongolesischer Onkologe, der in Belgien praktiziert, kontaktierte. Bei seiner in Bukavu lebenden Mutter hatte man Krebs im Endstadium diagnostiziert, und er fragte mich, ob ich ihr helfen könne.

Ich tat mein Bestes, um eine Betreuung für sie zu organisieren. In mehreren Telefongesprächen erzählte er mir, dass er seine Ausbildung vor allem seiner Mutter zu verdanken habe, die sich für ihn aufopferte und bis spätabends Erdnüsse verkaufte, um seine Schulgebühren bezahlen zu können.

In seiner Stimme lag eine verzweifelte Traurigkeit. Er befand sich in Europa, genoss Komfort und Überfluss, aber die Frau, die ihm dieses Leben ermöglicht hatte, starb zu Hause an einer Krankheit, die er vielleicht frühzeitig hätte erkennen und behandeln können.

Jedenfalls hatte ich trotz aller Schwierigkeiten, die uns im Kongo erwarteten, unverändert das Gefühl, dass ich zurückkehren wollte. Jedes Mal, wenn ich mit dem Gedanken spielte, in Frankreich zu bleiben, zwickte mich das Gewissen. Es war, als würde ich meine Ideale aufgeben. Ich dachte an die Tragen mit den verletzten Frauen in Lemera oder hörte wieder die Stimme der verzweifelten Mutter, die gegen die Tür des Operationssaals hämmerte, während ich das Leben ihrer Tochter zu retten versuchte.

Es bedurfte zwar einiger langer Gespräche, um Madeleine zur Rückkehr zu bewegen, doch letztlich konnte sie meine Überlegungen verstehen. Wir einigten uns schließlich auf einen Kompromiss: Wir würden Rückflüge buchen, für sechs Monate nach Hause zurückkehren und am Ende dieser Zeit gemeinsam einen Entschluss fassen. Waren wir unglücklich, würden wir nach Frankreich zurückkehren.

»Haben Sie sich das auch wirklich gut überlegt?«, fragte mich mein Vorgesetzter im Krankenhaus, Roger Le Lirzin. »Entgeht Ihren Kindern damit nicht die Chance ihres Lebens?« Ich dankte ihm für seine Sorge. Ich wusste, dass ihm meine Interessen am Herzen lagen, aber ich sagte, ich hätte mich entschieden.

Wir flogen nach Hause, und ich kehrte als erster ausgebildeter Geburtshelfer und Gynäkologe der Region wieder in das Krankenhaus von Lemera zurück. Die nächsten Jahre gehören in beruflicher Hinsicht zu den befriedigendsten meines Lebens, selbst wenn das Land am Ende von Mobutus 32-jähriger Herrschaft von einer Krise in die nächste taumelte.

Ich übernahm die medizinische Leitung des Lemera-Krankenhauses. Wir erweiterten es um hundert zusätzliche Betten und bauten ein separates Gebäude für Radiologie und eines für Infektionskrankheiten. Mein wichtigster Beitrag bestand in der Einrichtung eines Hebammenausbildungsprogramms für die Region. Dadurch konnten wir auch Frauen in den entlegensten Gebieten erreichen. Dank der Spenden meines ersten Vermieters Paul und seiner Freunde in Angers konnten wir außerdem eine kleine Ausbildungsstätte für Krankenschwestern einrichten und bildeten schon bald das Personal aus, das wir so dringend benötigten.

Im Krankenhaus richteten wir außerdem einen großen Saal

ein – die sogenannte Svein-Hall, zu Ehren meines früheren Chefs –, in dem Frauen kostenfrei ab zwei Monate vor dem Geburtstermin bleiben konnten. Dadurch stellten wir sicher, dass die Schwangeren eine ausgewogene Ernährung bekamen und Probleme rechtzeitig erkannt und behandelt wurden. Es ersparte ihnen auch die schwere Feldarbeit während der letzten Schwangerschaftswochen. Die ganze Zeit über waren dort hundert Frauen untergebracht.

Die Aufzeichnungen des Krankenhauses zeigten deutlich, dass die Müttersterblichkeit zurückging. Wir mussten weniger Notfälle aufnehmen, weniger Mütter kamen in einem kritischen Zustand bei uns an. Ich sah ganz klar, in welchem Umfang Grundlagenwissen und Ausbildung, mit der finanziellen Unterstützung unserer Geldgeber, dazu beitrugen, Leben zu verändern. Die Wahrscheinlichkeit, in der Gegend um Lemera an den schmerzhaften und vermeidbaren Folgen einer Geburt zu sterben, verringerte sich.

Ich hatte das Gefühl, dass unsere Entscheidung, zurückzukehren, richtig gewesen war. Aber es war nicht leicht und forderte einige persönliche Opfer. Ich war für lange Perioden von meiner Familie getrennt, denn Madeleine und die Kinder blieben in Bukavu. Ich kam alle vierzehn Tage für ein Wochenende nach Hause.

Wenn ich nicht in Bukavu war, unternahm ich in meiner knappen Freizeit manchmal Wanderungen in den Bergen rings um das Krankenhaus, um auf andere Gedanken zu kommen. Das waren die einzigen Stunden, in denen ich mich wirklich entspannen konnte. Die frische Luft und die Natur gaben mir neue Kraft. Ich genoss die wunderschöne Aussicht, den weiten Blick auf die Gipfel und Täler, die sich vor mir ausbreiteten.

Am liebsten betrachtete ich das Tal des Ruzizi. Ich beobachtete, wie sich der Flusslauf um die Felsen herumschlängelte oder in einzelne Bäche verzweigte und kleine, von Wasser umspülte Inseln bildete. In der Ferne war das Rauschen der Stromschnellen zu hören, das an den steilen Bergflanken im Tal widerhallte.

Von hier oben konnte ich auch erkennen, wo die Grenzen des Kongo und die unserer östlichen Nachbarn, Ruanda und Burundi, aufeinandertrafen. Wir alle teilen dieselbe herrliche Landschaft, die so reich und wild ist. Die Gipfel ringsum und jene Kraft, die sie zu schroffen, steil aufragenden Zähnen ausgeformt hatte, erfüllte mich mit Demut. In diesen Augenblicken erschienen mir die Menschen, ihre Länder, ihre Grenzen, ihre Rivalitäten und Streitigkeiten, unbedeutend.

3

KRISE UND WIDERSTANDSKRAFT

Doktor, Sie müssen sofort kommen. Hier ist ein Notfall.« Es war das Jahr 1999, und eine lebensgefährlich verletzte Frau war bei uns eingeliefert worden, doch Umgebung und Umstände waren völlig anders als in Lemera. Ich war wieder zurück in Bukavu, in einem armen und heruntergekommenen Vorort namens Panzi, und im Begriff, das größte Projekt meines Lebens auf die Beine zu stellen.

Mit finanzieller Unterstützung der Gemeinschaft der Pfingstkirche in Afrika bauten wir ein neues Krankenhaus. Die Bauarbeiten waren noch im Gange, als unser Wachmann Nandola zu mir gerannt kam und mir die Ankunft unserer ersten Patientin mitteilte. »Sie scheint schwer verletzt zu sein«, meinte er.

Die Farbe an den Wänden war noch feucht, und in den Ecken lag noch der Bauschutt. Kisten mit medizinischem Material stapelten sich in den Fluren der beiden Gebäude, die wir gerade renovierten. Wir hatten noch nicht mal ein Sterilisiergerät für den Operationssaal.

Aber unser Vorhaben hatte sich bereits herumgesprochen. Die örtliche Gemeinschaft wusste, was wir taten, und viel schneller als erwartet stand eine Männergruppe mit einer selbst gebauten Trage vor dem Gebäude. Darauf lag eine in Decken gehüllte Frau. Als Nandola die verzweifelten Mienen der Männer sah und das Stöhnen der Frau hörte, hatte er schließlich die Holzplanken, die unsere Baustelle vor der staubigen Straße schützten, weggehoben.

Die Männer trugen die Verletzte herein und hoben sie von der Trage auf den Entbindungstisch. Wir hatten noch keine Zeit gehabt, ein Sprechzimmer einzurichten. Als ich zu der Patientin eilte, waren alle sofort zur Stelle. Damals waren wir nur ein achtköpfiges Team, die Verwaltung eingerechnet, und alle waren ehemalige Mitarbeiter aus Lemera.

Wir schoben die Decken beiseite und untersuchten die Verletzte. Sie war etwa Mitte dreißig und bei Bewusstsein, wenn auch nur gerade so. Sie blutete stark und litt unter entsetzlichen Schmerzen, die von einer Schusswunde in Becken und Hüfte herrührten.

Wir mussten sofort operieren. Veikko, ein Chirurg aus Lemera, leitete den Eingriff. Es wäre unter jeden Bedingungen eine komplizierte Operation gewesen, aber in unserer nur zur Hälfte fertigen Baustelle waren seine Besonnenheit und sein Können ganz besonders wertvoll.

Allein die Ausstattung aufzubauen, erwies sich als schwieriges Unterfangen. Im Operationssaal lagerten alle möglichen Hilfsmittel, die uns Kliniken und Hilfsorganisationen aus der Region überlassen hatten – hier ein Operationstisch und Operationsleuchten, dort radiologisches Zubehör und Anästhesiegeräte. Unser Vorrat an Blutkonserven war so knapp, dass wir während der Operation jemanden mit dem Auto ins Stadtzentrum schicken mussten, um Nachschub zu holen. Die Instrumente sterilisierten wir in einem Schnellkochtopf.

Wir operierten die Patientin einen ganzen langen und anstrengenden Tag über, der die inoffizielle Eröffnung des Krankenhauses markierte. Als wir abends schließlich die Arbeit beendet hatten, erklärte sich unser Radiologe Mungo bereit, die Nacht über im Krankenhaus zu bleiben und nach der Patientin zu sehen. Wir gingen völlig erschöpft ins Bett und hofften, sie am nächsten Morgen einigermaßen wohlauf vorzufinden.

Als ich erwachte und auf die Krankenstation eilte, stellte ich zu meiner Überraschung fest, dass unsere Patientin nicht mehr allein war. Mungo erklärte mir, in der Nacht seien mehrere Frauen mit Wehen eingetroffen. Man hatte ihnen gesagt, unser Krankenhaus habe bereits den Betrieb aufgenommen. Mungo hatte die ganze Nacht über bei den Geburten geholfen. Die Mütter lagen glückstrahlend in ihren Betten und hielten ihre Babys im Arm. Eine der Frauen hatte Zwillinge zur Welt gebracht.

Noch am selben Tag standen die Menschen Schlange: Schwangere, aber auch Männer und Kinder suchten für eine ganze Reihe von Beschwerden Hilfe bei uns. Und so ging es weiter. Die Bauarbeiter und Maler mussten um die wartenden Patient*innen herum arbeiten, während sie den erst halb fertiggestellten Badezimmern, der Krankenstation und den Arbeitsräumen den letzten Schliff verliehen.

Bis sie an die Reihe kamen, saßen unsere ersten Patient*innen auf Bänken oder Schutthaufen. Sie vertrieben sich die Zeit mit Essen und Gesprächen, und dank der vielen Nüsse und Samen in ihren Snacks, die auf dem Boden landeten, dauerte es nicht lang, bis die ersten Pflanzen und Bäume wuchsen. Ein riesiger Avocadobaum vor der Klinik stammt noch aus dieser Zeit. Er erinnert mich immer an unseren improvisierten Start vor mehr als zwei Jahrzehnten.

Es gelang uns, das Leben unserer ersten Patientin zu retten. Sie kam langsam wieder zu Kräften, und als sie die Energie und auch den Wunsch hatte zu sprechen, erzählte sie uns schließlich, wie es zu ihrer Verletzung gekommen war. Sie sei zu Hause gewesen, als Soldaten an ihre Tür kamen, erklärte sie. Nach einem hitzigen Wortwechsel hätte einer der Soldaten durch die Tür geschossen und sie am Bein getroffen.

Irgendwas stimmte da nicht. Sie konnte uns nicht erklären, aus welchem Grund man auf sie geschossen hatte. Die wahre Geschichte erfuhr ich erst Monate später.

Dass dieses Krankenhaus in Panzi entstand, lag an bestimmten Umständen, war aber auch der Notwendigkeit geschuldet. Seit meiner Zeit in Lemera hatte sich mein Leben von Grund auf verändert. Die Wanderungen in die Berge, um die Aussicht zu genießen, die tiefe Befriedigung, die ich damals verspürt hatte, weil es mir gelungen war, die Gesundheitsindikatoren der Gemeinden in unserem Einzugsbereich zu verbessern, waren nur noch Erinnerungen an eine ruhigere, längst vergangene Ära. Darauf folgte, von 1993 bis 1999, eine von Schrecken und Unsicherheit geprägte Zeit.

Ein Konflikt, der in ethnischen Spannungen wurzelte, hatte meine Arbeit in Lemera beendet. Etwas Derartiges hatte ich zum ersten Mal als Vierjähriger im Jahr 1959 erlebt. Ich erinnere mich noch verschwommen daran, wie sich in den Straßen von Bukavu plötzlich Familien drängten, die ihre Taschen auf dem Kopf trugen und alles Hab und Gut auf Karren gestapelt hatten. Sie sprachen eine andere Sprache – Kinyarwanda und nicht Swahili oder einen Dialekt des Ostkongo.

Vor allem jedoch erinnere ich mich an den durchdringenden Geruch großer Kuhherden. Sie überschwemmten regelrecht die

Straßen, fraßen das Grünzeug am Straßenrand und trampelten durch die Gärten. Ängstlich dreinblickende Männer und Frauen, die ihre Babys trugen oder Kinder an der Hand hielten, gingen hinter den Kühen her.

Während ich diese Szene beobachtete, war ein anderer verängstigter Junge im Nachbarland in den staubigen Kolonnen von Mensch und Tier unterwegs. Die Familie Kagame floh mit ihrem kleinen Sohn Paul aus Ruanda in Richtung Norden nach Uganda. Pauls Leben sollte sich erst viel später auf meines auswirken.

Der Grund für diese Unruhen war der Ausbruch von Gewalt zwischen den beiden großen ethnischen Gruppen Ruandas, Hutu und Tutsi. Die Hutu stellten die Mehrheit der Bevölkerung und lehnten sich gegen die Behandlung durch die Tutsi auf, die bisherige land- und viehbesitzende Klasse und Aristokratie in Ruanda.

Vor der Unabhängigkeit hatten die Hutu eine Serie von Pogromen gegen die Tutsi durchgeführt und Hundertausende von ihnen gezwungen, zu fliehen und sich in Burundi, im Kongo und im nördlich gelegenen Uganda anzusiedeln. Als Ruanda im Jahr 1962 unabhängig wurde, gab es im Anschluss daran zum ersten Mal Wahlen, und die Hutu gelangten an die Macht. Daraufhin kam es 1963 und 1973 zu weiteren gewalttätigen Ausschreitungen gegen die Tutsi. In Burundi, einem Land mit einer ähnlichen ethnischen Zusammensetzung wie Ruanda, verübte die Minderheit der Tutsi 1972 Massaker an den Hutu, die von einigen Historikern als Völkermord bezeichnet werden.

In den Neunzigerjahren brachen in der Region erneut heftige Konflikten zwischen Hutu und Tutsi aus, zuerst in Burundi, wo der erste gewählte Präsident des Landes, ein Hutu, von Offizieren der Tutsi-Armee ermordet wurde. Anschließend, im April 1994, kam es in Ruanda zu gewaltsamen Auseinandersetzungen, als zwei weitere Hutu-Präsidenten – Cyprien Ntaryamira, ebenfalls aus Burundi, und Juvénal Habyarimana aus Ruanda – beim Abschuss ihres Flugzeugs getötet wurden. Das war der Funke zum Flächenbrand des Genozids in Ruanda.

Die Ermordung der beiden Politiker löste eine Spirale der Gewalt aus, in die mein Leben und das Millionen anderer Menschen hineingerissen wurde. Die schlimmsten und destruktivsten Seiten der Menschheit schienen entfesselt: Missstände führten zu Mord und Mord zu Rache, Massenmord, Massenvergewaltigungen und Massenfolter.

Mehr als hundert Tage lang machte ein Hutu-Mob Jagd auf die Tutsi, auf jeden, der wie ein Tutsi aussah, jeden, der verdächtigt wurde, den Tutsi Unterschlupf zu gewähren oder mit ihnen zu sympathisieren. Nach Angaben des Internationalen Strafgerichtshofs in Ruanda kamen bei diesem schlimmsten Massenmord in der zweiten Hälfte des blutigen 20. Jahrhunderts zwischen 800 000 und eine Million Menschen ums Leben.

Im Lemera-Krankenhaus hatten wir mit dem Internationalen Roten Kreuz vereinbart, dass es Verletzte zu uns schickte. Wir behandelten Männer, Frauen und Kinder, Hutu und Tutsi mit grauenhaften Verletzungen. Manchen hatte man die Kehle durchgeschnitten, anderen mit der Machete Hände oder Füße abgehackt.

Der Anblick von Gewalt war mir nicht neu, schon als Kind war ich häufig Zeuge von Ausschreitungen gewesen, doch es war das erste Mal, dass ich solche Wunden als Arzt behandelte. Das Leben nahm plötzlich eine dunkle Wendung und lenkte mich von meiner Arbeit im Bereich der Gesundheitsfürsorge für werdende Mütter ab. Ich konnte mich nicht länger darauf konzentrieren, Frauen einen sicheren Ort zu bieten, an dem sie ihre Kinder zur Welt brachten. Stattdessen wurde ich vom Kampf gegen eine weitaus explizitere und vorsätzliche Form der Gewalt gegen Mütter und Töchter vereinnahmt. Unsere gesamten Fortschritte – die Entbindungsklinik, unser Programm, Kontakt zu Frauen in abgelegenen Gegenden aufzubauen, die Ausbildung von Hebammen vor Ort – sollten in diesem Chaos untergehen.

In der populären Darstellung des Völkermords in Ruanda fanden die »hundert Tage des Wahnsinns«, in denen die Hutu Tutsi abschlachteten, ein Ende, als eine Rebellenarmee der Tutsi, die Rwandan Patriotic Front (RPF), angeführt von Paul Kagame, die Hutu-Extremisten an der Macht stürzte und eine multiethnische Regierung der nationalen Einheit einsetzte.

Damit hatte das Morden jedoch keineswegs ein Ende, es war nur der Beginn einer neuen Phase. Eine zweite Welle von Gräueltaten, die von den Tutsi und den Truppen unter Kagames Kommando gegen die Hutu verübt wurden, setzte unmittelbar darauf ein.

Sie verfolgten alle, die für den Genozid verantwortlich waren: Soldaten, Offiziere, Politiker und lokale Beamte, Mitglieder des Militärs und die *Interahamwe*, die einige der abscheulichsten Grausamkeiten verübt hatte. Es wurde wahllos gemordet, und viele der verbrecherischen Täter, in Frankreich als *génocidaires* bezeichnet, flüchteten in den Kongo, zusammen mit 1,5 Millionen ruandischen Flüchtlingen. Anstatt die Hutu-Milizen zu entwaffnen und sie von der Zivilbevölkerung in den Lagern, die unter dem Schutz der Vereinten Nationen standen, zu trennen, ließ die internationale Gemeinschaft das Problem weiter schwären.

Die in den Kongo einmarschierenden ruandischen Streitkräfte erhoben die Jagd auf *génocidaires* zur absoluten Priorität. Zudem hatten sie auch großes Interesse an einem Machtwechsel im Kongo. Mobutu, jahrzehntelang ein Verbündeter des Westens, konnte sich nach dem Ende des Kalten Krieges nicht mehr auf dessen Unterstützung verlassen und galt als ein Teil des Problems.

Wir hatten die Invasion in Lemera kommen sehen. Rebellen und ruandische Truppen waren dabei beobachtet worden, wie sie nachts die Grenze zum Kongo überquerten und mit Waffen und Generatoren in die Berge vordrangen. Gelegentlich wurde von ruandischen Stellungen aus Artillerie in den Kongo gefeuert.

Die Atmosphäre im Krankenhaus wurde zusehends angespannter. Nervöse Befehlshaber der kongolesischen Armee wollten Wachen am Hospital aufstellen, weil sie befürchteten, dass wir die Rebellen medizinisch versorgen würden. Ich lehnte ihre Forderungen jedoch ab und beharrte darauf, dass das Krankenhaus ein neutraler Platz ohne Waffen bleiben sollte und wir jeden behandelten, ungeachtet seiner Ethnie oder seines Hintergrunds. Ich hätte mich eher mit der Räumung und Schließung des Krankenhauses abgefunden als hinzunehmen, dass Soldaten meine Patienten überprüften.

Selbst als etliche Mitarbeiter aus Sicherheitsgründen das Krankenhaus verließen, beschloss ich, auf meinem Posten zu bleiben. Ich war überzeugt, dass ich in einem Krankenhaus vor Angriffen bewahrt bleiben würde. Doch ich sollte mich täuschen.

Es war reiner Zufall, dass ich nicht vor Ort war, als wir angegriffen wurden. Ich verdanke mein Leben dem schwedischen Ingenieur David, der zusammen mit seiner Frau Astrid bei uns im Krankenhaus wohnte. Genauer gesagt: Davids entzündeter Fuß hat mir das Leben gerettet.

Kurz vor dem Angriff hatten wir uns entschlossen, David ausfliegen zu lassen. Er hatte sich eine Infektion am Fuß zugezogen, die immer schlimmer wurde. Wenn keine Maßnahmen ergriffen wurden, drohte ihm eine Amputation. Daher wollten wir ihn trotz der angespannten Lage zum Flughafen in Bukavu bringen. Der Weg dorthin führte durch das Tal zwischen Lemera und Bukavu.

Diese Reise gehört zu den schrecklichsten meines Lebens. Unser Toyota Land Cruiser, der Wagen des Krankenhauses, wurde von der Grenze in Ruanda aus beschossen, als wir in das weitläufige Tal hinabfuhren. Ich erinnere mich noch gut an das Rattern der Maschinengewehre, während Steine und Kies aufspritzten und klirrend gegen die Unterseite des Wagens schlugen. Ich rechnete jeden Augenblick damit, dass die Rebellen unser Auto treffen würden.

Während die Kugeln um uns herum pfiffen, wartete ich, auf dem Beifahrersitz zusammengekauert, auf den Schrei, die Explosion, den geplatzten Reifen, der uns mit Sicherheit ins Schleudern bringen und dafür sorgen würde, dass wir die Kontrolle über den Wagen verloren. Auf der einen Straßenseite ragte eine Felswand auf, an der anderen ging es steil in die Tiefe hinab zum Fluss.

Wunderbarerweise schafften wir es bis nach Bukavu. Erst am Ende untersuchten wir die Schäden am Auto und stellten fest, dass eine Kugel das Heck durchbohrt und das Gepäck getroffen hatte.

Die Reise hat Davids Fuß gerettet. Er wurde nach Schweden evakuiert und dort im Krankenhaus behandelt. Die Schwellung ging dank starker Antibiotika zurück, aber die Ursache dieser seltsamen Infektion konnten die Ärzte nie herausfinden.

In derselben Nacht, als wir Bukavu erreichten, am 6. Oktober 1996, griffen Tutsi-Rebellen das Lemera-Krankenhaus an und töteten dreißig meiner Patient*innen. Manche von ihnen wurden im Bett erschossen, andere flohen, noch mit der Kanüle im Arm, in den Wald und zogen die Infusionsschläuche hinter sich her. Sie wurden gejagt und massakriert. Es war einer der ersten Akte in dem schmutzigen und brutalen Krieg, der ausbrechen sollte. Man könnte tatsächlich sagen, dass die Gräueltaten hier ihren Anfang nahmen.

Drei meiner Pfleger kamen bei dem Angriff ums Leben. Sie hatten sich in ihrem Haus verbarrikadiert, aber die Rebellen zertrümmerten einfach die Eingangstür und exekutierten zwei von ihnen an Ort und Stelle. Den dritten zwangen sie, sämtliche Medikamentenvorräte in ein Fahrzeug zu laden und sie ins Nachbardorf zu fahren. Anschließend erschossen sie ihn ebenfalls kaltblütig.

Eine Fotografie von mir in meinem Büro war mit Gewehrkugeln durchsiebt, ebenso wie mein Arztkittel, den ich, in der Annahme, am nächsten Tag wieder zurückzukehren, am Kleiderhaken aufgehängt hatte. Patientenakten lagen in Fetzen über das ganze Gelände zerstreut.

Nachdem die Rebellen alles gestohlen hatten, was nicht niet- und nagelfest war, funktionierten sie das Gebäude zu einem Militärlager um, in dem Rebellen, die bald unter dem Namen Alliance of Democratic Forces for the Liberation of Congo (Allianz Demokratischer Kräfte zur Befreiung des Kongo oder AFDL) bekannt werden sollten, und ruandische Truppen untergebracht waren.

Das Massaker war der Auftakt zu einer groß angelegten Invasion des Kongo, des sogenannten Ersten Kongokriegs, durch Rebellen unter der Führung von Laurent-Désiré Kabila; er stützte sich dabei ausschließlich auf Streitkräfte aus Ruanda, Uganda und Burundi.

Einige Wochen nach dem Angriff auf Lemera geriet auch Bukavu unter schweren Beschuss. Ursprünglich hatten wir geplant, an Ort und Stelle zu bleiben, weil wir sonst das Schlimmste für unser Zuhause befürchteten. Die kongolesische Armee hatte lediglich ein wenig vertrauenerweckendes Kontingent von Soldaten eingesetzt, doch wir hatten immerhin erwartet, dass sie einen gewissen Widerstand leisten würden und Mobutu ein Friedensabkommen mit dem Nachbarstaat aushandeln konnte.

Niemand von uns hatte damit gerechnet, dass die Armeestreitkräfte einfach den Rückzug antreten und dem Feind überhaupt nichts entgegensetzen würden. Letztlich waren jedoch nur wenige Soldaten bereit, ihr Leben für den gesundheitlich bereits angeschlagenen Mobutu aufs Spiel zu setzen. Als die Invasion stattfand, war er in medizinischer Behandlung außer Landes.

Ich blieb mit Madeleine und den Kindern zu Hause. Wir riefen Freunde an und versuchten, uns über die Nachrichten im Radio so gut wie möglich über den Konflikt und die politische Lage im Land zu informieren. Wir überlegten ständig, wie es weitergehen sollte: War es besser zu fliehen oder unterzutauchen?

Schließlich wurde mir die Entscheidung abgenommen. Ein junger Mann, der sich als Mitarbeiter der Militärpolizei vorstellte, klopfte an meine Tür und riet mir, die Stadt sofort zu verlassen. Ich hatte ihn noch nie zuvor gesehen, aber er sagte, er habe an einer Besprechung teilgenommen, und mein Name sei gefallen; man verdächtige mich, als Spion und Informant des Feindes zu agieren. Wahrscheinlich hatte ich mich verdächtig gemacht, weil ich die Erlaubnis zur Aufstellung militärischer Wachposten in Lemera verweigert hatte.

Das war natürlich völlig absurd und unbegründet, aber ich wusste, dass solche Dummheiten lebensgefährlich sein können, wenn Panik ausbricht. Ich kaufte sofort Flugtickets nach Kinshasa, wo ich sicherer sein würde. Wir baten einen einflussreichen Freund von Madeleines Vater, einen Militärrichter, mich im Kofferraum seines Wagens zum Flughafen zu fahren.

Am nächsten Morgen holte er mich wie versprochen in aller Frühe ab. Mit einer kleinen Tasche und dem Satellitentelefon, das meiner Kirchenorganisation gehörte, zwängte ich mich in den Kofferraum des Wagens. Das war in diesem Monat bereits die zweite nervenaufreibende Reise, nach der Tortur mit David auf der Straße von Lemera nach Bukavu. Ich hatte fürchterliche Angst, dass jemand den Kofferraumdeckel öffnen und mich entdecken könnte.

Es war Regenzeit, und in der Nacht hatte ein Sturm über Bukavu gewütet. Zusammengekauert im dunklen Kofferraum hörte ich, wie die Räder ins Rutschen gerieten, als wir durch Schlaglöcher und Wasserpfützen steuerten, und vernahm das schmatzende Geräusch des Schlamms, der gegen die Räder und Radkästen spritzte.

Mein Herz pochte vor Aufregung, während ich hin- und hergeschleudert wurde, und sobald wir uns einem Kontrollpunkt näherten und das Tempo drosselten, verkrampfte sich mein Magen.

Am Flughafen herrschte völliges Chaos. Zivil- und Militärfahrzeuge bildeten lange Staus, und Hunderte von Menschen hatten sich mit ihren Koffern auf den Weg zum einzigen Abflugterminal gemacht. Menschenmassen drängten sich auf dem Parkplatz. Im Flughafenterminal standen angespannt aussehende bewaffnete Soldatentruppen.

Ich suchte mir ein Versteck hinter einigen Containern. Von dort aus konnte ich die Landebahn sehen. Als mein Flugzeug nach Kinshasa landete und vor dem Terminal zum Stehen kam, stürmten Passagiere und Soldaten vor, um einen Platz im Flugzeug zu ergattern. In dem entstehenden Gedränge versuchten Menschen, die Flugtickets hatten, sich gegen Soldaten zu wehren, die sich einfach an Bord schoben. Mehrere Zivilisten wurden an Ort und Stelle erschossen. Ich habe selbst gesehen, wie mindestens drei Menschen auf diese Weise getötet wurden. Gruppen von Männern in Uniform kämpften sich die Treppe hinauf in das Flugzeug und hielten dabei die Gewehre über den Köpfen.

Ich versuchte gar nicht erst, an Bord zu kommen. Mir war klar, dass die Armee meuterte und Bukavu schutzlos den Rebellen überlassen würde. Ich nahm mein Telefon und rief Roland an, einen schwedischen Kollegen, der für unsere Kirchenorganisation im Ostkongo arbeitete. Er war vor einer Woche nach Kenia geflogen und befand sich jetzt dort in Sicherheit.

Roland erklärte sich bereit, mir über den christlichen Flugdienst für Missionare und Entwicklungshelfer MAF (Missionary Aviation Fellowship) ein zwölfsitziges Propellerflugzeug zu schicken. Ich rief Madeleine an und sagte ihr, sie solle das Nötigste zusammenpacken. Anschließend bat ich einen anderen hilfsbereiten Militärbeamten, meine Familie in meinem Wagen zum Flughafen zu bringen.

Gemeinsam warteten wir hinter den Containern auf die Ankunft unserer Maschine. Inzwischen war ein Massenexodus im Gange. In regelmäßigen Abständen setzten Kleinflugzeuge auf der Piste auf, die ausländische Regierungen, Hilfsorganisationen und Unternehmen geschickt hatten. Meine größte Angst war, dass unser Flugzeug direkt nach der Landung von verzweifelten

Menschen gestürmt oder von Soldaten gekapert werden könnte. Und den Schießereien nach zu urteilen, deren Zeuge ich geworden war, musste man befürchten, dass jemand von uns im Getümmel zurückblieb oder sogar getötet werden könnte.

Ungeduldig suchten wir den wolkenverhangenen Himmel nach einem Flugzeug ab, und endlich, nach einer gefühlten Ewigkeit, kam unsere Maschine in Sicht. Als sie aufsetzte und über die Piste rollte, rannten wir los, die Kinder an der Hand. Wir hatten ein paar Hundert Meter zurückzulegen.

Dann warfen wir uns buchstäblich in das Flugzeug hinein. Ich vergewisserte mich, dass Madeleine und die Kinder an Bord waren, und sobald alle Sitze besetzt waren, schlugen wir die Flugzeugtür zu und schrien: »Los, los, los!« Die Motoren röhrten auf und wir hoben ab.

Im Flugzeug verspürte ich zwar unendliche Erleichterung, aber auch Angst und tiefe Traurigkeit, weil meine geschundene Heimatstadt innerhalb eines Tages von Rebellen und ruandischen Truppen eingenommen werden würde. Diese Flucht weckte unangenehme Erinnerungen an meine Kindheit. Damals hatten wir dreimal vor Rebellen und Söldnern fliehen müssen.

Als wir Richtung Norden flogen, konnten wir deutlich sehen, welche humanitäre Katastrophe sich anbahnte. Ströme von Menschen flohen zu Fuß oder in viel zu schwer beladenen Fahrzeugen aus Bukavu in Richtung der nächstgrößeren Stadt Kisangani, die rund 650 Kilometer nordwestlich von Bukavu lag.

Eine halbe Million Menschen hatten sich praktisch ohne Vorräte auf den Weg gemacht. Viele von ihnen waren ruandische Hutu-Flüchtlinge aus den Lagern um Bukavu. Sie fürchteten Ausschreitungen durch die einmarschierenden Truppen, zu Recht, wie sich herausstellte.

Die ruandischen Truppen machten keinen Unterschied zwischen Hutu-Flüchtlingen und Hutu-Rebellen im Kongo. Einige der Getöteten waren zweifellos Extremisten, aber unter den Opfern befanden sich auch unschuldige Frauen, Kinder und ältere Menschen, die rücksichtslos mit Pistolen, Macheten, Steinen und Gewehrkolben niedergemetzelt wurden. Tausende kongolesischer Zivilisten, die um ihr Leben liefen, wurden ebenfalls massakriert, mehr als hundert davon in meinem Heimatdorf Kaziba. Andere starben an Krankheiten, oder sie verhungerten beim Marsch durch den dichten Dschungel. Unter den Menschen, die in diesem Chaos ums Überleben kämpften, befanden sich auch unsere Familienangehörigen. Mein Schwiegervater, den ich als tatkräftigen und kerngesunden Mann kannte, war nach diesem 400 Kilometer langen Fußmarsch durch den dichten Dschungel nicht mehr derselbe. Unterwegs waren er und seine Frau gezwungen, schmutziges Wasser aus den Flüssen zu trinken, das sie krank machte, und im Wald nach Früchten zu suchen. Manche Dorfbewohner hatten Mitleid mit den erschöpften und verzweifelten Flüchtlingen und gaben ihnen Reis- oder Maniokreste.

Mein Schwiegervater war ein reicher Mann und hatte die Mittel, sich später einer Behandlung in Kinshasa und im Ausland zu unterziehen. Ganz erholt hat er sich allerdings nie. Er starb einige Jahre später zu Hause, mit 67 Jahren, ohne je wieder zu Kräften gekommen zu sein. Meine Schwiegermutter und mein Schwager, die dieselbe Strecke zurückgelegt hatten, starben unter ähnlichen Umständen.

Wir flogen rund 500 Kilometer nach Norden in die kleine kongolesische Stadt Bunia. Uns war klar, dass wir zu den wenigen Glücklichen gehörten, die entkommen waren. Von Bunia aus flogen wir weiter nach Nairobi, der Hauptstadt Kenias.

Die Rebellen und ihre ausländischen Helfershelfer drangen innerhalb von sieben Monaten weiter von Osten nach Westen vor und massakrierten auf ihrem Vormarsch Zehntausende von Hutu- und kongolesischen Zivilisten. Einige Kongolesen sahen in den Truppen fälschlicherweise die Befreier von Mobutus marodem und korruptem Regime. Im Mai 1997 wurde er schließlich gestürzt und starb vier Monate später.

Der Rebellenführer Kabila, ein kommunistischer Anführer, der bereits im fortgeschrittenen Alter war und einst mit Che Guevara zusammengearbeitet hatte, kam an die Macht und ernannte sich zum Präsidenten. Das eigentliche Machtzentrum befand sich jedoch in Ruanda, einem Land, das nur etwa ein Hundertstel so groß wie der Kongo ist. Kabila wurde von ruandischen und Tutsi-Offizieren beraten. Sie übernahmen Schlüsselfunktionen in Verwaltung und Armee und behielten den Präsidenten genau im Auge.

Ich blieb ein Jahr lang in Nairobi und versuchte, die Aufmerksamkeit der Öffentlichkeit auf die humanitäre Katastrophe und die Flüchtlingskrise zu lenken. Doch ich verzweifelte fast über die Untätigkeit der internationalen Gemeinschaft. Bukavu war inzwischen von ruandischen Soldaten besetzt worden, und die Erleichterung über den Sturz von Mobutu sollte nur von kurzer Dauer sein.

Die Erinnerungen an die Misshandlungen, Demütigungen und Beleidigungen, die viele Kongolesen während dieser Zeit erlebten, sind noch frisch. Manche ruandischen Soldaten setzten Peitschen zur öffentlichen Disziplinierung ein und riefen damit die schlimmsten Erinnerungen an die Kolonialzeit wach: Damals war die *chicote*, eine schwere Peitsche aus Nilpferdhaut, das bevorzugte Bestrafungsmittel der belgischen Offiziere gewesen.

Nach einem Jahr in Nairobi kehrte ich 1998 zum ersten Mal nach Bukavu zurück; ich hatte den Auftrag, mich über die Lage und die Lebensbedingungen in der Stadt zu informieren. Als ich anschließend die ruandische Grenze überqueren wollte, um nach Kenia zurückzufliegen, hielten mich die Grenzbeamten an.

»Wir haben Befehl, Sie nicht ausreisen zu lassen«, sagte er mit einem Blick auf meinen Pass.

Ich versuchte im Gespräch herauszufinden, warum ich nicht weiterreisen durfte, aber das erwies sich als zwecklos. Ich kehrte wieder in das ehemalige Haus unserer Familie zurück und rief Madeleine an. Ich sagte ihr, dass ich an diesem Abend nicht zurückkehren würde.

Von da an wurde ich ständig überwacht, und Polizisten folgten mir auf Schritt und Tritt. Einmal warnte mich ein in Bukavu lebender Menschenrechtsaktivist, Pascal Kabungulu, dass ich auf der Liste potenzieller Dissidenten stünde. Er mahnte mich zur Vorsicht. Ich nahm den Rat sehr ernst. Pascal wurde später in seinem Haus von Uniformierten erschossen.

Nach einigen Monaten durfte meine Familie aus Nairobi nachkommen. Das war der Augenblick, in dem ich anfing, über den Aufbau eines neuen Krankenhauses nachzudenken.

Ich fühlte mich wie ein Gefangener. Was in Lemera geschehen war, ging mir noch sehr nach, insbesondere der Tod der drei Krankenpfleger, aber auch das Schicksal meiner Patientinnen und die Zerstörung des Krankenhauses, der einzigen derartigen Einrichtung in der gesamten Region.

In Kenia hatte ich zunächst geglaubt, ich hätte eine neue Berufung gefunden, indem ich in der Region humanitäre Hilfe leistete, auch in dem von Krieg heimgesuchten Südsudan. Das war mir nun plötzlich verwehrt. Die einzige Möglichkeit, die ich für mich sah, bestand darin, etwas Neues aufzubauen.

Panzi, ein Vorort von Bukavu, erschien uns als geeigneter Standort. Dort war der Mangel an ärztlicher Betreuung offensichtlich, und der Stadtteil verzeichnete einen besonders raschen Bevölkerungsanstieg. Panzi liegt im Süden, etwa acht Kilometer vom Stadtzentrum entfernt, an einer mit tiefen Löchern übersäten Schlammpiste, die sich nur mit einem SUV befahren lässt. In der Trockenzeit wirbelte jedes Fahrzeug riesige Staubwolken auf; wenn es geregnet hatte, schlingerten und rutschten sie durch die Pfützen, die manchmal dreißig Zentimeter tief waren.

Damals trafen immer mehr Flüchtlinge aus ländlichen Regionen in Bukavu ein. Aus Angst vor Kämpfen und den gefährlichen Lebensbedingungen wollten sie sich eine neue Heimat in der Stadt suchen.

Ursprünglich hatten wir eine mobile Klinik in Panzi einrichten wollen; als Gelände stand uns eine alte Plantage aus der belgischen Kolonialzeit zur Verfügung. Das Gebäude war eine Zeit lang als Militärgarnison benutzt worden, stand aber leer, als meine Kirchenorganisation es erwarb. Bei meinem ersten Besuch gab es noch Anbauflächen, Maniok- und Maisfelder und sogar hier und da einige Waldstücke.

Inzwischen ist jeder Zentimeter des verfügbaren Bodens in Panzi bebaut. Und auch Bukavu hat sich im Laufe meines Lebens stark verändert. Die früher herrschende Ordnung, die üppige Tierwelt und Natur meiner Kindheit sind nur noch ferne Erinnerungen. Bäume wurden gefällt und als Brennholz zum Kochen verwendet. Blumenbeete und glatt asphaltierte Straßen gibt es schon längst nicht mehr.

Die größten Veränderungen haben in den vergangenen 25 Jahren stattgefunden. Es fing mit dem Völkermord in Ruanda an und der großen Zahl von Flüchtlingen, die 1994 in unsere Stadt strömten. Jahrzehnte des Krieges haben seither dazu geführt, dass Jahr für Jahr Tausende von Menschen Sicherheit in den Slums suchen. Die Bevölkerung von Bukavu ist in den vergangenen zwanzig Jahren um mehr als das Dreifache gewachsen, was zu einer dichten Neubebauung führte, vom Ufer des Sees bis hinauf auf die Hügel über der Stadt.

Zunächst waren unsere Pläne für das neue Krankenhaus recht bescheiden. Wir wollten klein anfangen und dann allmählich wachsen. Wir benötigten einen Entbindungsbereich und einen Operationssaal für Geburten und andere grundlegende Eingriffe. Wir hatten vorgesehen, auch allgemeinmedizinische Dienste bereitzustellen, aber unser Schwerpunkt sollte auf meinem Fachgebiet, der Gesundheit der Mütter, liegen.

Jede Frau in der Region Panzi, bei der sich damals im Verlauf der Geburt Komplikationen einstellten, musste quer durch die Stadt zum öffentlichen Krankenhaus fahren, dem einzigen für die 500 000 Einwohner von Bukavu. Diese Reise zu Fuß oder im Taxi war gefährlich und endete manchmal tödlich, denn die vielen militärischen Absperrungen und die Soldaten hielten den Verkehr ständig auf.

Ich kann mich noch gut an einen Besuch des Allgemeinkrankenhauses erinnern. Damals begleitete ich die schwangere Frau eines Freundes und war entsetzt über den Anblick, der sich mir bot. Am Eingang der Entbindungsstation standen mehrere untröstliche Frauen, die gerade eine schwangere Verwandte bei der Geburt verloren hatten. Sie saßen auf dem Gehweg, trommelten auf den Boden und stießen Schmerzensschreie aus. Eine zweite

Frau starb bei einem Kaiserschnitt, während ich mich im Krankenhaus aufhielt.

Wir verhandelten mit UNICEF, um Krankenhauszelte für unsere Zwecke zu bekommen, und wir beschafften uns Operationsmaterial aus Österreich. Wir konnten den Gouverneur von Süd-Kivu und den Bürgermeister von Bukavu überzeugen, an der Grundsteinlegung im Juli 1998 teilzunehmen, die den Beginn der Bauarbeiten einleitete. Es war nur eine kleine Veranstaltung – ein Kinderchor sang, und es wurden ein paar Reden gehalten –, und das Gefühl der Zeitnot und der Dringlichkeit war vorherrschend. Es war uns wichtig, unsere prominenten Gäste dabeizuhaben, damit sie die Genehmigungen unterzeichneten, die den Baubeginn ermöglichten, bevor ein neuer Krieg ausbrach. Das Land steuerte bereits auf die nächste Krise zu.

Ein Jahr nach dem Machtwechsel und der Absetzung Mobutus sah sich Präsident Kabila unter wachsendem Druck, die Souveränität des Kongo wiederherzustellen. Die Bevölkerung litt unter der Besetzung durch die Soldaten aus Ruanda, Uganda und Burundi. Außerdem wurden die Proteste über die hohe Anzahl und den Einfluss der Ruander innerhalb der Regierung und der Streitkräfte immer lauter.

Ende Juli, nur wenige Wochen nach unserem kleinen Festakt zum Baubeginn des Krankenhauses, reagierte Kabila schließlich. In einer öffentlichen Ansprache dankte er unseren Nachbarn für ihre Dienste und forderte sie auf, ihre Truppen aus dem Kongo abzuziehen.

Einige Truppen verließen daraufhin den Kongo, doch Kabilas frühere Verbündete betrachteten diesen Schritt als einen nicht hinnehmbaren Verrat. Zwei Wochen später starteten sie eine erneute Invasion des Kongo. Sie wurde von demselben Mann geleitet wie die erste, dem ruandischen General James Kabarebe, die Organisation der kongolesischen Rebellen war dieses Mal jedoch eine andere und nannte sich Rally for Congolese Democracy (RCD, ungefähr: Kongolesische Vereinigung für Demokratie). Die Kämpfe brachen im August 1998 aus und wurden als Zweiter Kongokrieg bekannt.

Als offizielle Gründe wurden dieselben angegeben wie im Ersten Kongokrieg: Ruanda wollte die Hutu-Extremisten ausschalten, die sich im Kongo versteckt hielten. Doch das eigentliche Ziel, bereits an der Aufstellung und Strategie der Invasionstruppen erkennbar, bestand darin, zum zweiten Mal innerhalb von zwei Jahren einen gewaltsamen Regimewechsel herbeizuführen und Präsident Kabila zu stürzen.

Im Unterschied zum Ersten Kongokrieg, als Afrika und der Westen die Aggressionen nicht zur Kenntnis nahmen, weil sie hofften, Mobutu auf diese Weise loszuwerden, waren an diesem Konflikt ausländische Mächte beteiligt, die Kabila unterstützten. Er konnte sich die militärische Hilfe von Angola, Zimbabwe und, in geringerem Umfang, auch die von Namibia, dem Tschad und Libyen sichern.

Neun verschiedene Länder kämpften gegeneinander, bis eine Pattsituation entstand. Der Konflikt teilte den Kongo grob in drei Teile: Das westliche Drittel wurde von Streitkräften beherrscht, die mit Kabila sympathisierten. Der Norden wurde von Rebellen beherrscht, die Uganda unterstützte, und der Osten des Landes, eingeschlossen Bukavu, war von Ruanda und seinen Verbündeten besetzt.

Vor diesem ebenso undurchschaubaren wie beunruhigenden Hintergrund des Kriegsbeginns fingen wir mit unserer Arbeit im Panzi-Krankenhaus an. Bukavu hatte sich mit den ruandischen

Streitkräften zusammengeschlossen, und die Provinz wurde von der RCD verwaltet, einer bunt gemischten Truppe von Intellektuellen und ehemaligen Beamten, die von Ruanda unterstützt wurde.

Schon bald tauchten die ersten Schwierigkeiten auf. Unser Zeltkrankenhaus und das Operationsmaterial wurden in der Anfangsphase des Krieges aus dem UNICEF-Warenlager gestohlen. Unser Plan B bestand darin, zwei kleine, halb verfallene Gebäude auf dem Gelände in Panzi zu renovieren, die noch aus der Zeit stammten, als das Land eine Plantage gewesen war. Sie waren in schlechtem Zustand: Zwischen dem Mauerwerk spross Gras, Teile des Daches waren eingestürzt, und alle Türen, Fensterrahmen und Böden waren herausgerissen und gestohlen worden.

Aber es war besser als nichts. Irgendwo mussten wir anfangen. Wir machten uns daran, Baumaterial zu beschaffen und zu renovieren. Wir begaben uns ein zweites Mal auf die Suche nach medizinischen Hilfsmitteln und Ausstattung, die damals nur schwer zu bekommen waren.

Im September 1999, drei Jahre nachdem wir Lemera zu Beginn des Ersten Kongokrieges verlassen hatten und ein Jahr nach Ausbruch des Zweiten Kongokrieges, war ich vor Ort, als die erste Patientin zu uns kam, und hörte die vertrauten und schicksalhaften Sätze: »Doktor, Sie müssen sofort kommen. Hier ist ein Notfall.«

Wie ich später erfuhr, war unsere erste Patientin Opfer einer Bandenvergewaltigung durch ruandische Soldaten geworden.

Sie blieb mehrere Monate bei uns, um sich von ihren Verletzungen zu erholen. Sie selbst hat mir nie die ganze Geschichte erzählt; was damals geschah, weiß ich von ihren Verwandten.

Sie war zu Hause von fünf Soldaten angegriffen worden. Als sie sich weigerte, die Soldaten ins Haus zu lassen, verschafften die sich gewaltsam Zutritt und richteten ihre Waffen auf sie. Sie befahlen ihr, nicht zu schreien, andernfalls würden sie schießen. Sie drückten sie zu Boden und vergewaltigten sie. Ihr letzter Vergewaltiger, der den brutal verletzten Körper der halb bewusstlosen Frau sah, nahm sein Gewehr und schoss ihr in den Unterleib.

Die Patientin von damals lebt heute in Bukavu. Wir konnten ihr Bein retten, und die Kugel verfehlte ihre Fortpflanzungsorgane, aber sie wird ihr Leben lang humpeln. Es war ein abscheuliches Verbrechen und bei Weitem kein Einzelfall.

In den ersten drei Monaten nach Eröffnung des Panzi-Krankenhauses, zwischen September und Dezember 1999, zeigen unsere Aufzeichnungen, dass wir 45 Patientinnen aufnahmen, die durch Vergewaltigungen verletzt worden waren. Uns blieb keine Zeit, über die Eröffnung des Krankenhauses oder gar einen offiziellen Festakt nachzudenken.

In Lemera hatte ich bereits entsetzliche Verletzungen behandelt, die während der Hutu-Tutsi-Konflikte an der Grenze zu Burundi und Ruanda entstanden waren. Ich wusste, dass Menschen einander grenzenloses Leid zufügen können. Aber diese erste Patientin ließ mir keine Ruhe und erschütterte mich zutiefst. Die Schwere der Verletzungen bei Vergewaltigungen und die Häufigkeit waren beispiellos.

Natürlich hatte es schon zuvor Vergewaltigungen gegeben. Sexuelle Gewalt ist eine Realität im Kongo, wie überhaupt in allen Gesellschaften, in denen ausschließlich Männer die soziale und politische Macht besitzen und Frauen als Objekte und minderwertige Menschen behandelt werden. Dennoch waren kongolesische Männer nicht gefährlicher als ihre Geschlechtsgenossen in anderen afrikanischen Staaten oder im Westen. Dieser Punkt ist mir sehr wichtig, denn seit Jahren wird der Kongo in Medienberichten stereotyp als »Welthauptstadt der Vergewaltigung« bezeichnet, ein Begriff, den ein Mitarbeiter der UNO geprägt hat. Diese unglückliche Bezeichnung blieb haften, hundert Jahre nachdem mein Land als das »Herz der Finsternis« bekannt wurde, nach dem gleichnamigen Roman von Joseph Conrad.

Wenn ich auf Reisen über meine Arbeit spreche, werde ich immer wieder gefragt, ob kongolesische Männer von Natur aus gewalttätig und frauenfeindlich seien, was die Gräueltaten der vergangenen beiden Jahrzehnte erklären könnte. Manchmal spüre ich Anklänge an rassistische Vorurteile, dass Schwarze oder afrikanische Männer sexuell unersättlicher, ungezügelter und grundsätzlich gewaltbereiter seien als andere. Nichts davon entspricht der Wahrheit.

Berichte über Vergewaltigungen sind so alt wie die Menschheit, und in den vielen Konflikten des vergangenen Jahrhunderts kam es auf allen Kontinenten und innerhalb aller Kulturen zu furchtbaren sexuellen Gewalttaten. Ungefähr zu dem Zeitpunkt, als der Kongo im Chaos versank, begingen im ehemaligen Jugoslawien in Europa Männer und Soldaten systematisch Vergewaltigungen. Im Zweiten Weltkrieg gab es in den europäischen und asiatischen Konfliktgebieten Massenvergewaltigungen, oder auch in Vietnam durch amerikanische Soldaten.

Was im Kongo geschah, ist insofern einzigartig, als der Kontext ein besonderer ist: Das Land blickt, neben jahrzehntelangen Kriegen und Konflikten, auf eine traurige Geschichte der unbarmherzigen Ausbeutung, Misswirtschaft und allmählichen Erosion der sozialen Strukturen und Einrichtungen zurück. Aber diese Geschichte ist zugleich universell, denn die der sexuellen

Gewalt zugrunde liegenden Erklärungen sind überall relevant, in Kriegs- wie in Friedenszeiten.

In den ersten Jahren in Panzi war ich jedes Mal, wenn wir eine verletzte Patientin aufnahmen, tief erschüttert. Nach der Operation, wenn die Patientin sich erholt hatte, setzte ich mich zu ihr und bat sie, mir zu erklären, was geschehen war. Ich betrachtete es als Teil meiner ärztlichen Pflicht, das Leiden meiner Patientinnen zu verstehen und ihnen durch einfühlsame Gespräche zu helfen. Manchmal verstand ich dann auch die Verletzungen besser, die ich behandelte.

Einige der Frauen erzählten mir erfundene Geschichten – sie seien ausgerutscht und hätten sich dabei selbst verletzt. Andere gaben mir deutlich zu verstehen, dass sie nicht darüber sprechen wollten, oder lehnten es ab, mir den gesamten Hergang zu erzählen. Aber viele nahmen das Angebot an und berichteten mir, was sie durchgemacht hatten; die Geschichten waren zwar unterschiedlich, wiesen aber viele Gemeinsamkeiten auf.

Die meisten der Frauen, die wir anfangs behandelten, stammten aus Bukavu und den umliegenden Dörfern. Sie alle waren von bewaffneten Männern vergewaltigt worden – Soldaten oder Rebellen. Manchmal waren sie zu Hause gewesen, manchmal bei der Feldarbeit, oder man hatte sie auf dem Weg zum Fluss überfallen, wo sie waschen, Wasser oder Holzkohle holen wollten.

Viele der Verletzungen waren durch extreme körperliche Gewalt entstanden. Manchen Frauen hatte man direkt in die Scheide geschossen. Der Vergewaltiger führte das Gewehr in den Unterleib des Opfers ein und drückte ab. Anderen hatte man gewaltsam Stöcke, scharfe Gegenstände oder brennendes Plastik eingeführt. Eine Frau war gezwungen worden, sich über ein Grillfeuer zu hocken, wodurch sie schreckliche Verbrennungen erlitt.

Die Frauen wurden häufig vor den Augen ihrer Männer vergewaltigt, manchmal auch vor ihren Kindern. Kinder wurden mitunter gezwungen mitzumachen – unter Androhung des Todes.

Ich hörte ihnen zu und versuchte, Trost zu spenden. Einige Patientinnen starrten ausdruckslos vor sich hin, während sie die kaum vorstellbaren Gewalttaten schilderten, und machten den Eindruck, als würden sie eine ferne Szene beschreiben.

Andere wandten sich ab und bedeckten die Augen mit den Händen, als kämpften sie körperlich mit Qualen, die sie nicht aus ihren Gedanken verbannen konnten. Wieder andere schluchzten so heftig, dass es sie am ganzen Körper schüttelte, oder weinten stumm vor sich hin, und auf ihren Wangen zeichneten sich nasse, dunkle Linien ab.

Viele stießen den gleichen verzweifelten Satz hervor: »Die haben mich umgebracht.«

Mir fiel auf, wie viele der Frauen das Gefühl hatten, von ihrem Körper losgelöst zu sein, als hätten die Angreifer die lebenswichtige Verbindung zwischen ihrem Selbstgefühl und ihrem Körper gekappt. Mit der Zeit begriffen wir, dass es sich bei diesem Zustand um eine »Dissoziation« handelt – eine häufige Reaktion auf ein Trauma. Einige Patientinnen beschrieben auch, sie hätten das Gefühl, ihr Geist habe ihren Körper verlassen.

Sexueller Missbrauch verursacht tiefe seelische Wunden und bedarf einer anderen Behandlung als körperliche Gewalt im Allgemeinen. Sexuelle Gewalt ist ein Angriff auf unsere intimsten Körperbereiche. Die Tatsache, dass wir keine Kontrolle über unsere Genitalien haben, führt zu schweren psychischen Störungen und einem Gefühl der Demütigung, das jeder Peiniger versteht.

Außerdem kommt es im Anschluss oft zu einem tiefgreifenden Vertrauensverlust unseren Mitmenschen gegenüber, als sei die grundlegendste Regel unseres Miteinanders – einander kein mutwilliges Leid zuzufügen – verletzt worden. Während sie in ihren Betten lagen, fragten sich meine Patientinnen immer wieder, warum ihre Angreifer so grausam gehandelt hatten, ungerührt von ihren Schmerzen und Schreien.

Nach meiner Rückkehr aus Frankreich hatte ich in Lemera häufig Geburtsfisteln behandelt – Öffnungen, die sich beim Geburtsstillstand zwischen Vagina und Blase oder Vagina und Rektum bilden können. In Panzi behandelte ich regelmäßig Fisteln, die von Männern verursacht worden waren, und führte kosmetische Operationen durch, um das Selbstwertgefühl meiner Patientinnen wiederherzustellen.

Aufgrund meiner Erfahrung wurden wir zum regionalen Zentrum dieser Behandlung. Komplizierte Fälle aus der ganzen Region wurden zu uns gebracht. In unserem ersten richtigen Betriebsjahr, dem Jahr 2000, operierte ich 135 Frauen. Anschließend stiegen die Zahlen exponentiell an. In den Jahren 2004 und 2005 behandelten wir pro Jahr 3000 Frauen. Und das war nur die Spitze des Eisbergs.

Die Zahl der Vergewaltigungen im Kongo lässt sich nur schwer schätzen, da es keine belastbaren Daten gibt und viele Frauen keine Anzeige erstatten wollen. Eine viel zitierte amerikanische Studie aus dem Jahr 2011, die sich auf Umfragedaten aus dem Kongo stützt, schätzte, dass im Kongo jedes Jahr mehr als 400 000 Frauen vergewaltigt werden.[1] Es wurden Zweifel an der Methodik der Studie geäußert, mir kommen die Zahlen allerdings ziemlich realistisch vor. Bei Ausschreitungen werden mitunter alle Frauen und Mädchen eines Dorfes an einem Abend vergewaltigt, was innerhalb weniger Stunden einen Anstieg der Opfer um 200 bedeuten kann.

Die einzigen verlässlichen Daten sind die Krankenhauseinweisungen. In Panzi wurden seit der Eröffnung rund 60 000 Überlebende sexueller Gewalt behandelt. Neben unserem Krankenhaus ist nur noch HEAL Africa in Goma für die Behandlung von Vergewaltigungsverletzungen ausgestattet. Dort wurden rund 30 000 Frauen behandelt.

Diese Zahlen belegen jedoch nur die schwersten Fälle: Frauen, die operiert werden müssen oder eine besonders komplexe medizinische Versorgung benötigen. Die Dunkelziffer ist hoch. Wie viele Frauen, die im Stillen leiden und nie behandelt werden, mögen jenen gegenüberstehen, die es bis ins Krankenhaus schaffen? Das werden wir wahrscheinlich nie erfahren.

Als junger Arzt hatte ich abends, wenn ich im Bett lag, häufig das Gefühl, dass meine Kehle sich zuschnürte, ein schweres Gewicht auf mich sank und die Luft im Raum beklemmend stickig wurde. Wieder und wieder dachte ich an die herzzerreißenden Fragen, die meine Patientinnen mir stellten: Werde ich vollständig gesund werden? Kann ich noch Kinder bekommen? Kann ich je wieder Sex haben? In vielen Fällen lautete die Antwort darauf: Nein.

In meinem Leben gab es mehrere Phasen, in denen ich Schwierigkeiten hatte zu schlafen. Als wir unsere Arbeit in Panzi aufnahmen, gab es Nächte, in denen ich kaum ein Auge zutat. Ich wälzte mich im Bett hin und her. Ich starrte in den stillen dunklen Raum, dessen Schwärze mich schier erdrückte. Die körperlichen Nöte, die Ängste und die Schreie meiner Patientinnen gingen mir nicht aus dem Kopf.

Durch meine Unruhe weckte ich manchmal Madeleine, die

mich zu trösten versuchte. Sie arbeitete damals auch im Krankenhaus als Assistenzärztin in der Radiologie und wusste, welche Fälle wir behandelten. Hin und wieder sprachen wir abends über die Arbeit, aber im Allgemeinen versuchten wir, Arbeit und Privatleben voneinander zu trennen. Allerdings war das oft unmöglich, da wir unter so großem Stress standen.

Das wirkte sich natürlich auch auf unser Familienleben aus. Ich stand tausend Ängste wegen unserer Sicherheit aus, insbesondere was Madeleine und die Kinder betraf. Ich entwickelte mich zu einem überfürsorglichen Vater und tendierte dazu, meine Kinder zu sehr einzuengen. Wenn ich arbeitete, griff ich mehrmals am Tag zum Telefon, um mich zu vergewissern, ob zu Hause alles in Ordnung war.

Und auch im Krankenhaus wurde ich bei den Operationen immer perfektionistischer und versuchte, alles in meiner Macht Stehende zu tun, um die Verletzungen meiner Patientinnen möglichst umfassend zu versorgen. Jeder gute Chirurg sollte danach streben, sich ständig zu verbessern. Aber das zwanghafte Streben nach Perfektion ist kontraproduktiv.

Ich fragte mich während der Arbeit unaufhörlich, wie das Leben meiner Patientin danach aussehen mochte. Eine Operation, für die zwei Stunden angesetzt waren, nahm auf diese Weise vier Stunden in Anspruch. Für das Operationsteam war das sehr anstrengend, und meinetwegen geriet der Zeitplan des Krankenhauses nicht selten durcheinander.

Ich fragte mich außerdem allmählich, wie sehr ich den Frauen selbst half. Wenn sie mir ihre Geschichte erzählten, kamen mir oft die Tränen. Männer, die nicht weinen können, sind meist besonders gefährlich, hatte ich festgestellt. Trotzdem war ich mir nicht sicher, ob ich mich richtig verhielt.

Die Patientinnen wollten, dass ich sie beruhigte. Wenn ich, ihr Arzt, weinte, bedeutete das dann, dass ihre Verletzung besonders gefährlich und ihre Chance auf Genesung nur gering war? Hatten die anderen weniger schlimme Dinge erlebt? Vielleicht bezweifelten sie sogar, ob ich meiner Arbeit gewachsen war, wenn ich so aus der Fassung geriet.

Es lag auf der Hand, dass wir die Opfer bei der Bewältigung ihres Traumas besser unterstützen mussten. Und ich musste besser auf mich selbst aufpassen. Ich konnte nicht gleichzeitig leitender Arzt, Chirurg und Psychologe des Krankenhauses sein. Ein Facharzt musste sich um die psychologische Betreuung der Patientinnen kümmern.

Etwa ab 2001 führten wir daher ein neues System ein. In unserer Region gab es keine Psychologen, aber wir fanden einen Betriebspsychologen, der bereit war, aus der Wirtschaft in den klinischen Bereich zu wechseln. Wir bildeten einige der erfahrenen Frauen des Pflegepersonals aus. Was ihnen an formaler Ausbildung fehlte, machten sie durch Mitgefühl, Berufserfahrung und die Bereitschaft, zuzuhören, wett.

Jede neue Patientin wurde zu einem Treffen mit dem psychologischen Team eingeladen und auf Symptome eines Traumas untersucht. Im Laufe der Zeit wurden unsere Techniken immer ausgefeilter, und inzwischen unterstützen uns auch Fachleute aus den Vereinigten Staaten, Kanada und Europa.

Um jede Patientin, die mit Vergewaltigungsverletzungen zu uns kommt, kümmert sich außerdem ein Mitglied unseres Teams von *mamans chéries*, der »liebevollen Mütter«. In anderen Krankenhäusern gibt es dafür keine Entsprechung: Sie sind teils Krankenschwestern, teils Sozialarbeiterinnen, teils Psychologinnen.

Sie sind wunderbare Frauen, voller Wärme und Energie, die

als Vertraute und Ratgeberinnen fungieren. Sie verteilen nicht nur Medikamente, sondern auch Umarmungen und Musik. Sie sind Mütter im wahrsten Sinne: Sie helfen unseren Patientinnen, sich aus ihrer Erstarrung zu lösen, und unterstützen sie sowohl physisch als auch psychisch bei einer Art Wiedergeburt.

Jede Patientin wird beurteilt und ihr Verhalten danach eingestuft, ob sie Symptome eines ausgeprägten oder schwachen Traumas zeigt oder womöglich nicht traumatisiert ist. Patientinnen mit ausgeprägtem Trauma werden sofort an eine*n unserer Psycholog*innen verwiesen, der*die sich um sie kümmert.

Dies ist ein Versuch, die Reaktionen der Patientinnen zu klassifizieren und dadurch unsere Ressourcen zu bündeln, denn jedes Missbrauchsopfer reagiert unterschiedlich. Die Tat wird von jeder Frau anders erlebt, jeweils abhängig von den Umständen, dem Grad der Gewalttätigkeit und der Identität des Täters oder der Täter. Die Bandbreite der Reaktionen ist groß. Es gibt in diesem Zusammenhang keine »Normalität«, und auch wenn kein Trauma besteht, mindert das nicht die Schwere des Verbrechens.

Unser Ansatz war immer »auf die Überlebenden ausgerichtet«, auch wenn wir sie anfangs nicht so bezeichneten. Es bedeutet, dass wir jeden Fall gesondert behandeln und uns bewusst sind, dass es keine Einheitslösung im Umgang mit den Folgen sexueller Gewalt gibt. Maßgeblich für die psychologische Betreuung der Patientinnen sind daher deren jeweilige Bedürfnisse.

Manche Frauen entwickeln in der Folge eine intuitive Abneigung gegen Männer, insbesondere gegen diejenigen, die sie an ihre Angreifer erinnern. Der Anblick eines Soldaten in Uniform oder eines Maschinengewehres kann ein Flashback oder eine körperliche Reaktion auslösen. Eine Vergewaltigung führt häufig zu Hyposexualität – das fehlende Interesse an oder die Ablehnung von Sexualität – oder zum Gegenteil, der Hypersexualität. Da sich die Opfer von ihrem Körper distanziert fühlen und ihn möglicherweise nicht mehr wertschätzen, gehen sie manchmal problematische sexuelle Beziehungen ein.

Die meisten Frauen, aber durchaus nicht alle, empfinden Scham- und Schuldgefühle und Selbstverachtung. Die Auswirkungen dieser traumatischen Erfahrung sind vielfältig und unterschiedlich. Einige Frauen zeigen beispielsweise in der unmittelbar darauffolgenden Zeit keine Anzeichen von Trauma.

Die Bedürfnisse meiner Patientinnen zu verstehen und unsere Behandlungsmethoden entsprechend zu verbessern, war für mich ein langer Prozess. Mit jedem Schritt habe ich neue Erkenntnisse darüber gewonnen, wie sexuelle Übergriffe erfahren werden und wie sich der Heilungsprozess am besten fördern lässt.

Die Eröffnung des Panzi-Krankenhauses veränderte mein berufliches Leben erneut. Als junger Arzt hatte ich ursprünglich Kinderarzt werden wollen, doch als mir in Lemera bewusst wurde, wie unzureichend die Versorgung von Frauen während der Schwangerschaft und Geburt ist, spezialisierte ich mich auf die Gesundheit von Müttern. Aufgrund von Ereignissen, auf die ich keinen Einfluss hatte, schlug ich nun wiederum einen neuen Weg ein und spezialisierte mich auf die Behandlung von Verletzungen, die durch Vergewaltigung entstehen.

Es gab immer wieder Augenblicke des Zweifels, besonders am Anfang meiner Tätigkeit, in denen ich mich fragte, ob ich der Aufgabe gewachsen sei. Ich spürte, wie die Arbeit mich psychisch niederdrückte und deprimierte. Mitunter war mein Glaube an meine Mitmenschen tief erschüttert. Irgendwann wird der Anblick so vieler malträtierter Körper, zerrissener Leben und Gemeinschaften nahezu unerträglich.

Dass es mir dennoch gelang weiterzumachen, habe ich meinen Patientinnen zu verdanken. Meine Entscheidung, Geburtshelfer und Gynäkologe zu werden, ist auf die Bewunderung zurückzuführen, die ich für sie empfand: ihre Kraft, die Zähigkeit, mit der sie sich bis ins Krankenhaus schleppten, und ihre Stärke bei der Geburt. Ich wollte nicht nur etwas gegen die Ungerechtigkeit in ihrem Leben und gegen eine Gesellschaft unternehmen, die Frauen weder wertschätzt noch ihre Leistungen anerkennt; die Widerstandskraft meiner Patientinnen beeindruckte mich zutiefst und inspirierte mich.

Dieser Prozess wiederholte sich, wenn auch unter anderen Vorzeichen, in Panzi. Wieder empfand ich höchste Bewunderung und höchsten Respekt vor meinen Patientinnen.

Bei den Männern war das anders. Wir haben im Laufe der Jahre viele männliche Vergewaltigungsopfer aufgenommen, sie gehören jedoch global gesehen zu einer Minderheit. Sie wurden häufig vor der Familie oder in der Öffentlichkeit missbraucht.

Männer sind die schwierigeren Patienten, und es ist nicht einfach, ihnen zu helfen. Die Demütigung scheint ihre Männlichkeit, ihr Selbstwertgefühl, ihre Kontrollkraft und ihre Fähigkeit, sich selbst und andere zu schützen, regelrecht zu pulverisieren. Meiner Erfahrung nach haben männliche Patienten weitaus mehr Schwierigkeiten, sich von den unmittelbaren Folgen einer sexuellen Gewalttat zu erholen und ein neues Leben zu beginnen. Es kommt zu Suchterkrankungen, und leider auch recht häufig zu Selbstmorden.

Ich erinnere mich an den Fall eines Patienten aus dem Jahr 2008, der zur Behandlung ins Krankenhaus eingeliefert wurde; seine Peiniger hatten ihn kastriert. Zunächst war ich erstaunt, wie viel Aufmerksamkeit die Medien diesem Fall widmeten.

Sein Foto wurde in den kongolesischen Zeitungen veröffentlicht, und sogar die ausländische Presse berichtete über ihn. Ich hatte schon Hunderte von Frauen mit verstümmelten Geschlechtsorganen behandelt, ohne dass sie auch nur einen Bruchteil dieses öffentlichen Interesses auf sich gezogen hätten.

Die Behandlung des Mannes erwies sich als nahezu unmöglich. Er litt unter derart gravierenden mentalen Problemen, dass es mir nicht gelang, zu ihm durchzudringen und ihm zu erklären, wie er sein Leben mit dieser Einschränkung gestalten konnte. Die Frauen, die ich behandelt hatte, sogar diejenigen, deren Vagina von ihren Angreifern zerstört worden war und denen ein Leben ohne eigene Kinder und ohne Sexualität bevorstand, gelang es in den meisten Fällen, trotz allem einen Grund zum Weiterleben zu finden. Sie kämpften weiter, verliehen ihrem Leben einen neuen Sinn und eine neue Bedeutung.

Aus ihrem Beispiel habe ich die Kraft für meine Arbeit geschöpft. Wenn diese Frauen den Wunsch und den Mut zum Weiterleben aufbrachten, musste auch ich zu meinem Glauben stehen und die nötige Konzentration finden, um ihnen eine Zukunft zu ermöglichen, die sie sich sehnlichst wünschten.

Ich möchte Ihnen von einer Frau erzählen, eine der Patientinnen aus den Anfängen des Panzi-Krankenhauses. Sie gehört zu den vielen, die mich jeden Morgen dazu bewegt haben, weiterzumachen, wenn ich, nach einer weiteren schlaflosen Nacht, müde aufstand. Was ich von ihr über die innere Kraft eines Menschen gelernt habe, ist für jeden von uns eine Lektion. Nennen wir sie Bernadette.

Sie stammte aus der Region Fizi im Süden von Bukavu. Ihr Vater war ein *mwami*, ein örtliches Stammesoberhaupt, und hatte insgesamt vier Frauen. Bernadette war eines seiner fünfzehn Kinder. Als Bernadette acht Jahre alt war, fiel ihre Mutter jedoch in Ungnade und wurde verstoßen. »Hunger hatte ich als Kind nie. Was mir fehlte, war Zuneigung«, sagte sie mir in einem unserer vielen Gespräche.

Bei ihrem Vater gingen die Besucher ununterbrochen ein und aus. Die Leute wandten sich bei allen Streitigkeiten im Dorf an ihn: Nachbarn, die sich wegen ihres Landbesitzes in die Haare gerieten, Familienfehden aufgrund von Ehen, kriminelle Vorfälle oder Erbfragen. Dann berief ihr Vater ein Treffen ein und versuchte zu vermitteln. Er wies Neuankömmlingen Land zu und erteilte die Erlaubnis für Bauvorhaben wie etwa Kirchen, genau wie der *mwami* in meinem Dorf.

Als Bernadette sechzehn Jahre alt war, wurde sie von ihrem Französischlehrer geschwängert, der fünf Jahre älter war als sie selbst. Obwohl sie ihn nicht liebte, fühlte sie sich verpflichtet, ihn zu heiraten. Er bezahlte den Brautpreis, die Ehe wurde arrangiert, und damit fing ein neuer Abschnitt ihres Lebens an, der ebenso gefühlskalt sein sollte wie der vorhergehende. Sie wurde dreimal schwanger und erlitt drei Totgeburten.

Als im Jahr 1998 der Zweite Kongokrieg ausbrach, verließ Bernadette aufgrund von Spannungen das Haus ihrer Schwiegereltern und kehrte zu ihrer eigenen Familie zurück. Ihr Vater weigerte sich jedoch, das Dorf zu verlassen und sich vor dem Kriegsgeschehen in Sicherheit zu bringen. »Wenn ich sterben muss, dann will ich lieber hier sterben«, erklärte er ihr.

Im Dorf befand sich ein Lager der ruandischen Soldaten, und es kam immer wieder zu Angriffen. »Wir lebten in ständiger Angst«, erinnerte sich Bernadette.

Eines Tages, sie war inzwischen Anfang zwanzig, ging sie etwas außerhalb des Dorfes auf einem Waldweg entlang. Eine ältere Frau, die für die Familie arbeitete, begleitete sie. Der stille, schattige Weg führte am Fluss entlang. Bernadette fühlte sich angreifbar und hätte es normalerweise vermieden, diesen Weg zu gehen, aber sie wollte nach ihrem älteren Bruder sehen, dessen Frau gestorben war.

»Halt«, hörte sie plötzlich.

Eine Gruppe ruandischer Soldaten kam aus dem Unterholz. Sie waren jung und bewaffnet und trugen Uniform. Bernadette wäre am liebsten weglaufen, doch sie gab sich alle Mühe, ruhig zu bleiben und sich ihre Angst nicht anmerken zu lassen. Sie wusste, dass sie in Gefahr war.

Einer der Soldaten schickte Bernadettes ältere Begleiterin weg und befahl ihr dann, ihn durch den Fluss ans gegenüberliegende Ufer zu tragen. Das war unmöglich: Der Fluss war tief und der Angreifer viel größer und schwerer als sie selbst.

Als die ältere Frau außer Sicht war, machte sich Bernadette auf das Schlimmste gefasst. Der Soldat, der sie angesprochen hatte, anscheinend der Anführer der Gruppe, zog sie zwischen die Bäume. Die anderen zerrten an ihren Kleidern. Bernadette schrie um Hilfe und versuchte sich zu wehren. Ein Mann aus dem Dorf kam vorbei, warf einen kurzen Blick auf die Gruppe und hastete dann weiter.

Bernadette schrie und wehrte sich, so gut sie konnte. Der Anführer zückte ein Messer und setzte es ihr an die Kehle. Ihre Schreie steigerten sich. Schließlich schob ihr einer der Angreifer die Waffe zwischen die Beine und schoss ihr in den Unterleib.

Sie erinnerte sich noch genau an den ohrenbetäubenden Schuss, an das Gefühl des Schocks. Aber sie wehrte sich weiter, während das Blut ihr Kleid von der Taille abwärts durchtränkte. Schließlich rannten ihre Angreifer davon. Bernadettes verängstigte Begleiterin hatte in der Nähe gewartet und sich nicht herausgetraut, doch als sie den Schuss hörte, lief sie zu ihr, um nachzusehen. Bernadette war dort zusammengebrochen, wo der Soldat sie zurückgelassen hatte.

Auf die Schulter der Älteren gestützt, schleppte sich Bernadette ins Dorf zurück. Jeder Schritt war eine Tortur, und die Schmerzen waren so heftig, dass Bernadette Angst hatte, ohnmächtig zu werden und es nicht bis nach Hause zu schaffen. Doch sie erreichte das Dorf, und von dort brachte man sie ins nächstgelegene Krankenhaus. Sie bekam eine Bluttransfusion und wurde anschließend nach Panzi verlegt. Wir operierten sie viermal. Um ihre Fistel behandeln zu lassen, reiste sie nach Addis Abeba und musste vier weitere Eingriffe über sich ergehen lassen. Obwohl sich ihr Körper erholte, veränderte sich ihr ganzes Leben. Ihr Ehemann verließ sie danach endgültig. Während ihrer langen Genesung hatte er sich kein einziges Mal blicken lassen.

Nach allem, was Bernadette durchgemacht hatte, hätte es durchaus problematisch für sie sein können, einen Sinn im Leben zu finden. Ihre Ehe und die Hoffnung auf eigene Kinder waren zerstört. Mitglieder ihrer eigenen Familie sahen sie als Verfluchte und peinliche Last an. Trotz allem zeigte sich Bernadette in Bukavu absolut entschlossen, einen Neuanfang zu versuchen, nicht minder eindrucksvoll als die Tapferkeit, mit der sie sich gegen ihre Angreifer zur Wehr gesetzt hatte.

Nach ihrer Genesung besuchte sie, mittlerweile Mitte zwanzig, drei Jahre lang die Schule und schloss mit einem staatlichen Diplom ab. Anschließend ließ sie sich zur Krankenschwester ausbilden, ein Beruf, für den sie sich schon als Kind interessiert hatte. »Nach allem, was ich durchgemacht hatte, und der Hilfe, die ich erhalten hatte, wollte ich etwas für meine Mitmenschen tun«, sagte sie.

Den Bus zur Schwesternschule konnte sie sich nicht leisten, und so ging sie jeden Tag den anderthalbstündigen Weg dorthin zu Fuß, schlängelte sich durch den dichten Verkehr und musste auf den rutschigen Schlammpisten in Bukavu das Gleichgewicht halten. Diesen mühsamen Marsch legte sie mit der für sie typischen Zielstrebigkeit und Entschlossenheit vier Jahre lang zurück.

In den folgenden Jahren spezialisierte sich Bernadette als Anästhesistin, und mittlerweile arbeitet sie im Krankenhaus von Panzi. Als ich sie fragte, warum sie diesen Beruf gewählt habe, erklärte sie mir sehr entschieden: »Ich weiß, was Schmerzen sind. Ich erinnere mich noch an damals, an meinen Weg zurück vom Wald ins Dorf. Sie können sich die Qualen nicht vorstellen. Und ich erinnere mich daran, wie ich nach den Operationen hier in Panzi aufgewacht bin. Diese entsetzlichen Schmerzen möchte ich anderen ersparen.«

Bernadette verbringt täglich viele Stunden in der chirurgischen Abteilung und befreit die Frauen im wahrsten Sinne des Wortes von ihren Schmerzen. Sie kümmert sich vor und nach den Operationen auch physiotherapeutisch um die Überlebenden und hilft den Frauen, ihre Muskeln zu stärken und ihre Kontinenz wiederzuerlangen. Zwischen den Sitzungen macht sie ihnen Mut, erzählt ihre eigene Geschichte und hilft anderen durch ihr eigenes Beispiel, an eine Zukunft zu glauben.

Frauen wie Bernadette müssen eine außergewöhnliche innere Widerstandskraft besitzen, denn unsere Gesellschaft behandelt sie fast genauso kaltherzig wie die eigentlichen Aggressoren. Wenn meine Patientinnen nach der Operation aufwachen oder auf der Krankenstation wieder zu Kräften kommen, sagen sie zu mir: »Diese Männer haben mich umgebracht.« Damit meinen sie, dass ein Teil von ihnen gestorben ist, aber außerdem auch, dass sie in den Augen der anderen und denen ihrer Familienangehörigen wie tot sind.

So gut wie keine der Frauen in der Krankenstation von Panzi bekommt je Besuch von ihrem Ehemann. Die meisten werden verstoßen und anschließend geschieden. Vergewaltigte Frauen gelten als beschmutzt. Häufig werden sie sogar selbst für den Missbrauch verantwortlich gemacht, weil sie angeblich durch ihr Verhalten einen Angriff provoziert hätten. Ich kenne Frauen, die von ihren eigenen Kirchen wegen Ehebruchs und der »Sünde« der Vergewaltigung verurteilt wurden.

Da man Frauen als einen Besitz betrachtet, der mit der Heirat vom Vater auf den Ehemann übergeht, können sie auch, zugunsten einer neuen Frau, einfach ausrangiert werden. Nach einer Vergewaltigung werden Frauen daher nicht selten aus dem Haus der Familie verstoßen. Noch schlimmer ist es, wenn sie bei dem Missbrauch schwanger wurden.

Insgeheim vermute ich, dass vergewaltigte Frauen von Männern als ständige Erinnerung daran wahrgenommen werden, dass sie ihre grundlegende Schutzpflicht versäumt haben. Sie ziehen es vor, diese Quelle des Leids zu verdrängen, anstatt sie in Frage zu stellen oder als Herausforderung zu sehen, die es als Paar zu bewältigen gilt. Manchmal helfen die Schwestern und Mütter des Ehemanns mit, um eine neue Partnerin für ihn zu finden.

Damit hört die Isolation und Stigmatisierung der Opfer jedoch noch nicht auf. Es kommt durchaus vor, dass die Frauen von den eigenen Eltern verstoßen und aus der Gemeinschaft ausgeschlossen werden. Auch hier ist wieder dasselbe Muster wirksam: Lieber verdrängt man, was als beschämend und peinlich empfunden wird, anstatt sich damit auseinanderzusetzen. Die Frauen sind häufig das Ziel von Spott und Beleidigung und werden von der kollektiven landwirtschaftlichen Arbeit, der gemeinsamen Aussaat und Ernte in den Dörfern, ausgeschlossen.

Leidet das Opfer an einer durch die Vergewaltigung verursachten Fistel, sind die sozialen Folgen wegen der damit verbundenen Hygieneprobleme noch schwerwiegender.

Sind Frauen an den Rand der Gemeinschaft gedrängt worden und leben allein oder zusammen mit ihren Kindern, werden sie von anderen Männern, die sie als promiskuitiv und wehrlos wahrnehmen, ausgenutzt. Im schlimmsten Fall kann das sogar dazu führen, dass man Überlebende als »böse Geister« oder Hexen verurteilt und sie aus dem Dorf vertreibt oder ermordet.

Dieses Muster lässt sich leider überall auf der Welt beobachten, und zwar immer in Gesellschaften, in denen Frauen als Besitz betrachtet werden und ihr Wert an ihrer »Ehre« gemessen wird. Man sieht es in streng patriarchalischen Stammesgruppen in Pakistan oder an den Traditionen in Dörfern des ländlichen Indien. Die sogenannten Ehrenmorde an Frauen sollen die Gemeinschaften von der Schande und Sünde sexueller Übergriffe befreien. So wird eine Ungerechtigkeit auf die nächste getürmt.

Den Opfern selbst die Schuld zuzuweisen, kann viele unterschiedliche Formen annehmen. Im Westen herrschten noch bis vor Kurzem dieselben Traditionen – die Herausstellung der weiblichen »Ehre«, als deren Zeichen Jungfräulichkeit und Keuschheit gelten. Die Mehrheit der Frauen in westlichen Ländern zeigt sexuelle Übergriffe nicht an, hauptsächlich aus Angst, ihr Ansehen könnte darunter leiden. Bei denjenigen, die vor einer

Anzeige nicht zurückscheuen, werden routinemäßig Motive und Verhalten in Frage gestellt. Sie werden verdächtigt, durch ihr Verhalten oder ihre Kleidung zum sexuellen Missbrauch beigetragen oder ihn auf andere Weise gefördert zu haben. Diese Voreingenommenheit zeigt sich auch in der Berichterstattung über diese Fälle und darin, wie sie von der Strafjustiz behandelt werden.

Der Polizeibeamte Michael Sanguinetti aus Toronto geriet in die Schlagzeilen, als er 2011 vor Studierenden einen Vortrag über die Sicherheit von Frauen auf dem Campus hielt und dazu riet, dass »Frauen es vermeiden sollten, sich wie Schlampen zu kleiden, um nicht zu Opfern einer Vergewaltigung zu werden«. Sanguinetti ist wahrscheinlich der Ansicht, dass er mit dem durchschnittlichen kongolesischen Ehemann nur wenig gemeinsam hat, schließlich liegen mehr als 10 000 Kilometer und ein völlig unterschiedlicher Lebensstandard, eine andere Sprache und Kultur zwischen ihnen. Dennoch sind sie übereinstimmend der Ansicht, dass vergewaltigte Frauen selbst für den Missbrauch verantwortlich sind.

Im Anschluss an Sanguinettis Rede entstand die Slutwalk-Bewegung, von zwei kanadischen Studentinnen als Reaktion auf seinen »Ratschlag« initiiert. Die Bewegung löste Demonstrationen auf der ganzen Welt aus, in denen Frauen, teils in aufreizender Kleidung, auf die Straße gingen, um ein Zeichen zu setzen. Ich verfolgte die sich daran anschließende feministische Debatte, ob das Wort »Schlampe« – ein frauenfeindlicher Begriff, natürlich ohne das entsprechende Gegenstück für promiskuitive Männer – nicht von der Bewegung zurückerobert werden sollte, und die darauffolgende Entscheidung vieler Demonstrantinnen, in Dessous und Stöckelschuhen an der Demonstration teilzunehmen.

Ganz unabhängig von den Mitteln war die Botschaft jedenfalls eindeutig: Die Einstellungen müssen sich ändern. Das ist eine wichtige Aufgabe. Alle Gesellschaften müssen die Schuld, die Schuldgefühle und die Verantwortung für sexuelle Gewalt von den Frauen auf die Täter übertragen. Nicht das Opfer, sondern der Angreifer muss zur Rechenschaft gezogen werden.

Einige Länder und Kulturen sind darin weiter als andere, aber kein einziges hat einen Punkt erreicht, an dem Überlebende sexueller Gewalt davon ausgehen können, dass sie mit Sympathie behandelt werden und von allen – von der Leitung der Gemeinden, Polizist*innen, Richter*innen, Journalist*innen und Politiker*innen bis hin zu ihren eigenen Familien – bedingungslos unterstützt werden.

Als wir um das Jahr 2000 mit unserer Arbeit anfingen, war die Stigmatisierung von Überlebenden im Kongo noch so ausgeprägt, dass ich den Eindruck hatte, wir müssten unsere Ziele für das Krankenhaus viel weiter stecken. In medizinischer Hinsicht machten wir große Fortschritte. Ich wurde immer geschickter darin, Operationen an Fisteln durchzuführen. Unsere psychologischen Programme entwickelten sich trotz begrenzter Mittel. Aber insgesamt taten wir einfach nicht genug.

Ich war immer der Überzeugung, dass Gefühle, denen keine Taten folgen, sinnlos sind. Das ist mein Mantra, danach lebe ich. Wir müssen Wege finden, wie unsere Trauer, Abneigung, Bewunderung und Liebe zu Entscheidungen führt, die das Leiden unserer Mitmenschen mindern.

Ich musste einfach etwas finden, das sich der Entfesselung von so viel Hass und Verderbtheit im Ostkongo entgegensetzen ließ. Und die einzig mögliche Antwort darauf war, mehr zu lieben und diese Liebe zu verbreiten. Wir mussten besser werden, expandieren, mehr Menschen erreichen, unsere Hilfe beim Wiederaufbau von Leben verstärken und die grausamen gesellschaftlichen Konventionen anprangern, von denen die Überlebenden betroffen waren. Inspirierende Frauen wie Bernadette haben uns durch ihr Beispiel gezeigt, was wir alles erreichen können.

Sie erteilt allen Überlebenden, die sich an sie wenden, denselben Rat: »Das ist nicht das Ende deines Lebens, sondern es gibt ein anderes Leben, wenn du es nur willst. Die Verletzungen, die Vergewaltigung, die Erinnerungen werden nicht verschwinden. Du musst sie hinnehmen, denn wir können sie nicht ungeschehen machen, sosehr wir das auch möchten. Aber wenn wir einen Fuß vor den anderen setzen, Tag für Tag, mit Bedacht, lassen wir sie mit der Zeit hinter uns.«

Statt Bernadette im Stich zu lassen, hat ihre Familie sie wie eine Heldin bei sich aufgenommen. Sie kümmert sich um einen Teil ihrer Nichten und Neffen. Und sie lächelt jedes Mal vor Stolz, wenn sie daran denkt, wie viele kleine Bernadettes inzwischen geboren worden sind. Mehrere ihrer Brüder und Schwestern haben ihre Töchter nach ihr benannt.

4

SCHMERZ UND STÄRKE

Wamuzila kam im Jahr 2002 zum ersten Mal zu uns ins Krankenhaus. Sie war ein zierliches junges Mädchen mit zarten Gesichtszügen. Damals war sie ungefähr siebzehn Jahre alt und eine temperamentvolle Persönlichkeit, die auch in Diskussionen mit Älteren ihre Meinung ohne Scheu vertrat. Ihre mandelförmigen Augen blitzten vor Lebenslust und Freundlichkeit, aber in ihrem Blick lag zugleich eine große Traurigkeit und verlorene Unschuld.

Wamuzila stammte aus der Region um Shabunda, etwa 250 Kilometer weit entfernt von Bukavu. Das scheint zunächst keine große Entfernung zu sein, doch dazwischen liegen hohe Berge und die Ebene mit ihrem ausgedehnten tropischen Regenwald. Es gibt keine Straßenverbindung nach Shabunda, und wer über Land dorthin kommen will, muss schon ganz besonders mutig oder sehr gut ausgerüstet sein. Die Anreise ist nur per Flugzeug möglich, das bei gutem Wetter auf einer kleinen Dschungel-Landebahn aufsetzt. Shabunda liegt so abgeschieden, dass es ebenso gut ein anderes Land sein könnte.

Die Region ist von Hügeln umschlossen: Sie bilden den Saum des Ulindi-Flusses, der wiederum in den mächtigen Kongo-

Fluss mündet. Elektrizität oder Wasserleitungen gibt es kaum. Die Dörfer, unbefestigten Straßen und Minen liegen über das gesamte Tal verstreut.

Wamuzila hatte keine Schule besucht, ein häufiges Problem für Mädchen in ländlichen, abgelegenen Gebieten. Wenn es ausnahmsweise eine Schule vor Ort gibt, schicken viele Eltern nur ihre Söhne dorthin, gerade so lange, bis sie lesen und schreiben gelernt haben. Eine zuverlässige Alphabetisierungsrate im Kongo lässt sich nur schwer bestimmen. Die Datenerfassung der Regierung ist mangelhaft, und große Teile des Landes sind aufgrund von Rebellengruppen Sperrgebiete. Der Besuch der Grundschule ist obligatorisch und rein theoretisch für alle kostenlos. Aber Mädchen und Frauen kommen meist zu kurz.

Nach einer Schätzung der UNESCO aus dem Jahr 2016 war jede dritte Frau im Kongo Analphabetin, verglichen mit jedem zehnten Mann.[1] Ich halte diese Zahlen für zu optimistisch. Man muss nur in die etwa dreißig Minuten von Bukavu entfernt liegenden Dörfer gehen, um das Ausmaß des Problems zu erkennen. Weltweit gibt es schätzungsweise 750 Millionen Erwachsene, die weder einen einfachen Satz schreiben noch lesen können. Die meisten von ihnen sind Frauen in Afrika oder Südasien.

Das Leben in Shabunda ist hart und von Armut geprägt. Im feuchten Klima übertragen die Moskitoschwärme Malaria, die häufigste Todesursache in der Region. Eine Vielzahl von Krankheitserregern in den Flüssen und Bächen führen zu Durchfallerkrankungen, die ebenfalls zu den Hauptursachen der Sterblichkeit gehören, insbesondere bei Kindern und älteren Menschen. Die Familien sind groß und die Ressourcen spärlich.

Wamuzila verbrachte ihre Kindheit wie Millionen anderer Mädchen auch: Sie war ein zusätzliches Paar Hände im täglichen Kampf der Subsistenzwirtschaft. Sie wusste, wie man Maniok, Reis und Mais anbaut, wie sich Öl aus den fetthaltigen roten Samen des Palmbaums gewinnen lässt oder zu welchem Zeitpunkt Erdnüsse und Bananen geerntet werden müssen. Sie kannte die Beschaffenheit und Schwere des reichen, fruchtbaren Bodens auf den Feldern rund um ihr Dorf. Sie lernte, Landwirtschaft zu betreiben, und erwartete, dass sie mit ungefähr fünfzehn Jahren heiraten, Kinder bekommen und sich um ihre Familie kümmern würde.

In ihrer Kindheit wusste sie so gut wie nichts von der Welt außerhalb des Dorfes, aber Mitte der Neunzigerjahre sollte sich das ändern. Als Rebellen und ruandische Streitkräfte in den Kongo einmarschierten, flohen Zehntausende Hutu-Flüchtlinge aus den Lagern um Bukavu landeinwärts in Gebiete wie Shabunda. Die ruandischen Soldaten verfolgten sie. Tausende von Flüchtlingen wurden zu Tode geprügelt, mit Bajonetten aufgespießt oder in Häuser gesperrt, die man anschließend in Brand steckte. Einheimische wurden gezwungen, Massengräber auszuheben.

Bei einem Vorfall im Februar 1997 wurden etwa 500 Menschen an einer Brücke über den Ulindi, nicht weit von der größten Stadt der Region entfernt, von Rebellen und der ruandischen Armee massakriert. Anschließend zwang man die Dorfbewohner, die Leichen in den Fluss zu werfen und die Brücke zu säubern.[2]

Die Hutu-Extremisten, die für den Völkermord verantwortlich waren, fanden in den dichten Wäldern von Shabunda ein ideales Versteck. Sie führten ihre Familien tief in den Dschungel und schlugen dort Lager auf, in denen sie unentdeckt blieben. Sie organisierten sich als Miliz namens Democratic Forces for the Liberation of Rwanda (FDLR, ursprünglich Forces démocratiques de la libération de Rwanda, ungefähr Demokratische Befreiungskräfte von Ruanda).

Mit Ausbruch des Zweiten Kongokriegs im August 1998 kam es zu weiteren Zusammenstößen zwischen den einmarschierenden ruandischen Streitkräften und den Hutu-Rebellen rings um Shabunda. Kabila fing an, Waffen und Vorräte für die Hutu abzuwerfen. Während die Gewalt zunahm, bildeten sich kongolesische Milizen namens Mai-Mai, um die lokale Bevölkerung gegen den auf kongolesischem Boden fortgesetzten ruandischen ethnischen Konflikt zu verteidigen.

Zivilisten gerieten ins Kreuzfeuer zwischen den Gruppen; viele kamen grausam ums Lebens, weil sie angeblich die eine oder andere Seite unterstützt hatten. Und obwohl die Mai-Mai-Truppen die Bevölkerung eigentlich vor den ruandischen Soldaten schützen sollten, wurden sie mit der Zeit genauso gefürchtet wie die ausländischen Streitkräfte.

Wamuzilas harte, aber ruhige Kindheit änderte sich von Grund auf. Die FDLR-Milizen terrorisierten die gesamte Region. Ihre Fußtruppen verließen die Dschungelcamps und tauchten in schmutziger Zivilkleidung und mit AK-47-Gewehren über der Schulter in den Dörfern auf. Sie waren von den ruandischen Streitkräften nur zu unterscheiden, weil diese saubere Kampfanzüge und Gummistiefel trugen.

Die Einheimischen wurden von den Rebellen nicht nur gezwungen, deren Vorräte aufzufüllen – vor allem Lebensmittel und Medikamente –, sondern mussten ihnen auch Jungen und junge Männer als Rekruten überlassen. Die vielen Plünderungen erschwerten die Feldarbeit noch zusätzlich, und die Unterernährung nahm zu. Das Vieh wurde knapp, nur der Preis für Ziegen und Hühner fiel auf einen Tiefststand: Es fanden sich keine Käufer mehr, da jeder wusste, dass sie sofort gestohlen werden würden.

Dörfer, die Widerstand leisteten, wurden angegriffen. Häuser wurden niedergebrannt, die Männer erschossen und die Frauen in der Öffentlichkeit vergewaltigt. Mit ihrem brutalen Verhalten wollten die Rebellen anderen Dorfgemeinschaften unmissverständlich klarmachen, welche Konsequenzen es hatte, sich zur Wehr zu setzen. Es kam vor, dass ganze Siedlungen niedergebrannt wurden, wenn die Bevölkerung im Verdacht stand, dem »Feind« zu helfen, ein Begriff, der alles von der ruandischen Armee bis hin zu einer rivalisierenden Miliz einschließen konnte.

Die Milizsoldaten hatten es von Anfang an auf Frauen und Mädchen abgesehen. Tagsüber wurden sie entführt, wenn sie auf Waldwegen unterwegs waren. Die Frauen entwickelten Sicherheitsstrategien: Sie blieben immer in Gruppen zusammen und schickten nur ältere Frauen, um Besorgungen zu erledigen, weil sie annahmen, sie seien weniger gefährdet. Nachts zogen drei bis vier Mann starke Soldatentrupps auf der Suche nach Beute von Haus zu Haus. Väter oder Ehemänner, die ihre Töchter oder Frauen verteidigen wollten, wurden auf der Stelle getötet.

Junge, hübsche und unverheiratete Mädchen töteten die Rebellen nicht sofort, sondern verschleppten sie mit vorgehaltener Waffe in den Dschungel. Die Mädchen wurden von den erbarmungslosen Milizsoldaten wie Sklavinnen gehalten, ihre körperliche und geistige Gesundheit allmählich, über Wochen und manchmal sogar Monate hinweg, durch ständige Misshandlung vernichtet. Man setzte ihnen so schrecklich zu, dass sie ihre Familienmitglieder, die sofort durch eine Kugel oder die Machete gestorben waren, beinahe beneideten.

Wamuzila wurde bei einem Angriff der FDLR im Jahr 2001 in ihrem Dorf gefangen genommen und verschleppt. Obwohl sie so klein und zierlich ist, schlug sie um sich und wehrte sich mit aller Kraft gegen die betrunkenen Schläger, die sie zu Boden warfen und vergewaltigten. Anschließend führten sie das junge Mädchen mit sich in den Wald.

Weinend beschwor sie ihre Angreifer, sie gehen zu lassen, während sie auf den dunklen Pfaden durch die Finsternis humpelte, verzweifelt, aber immer noch in der Hoffnung, die Männer würden Mitleid mit ihr haben. Doch sie wurde nur angeschnauzt, und man befahl ihr weiterzugehen.

Im Lager banden die Männer sie wie ein Tier an einem Baum fest. Von da an wurde sie von allen Mitgliedern der Miliz, sei es nüchtern und tagsüber oder betrunken vom Palmwein in der Nacht, aufgesucht und missbraucht. Der Standort des Lagers änderte sich regelmäßig, und die Gruppe blieb nie länger als ein paar Wochen an einem Ort. Wamuzila verbrachte fast ein ganzes Jahr auf diese Weise. Sie wurde mit verdorbenem oder übrig gebliebenem Essen gefüttert und schlief im Freien unter Blättern und Ästen, zitternd vor Kälte. Sie war häufig krank und litt nahezu ständig Schmerzen, die von den Verletzungen oder Infektionen durch ihre Angreifer herrührten.

Als sie schwanger wurde, hatte ihre Tortur ein Ende. Man ließ sie frei, aber natürlich nicht etwa aus Mitgefühl. In Wamuzilas Geschichte gibt es keine heroische Figur, deren Gewissen sich geregt oder die Mitleid mit ihr gehabt hätte. Sie war einfach nicht mehr länger als Sexsklavin zu gebrauchen.

Sie versuchte, das Kind im Lager zur Welt zu bringen, auf der Erde, mitten im Wald: ein Teenager, ganz allein in diesem entscheidenden Augenblick. Sie erinnerte sich, dass sie dachte, sie müsse sterben, denn die Schmerzen waren sogar noch schlimmer als alle, die sie bisher erlebt hatte. Aber sie konnte das Baby nicht zur Welt bringen, sein Kopf steckte fest.

Die Männer, die sie gefangen gehalten hatten, brachen unterdessen das Lager ab und zogen weiter. Wamuzilas Überlebenswille war jedoch so stark, dass es ihr gelang aufzustehen. Trotz allem, was sie durchgemacht hatte, brachte sie die Kraft auf, mit dem ungeborenen Kind durchs Unterholz zu taumeln, bis sie in der Ferne Rauch sah. Sie ging darauf zu und kam in ein Dorf, wo die Leute bei ihrem Anblick erschraken. Es gelang ihr gerade noch, einige Worte in Kirega, ihrer Sprache, zu murmeln, bevor sie zusammenbrach.

Ihr Baby starb, und nachdem es in ihr geschrumpft war, konnte sie den leblosen Körper schließlich ausstoßen. Der Geburtsstillstand hatte ihre Genitalien geschädigt und zwei Fisteln zwischen Rektum und Vagina sowie Blase und Vagina verursacht. Zwei Wochen später wurde sie von einem Team der Médecins Sans Frontières (MSF – Ärzte ohne Grenzen) aufgefunden.

Sie riefen bei uns im Krankenhaus an und fragten, ob wir Wamuzila aufnehmen könnten. An Bord eines von der Organisation gecharterten Kleinflugzeugs wurde sie aus Shabunda zu uns gebracht, wie so viele andere Opfer vor und nach ihr.

Bei ihrer Ankunft war sie bei Bewusstsein, aber schwer krank, litt unter unerträglichen Schmerzen, und der verräterische Geruch einer Fistelpatientin ging von ihr aus. Sie sah aus wie ein verletzter Vogel, ein kleines, zerknittertes Geschöpf, schwach und verwundbar.

Die Schwere ihrer Verletzungen und ihr Alter machten sie zwar zu einem komplizierten, aber leider keineswegs zu einem ungewöhnlichen Fall. Der erste Behandlungsschritt besteht darin, die Patientin zu säubern und ihre Verletzungen zu untersuchen. Anschließend werden bei Bedarf Flüssigkeit, Schmerzmittel und Antibiotika verabreicht. Wir untersuchen sie auf sexuell übertragbare Krankheiten und selbstverständlich auf HIV. Mit Bluttests überprüfen wir den Hämoglobinwert, denn viele der Patientinnen, die wir aufnehmen, leiden aufgrund von Unterernährung an Anämie.

Insgesamt waren bei Wamuzila vier Operationen notwendig. Ich habe sie alle selbst durchgeführt.

Bei der ersten Operation legten wir einen Kolostomiebeutel an, ein relativ einfaches Verfahren, bei dem ein kleiner Schnitt in den Bauch gemacht wird, durch den der Dickdarm herausgezogen werden kann. Dieser Eingriff verhindert, dass Fäkalien bei inneren Verletzungen Infektionen verursachen.

Bei der zweiten Operation behandelten wir die vesikovaginale Fistel – die Öffnung zwischen ihrer Blase und der Vagina. Ich erinnere mich, dass wir drei oder vier Stunden lang im Operationssaal waren, von frühmorgens bis mittags. Dieser Eingriff ist kompliziert, und der jeweilige Schwierigkeitsgrad hängt von der Größe und vor allem der Lage der Läsionen ab.

Meine Erfahrung in der Behandlung von Fisteln verdanke ich vor allem zwei Personen, die ihr Wissen großzügig und freundlich mit mir geteilt haben. Die erste ist Catherine Hamlin, eine bemerkenswerte Australierin, die 1974 zusammen mit ihrem Mann Reginald das Addis Abeba Fistula Hospital gründete.

Die Hamlins haben im Laufe der Jahre Zehntausende von Frauen behandelt. Nach meiner Zeit in Frankreich hatte ich die

Ehre, kurze Zeit bei Catherine zu hospitieren. Damals war sie bereits weit über siebzig Jahre alt, operierte und lehrte jedoch so eifrig und passioniert, dass sie wesentlich jünger wirkte. Sie setzte sich bis zu ihrem Tod im Jahr 2020, mit 96 Jahren, leidenschaftlich für afrikanische Frauen ein.

Der zweite Lehrer ist mein lieber Freund Guy-Bernard Cadière, ein belgischer Chirurg und treuer Unterstützer des Panzi-Krankenhauses. Er hat mich in der Technik der nichtinvasiven Schlüsselloch-Chirurgie mit dem Laparoskop ausgebildet. Wir verdanken unsere Erfolge auch immer anderen Menschen, und die Erinnerung an unsere Lehrer und Vorläufer ist eine nützliche Übung in Demut.

An den ursprünglichen Pionier in meinem Fachgebiet denke ich allerdings mit deutlich weniger Zuneigung zurück.

Die erste erfolgreiche Fisteloperation wird einem Mann zugeschrieben, den man häufig als »Vater der Gynäkologie« bezeichnet, ein amerikanischer Arzt namens James Marion Sims, der Mitte des 19. Jahrhunderts in den Vereinigten Staaten praktizierte.

Auf ihn geht auch die Form des heute noch verwendeten Spekulums zurück, mit dem die Scheidenwände geöffnet werden, und die sogenannte Sims-Position bei Untersuchungen ist gleichfalls nach ihm benannt.

Als Studierende erfuhren wir in unseren Lehrbüchern von ihm und wurden in seinen Techniken unterrichtet. Die ferne Gestalt, die auch ein Jahrhundert nach ihrem Tod einen so großen Einfluss auf unsere Ausbildung hatte, beeindruckte uns. Von seiner Lebensgeschichte und seinen Methoden erfuhr ich erst viel später. Gerade afrikanische und schwarze Gynäkologen haben allen Grund zur Skepsis, wenn es um Sims' »Erbe« geht.

Als ich 2008 an einer Konferenz zum Thema Fisteln in Boston teilnahm, hielt eine Schwarze amerikanische Anästhesistin einen bemerkenswerten Vortrag über Sims und prangerte seine Arbeit so nachdrücklich an, dass sich betroffenes Schweigen über die Zuhörer senkte. Voller Leidenschaft und Wut berichtete sie, wie Sims seine experimentellen Fistelbehandlungen an Sklavinnen vorgenommen und diese vorher nicht einmal betäubt hatte. Eine der Frauen namens Anarcha hatte er mehr als dreißig Mal operiert.

Nach diesem Vortrag informierte ich mich gründlicher über Sims' Geschichte. Obwohl einige Kollegen ihn nach wie vor verteidigen und argumentieren, er habe die Lösung für eine zuvor unheilbare Krankheit gefunden, werden seine Leistungen inzwischen zu Recht anders beurteilt. Eine große Bronzestatue von Sims wurde 2018 aus dem Central Park in New York entfernt.

Selbst wenn seine Errungenschaften im medizinischen Bereich unbestritten sein mögen, sehe ich vor allem seine vergessenen Patientinnen vor mir, wenn ich an ihn denke – Anarcha und andere Frauen, die er in seinen Schriften erwähnt, wie etwa Lucy und Betsey. Sie sind wahre Heldinnen, und ohne sie wäre Sims nicht zu Ruhm und Reichtum gekommen.

In seltenen Fällen – das betrifft etwa eine von fünfzig Frauen, die ich in Panzi operiere – müssen wir bei Fisteloperationen auf rekonstruktive Techniken zurückgreifen; sie sind nach dem deutschen Gynäkologen Heinrich Martius benannt, der sie 1928 erstmals beschrieben hat. Die Technik wird bei großen Fisteln eingesetzt oder wenn eine vorhergehende Operation fehlgeschlagen ist. Dabei wird Unterhautfett aus dem Hüftbereich oder ein bulbokavernöser Muskellappen entfernt und der Riss damit abgedeckt und verschlossen.

Wamuzila erholte sich gut von den ersten beiden Eingriffen, und drei Monate später konnten wir die rektovaginale Fistel behandeln. Die Schwierigkeit des Verfahrens hängt davon ab, ob die Verletzung im unteren, mittleren oder oberen Teil der Vagina liegt. Je tiefer die Verletzung, desto schwieriger der Zugang. Häufig beginnt der Eingriff mit einer Rekonstruktion des Sphinkters, der bei geburtsbedingten und traumatischen Fisteln beschädigt sein kann.

Wamuzila blieb ungefähr ein halbes Jahr bei uns. Beim letzten Eingriff entfernten wir den Kolostomiebeutel und führten den Dickdarm wieder in den Bauchraum zurück. Ihre Wunden heilten schließlich vollständig. Sie konnte sich schmerzfrei bewegen und Blase und Darm wieder kontrollieren.

Da sie so lange bei uns blieb, schloss sie im Krankenhaus Freundschaft mit anderen Patientinnen und dem Personal. In den Gottesdiensten, die wir jeden Morgen um sieben Uhr auf dem Hof vor meinem Büro abhielten, sang sie begeistert mit. Wenn ich sie beobachtete und dabei an ihre grausame Geschichte dachte, staunte ich jedes Mal über ihre Genesung, während ich mir selbst ein paar Minuten Zeit für das Gebet und die Musik nahm, mein Morgenritual vor Arbeitsbeginn.

Im Rahmen eines kleinen Ausbildungsprogramms, das wir damals gerade eingeführt hatten, lernte Wamuzila, wie man aus Palmöl Seife herstellt. Ziel war, dass sie in ihrem Dorf ein kleines Unternehmen gründen konnte und finanziell unabhängig war.

Es wurde Zeit, über ihre Rückkehr nach Shabunda nachzudenken. Unsere Bettenanzahl war begrenzt und der Bedarf riesig. Jeden Tag wurden neue Vergewaltigungsopfer zu uns gebracht, die wir behandeln mussten.

Wir nahmen Kontakt zu den Ärzten ohne Grenzen auf. Sie hatten ein Flugzeug, das in den nächsten Tagen nach Shabunda flog, und erklärten sich bereit, einen Platz für Wamuzila freizuhalten.

Die Nachricht beängstigte sie sehr. Sie wusste, dass sie nach ihrer sechs Monate langen Abwesenheit nicht mit einem herzlichen Empfang zu Hause rechnen konnte. In der Nacht vor ihrer geplanten Rückreise brach sie in Tränen aus und flehte die Krankenschwester an, sie nicht wegzuschicken.

»Ich will nicht zurück«, schluchzte sie. »Ich bin glücklich hier im Krankenhaus, ihr kümmert euch um mich. Im Dorf zeigen alle mit dem Finger auf mich und machen sich über mich lustig.« Ihre Klagen waren herzzerreißend, aber uns blieb keine andere Wahl.

Als das Fahrzeug der Ärzte ohne Grenzen, das Wamuzila zum Flughafen bringen sollte, am nächsten Morgen eintraf, besuchte ich sie auf der Station, um mich zu verabschieden. Wir hatten während ihres Aufenthalts viele Gespräche geführt. Sie nannte mich »Papa«, wenn wir über ihre Kindheit und ihre Zukunftsängste sprachen.

Sie hatte mir anvertraut, wie sehr es sie beschämte, ihre Jungfräulichkeit verloren zu haben. Ich erklärte ihr, so wie ich es bei allen meinen Patientinnen tue, dass Jungfräulichkeit niemals genommen werden kann: Man kann sie nur freiwillig geben. Und ich wiederholte ein ums andere Mal, dass Scham und Schuldgefühle einzig für ihre Vergewaltiger gelten und keinesfalls für sie selbst.

Als ich ihr sagte, dass das Fahrzeug eingetroffen sei, weigerte sie sich, nach draußen zu gehen. Dann brach sie wieder in Tränen aus und verlangte, bleiben zu dürfen. Ich versuchte, sie zur Vernunft zu bringen, und setzte ihr unsere Lage im Krankenhaus auseinander. Aber sie wurde hysterisch. Sie warf sich zu Boden, erschlaffte und weigerte sich aufzustehen. Anschließend kniff sie die Augen zusammen, schrie, sie sei krank und dürfe nicht zurückgehen.

Um sie zu beruhigen, willigten wir schließlich ein, sie hierzubehalten und zu untersuchen. Der Wagen wurde weggeschickt, und an diesem Tag blieb ihr Platz im Flugzeug leer. Als die Krankenschwestern ihre Werte überprüften, war jedoch alles normal. Es gab keinerlei Anzeichen einer Erkrankung.

Wamuzilas offensichtliches Leid machte mir erneut deutlich, welche Schwierigkeiten unsere Patientinnen erwarteten, sobald sie das Krankenhaus, wo sie in Sicherheit waren und unterstützt wurden, verließen. Hier in Panzi hörten wir ihnen zu, unsere Pfleger und Pflegerinnen und *mamans chéries* kümmerten sich um sie. Niemand hier empfand ihre Verletzungen als abstoßend. Für junge Frauen wie Wamuzila war das Krankenhaus vielleicht der erste Ort in ihrem Leben, an dem sie Liebe und Unterstützung erfuhren.

Denn die Außenwelt war feindselig. Sobald sie nach Hause kamen, durften sie weder auf Sympathie noch auf Unterstützung hoffen; die Dorfgemeinschaft würde sie als Außenseiterinnen betrachten, die womöglich Schande oder gar Unglück über das Dorf brachten.

Wamuzila war keineswegs die einzige Patientin, die so reagierte, aber sie machte besonderen Eindruck auf mich. Wir hatten bereits bemerkt, dass viele Patientinnen über neue Beschwerden klagten, wenn der Entlassungstermin näher rückte: Schmerzen in bestimmten Körperbereichen oder Probleme mit der Atmung. Es ließ sich unmöglich sagen, welche Schmerzen echte Ursachen hatten und welche psychosomatisch bedingt waren. Als Folge davon wurde es für uns zunehmend schwierig, Krankenbetten frei zu machen.

Zwei Wochen nach dem ersten geplanten Termin organisierten die Ärzte ohne Grenzen einen weiteren Transfer für Wamuzila, und dieses Mal stimmte sie der Abreise zu. Wir umarmten uns vor dem Auto, das sie zum Flughafen bringen sollte. Sie trug neue Kleidung, die wir jeder entlassenen Patientin zur Verfügung stellten, und hielt eine Tasche mit Abschiedsgeschenken in der Hand: Schüsseln und Becher zur Seifenherstellung, Teller, Kekse und Wasser als Reiseproviant.

Wieder flossen die Tränen. Schließlich verließ sie uns schweren Herzens, winkte und lächelte schwach vom Rücksitz. Ich spürte einen Anflug von Reue und Scham über meine eigene Ohnmacht.

Diese Erfahrung veranlasste mich dazu, erneut darüber nachzudenken, welche Art der Verletzungen wir behandelten und welche Nachsorge wir unseren Patientinnen anboten. Wamuzila und andere Frauen, die ihr ähnelten, hatten mich tief beeindruckt. Es war mir unbegreiflich, wie jemand die Widerstandskraft und den Mut, den sie bei der Rückkehr nach Hause bewies, nicht bewundern konnte. Sie war wieder auf den Beinen und besaß immer noch die Kraft, zu lachen und zu lieben. Ihre schrecklichen Erlebnisse hatten sie nicht brechen können.

Wamuzila hatte so große Angst vor der Rückkehr nach Hause gehabt, weil sie genau wusste, dass sie auf der sozialen Leiter ihres Dorfes noch weiter nach unten gerutscht war. Sie fürchtete sich zu Recht davor, wie man sie aufnehmen würde.

Wir hatten daher nur einen Bruchteil dessen erreicht, was wirklich nötig gewesen wäre, um ihr dauerhaft zu helfen. Dank Wamuzila erkannte ich, dass die bloße Behandlung von Verletzungen und Traumata nicht ausreichte. Wir mussten einen Kampf auf kultureller Ebene führen und etwas gegen Vorurteile,

Heuchelei und Ausgrenzung unternehmen. Wir mussten aufklären und einen gesellschaftlichen Wandel herbeiführen, damit die Überlebenden sexueller Gewalt eine echte Chance hatten und Vergewaltigung keine lebenslange Strafe blieb. Wir mussten dazu beitragen, dass die Betroffenen ihre gesellschaftliche Stigmatisierung überwinden konnten.

Um all das in die Tat umzusetzen, war Geld nötig. Die Verwaltung der Finanzen des Krankenhauses war von Anfang an schwierig gewesen.

Seit unseren bescheidenen Anfängen in den renovierten ehemaligen Plantagengebäuden hatten wir expandiert. Dank der Finanzierung durch eine schwedische kirchliche und mehrere humanitäre Gruppen und der schwedischen Behörde für Internationale Entwicklungszusammenarbeit hatten wir das Krankenhaus um einige Neubauten erweitern können: ein Dutzend Pavillons, um Innenhöfe herum gruppiert, in denen wir Palmen pflanzten und Rasen und Blumen säten. Alle Gebäude waren durch gepflasterte Wege miteinander verbunden, deren Überdachung vor Sonne und Regen schützte und an deren Rändern Rosen und andere Blumen blühten. Im Jahr 2002 verfügten wir über 125 Betten.

Seither haben wir finanzielle Unterstützung von verschiedenen Hilfsorganisationen und Regierungen erhalten; Geldgeber waren unter anderem die United States Agency for International Development, eine Behörde der Vereinigten Staaten für Internationale Entwicklungszusammenarbeit, und EngenderHealth sowie Fistula Foundation, beides Nonprofit-Organisationen mit Sitz in den Vereinigten Staaten. Die britische Regierung hat ebenfalls einen wichtigen Beitrag geleistet und es uns ermöglicht, im Jahr 2007 eine Abteilung ausschließlich für Überlebende sexueller Gewalt zu eröffnen. Außerdem profitieren wir von der Unterstützung durch unsere schwedischen Kirchen und erhalten jährliche Mittel aus der Europäischen Union, wodurch sich unsere finanzielle Lage stabilisiert hat. Wir sind daher nicht mehr gezwungen, uns das gesamte Jahr über um Fördermittel zu bemühen, was mit zeitaufwendigen forensischen Prüfungen verbunden ist.

Von Zeit zu Zeit erhalten wir großzügige einmalige Spenden an medizinischer Ausrüstung aus der ganzen Welt, und unser Krankenhaus sieht mitunter aus wie die Busse und Taxis in den Straßen von Bukavu: ein Flickwerk aus Ersatzteilen, einige davon schon ziemlich abgenutzt und andere nagelneu. Es ist bestimmt nicht die effizienteste Art zu wachsen, aber nur so konnten wir unser Angebot an Diensten ausbauen.

Der kongolesische Staat war entweder abwesend – in den Anfangsjahren des Krankenhauses war Bukavu von Rebellen besetzt – oder verhielt sich, wenn er denn Interesse zeigte, kontraproduktiv.

Der Kongo wird häufig als ein »gescheiterter Staat« bezeichnet und die Folgen sind für jede*n Besucher*in unübersehbar. Man hört es in den Stimmen der Menschen, die sich häufig verlassen und vernachlässigt fühlen. Oder man sieht es im täglichen Verkehrschaos, der Straßenkriminalität, dem ungeregelten Bauwesen und der pechschwarzen Finsternis, die abends hereinbricht, weil es keine öffentliche Beleuchtung gibt.

Elektrizität und fließendes Wasser sind ein Luxus, den man in Bukavu, wenn überhaupt, nur sporadisch genießt. Selbst Kinder aus der Mittelschicht wachsen ohne Dusche oder Bad im Haus auf und waschen sich im Waschbecken.

Da der Staat die Haushaltsmittel für die Sicherheitskräfte in andere Kanäle leitet, hat die Polizei kaum noch Fahrzeuge und kein Benzin. Polizeibeamte mit einer verbeulten Kalaschnikow über der Schulter, die auf Motorrädern trampen, sind kein seltener Anblick. Sie sind auf Bestechungsgelder angewiesen, weil der Staat ihnen nur unregelmäßig Gehälter bezahlt, und fordern Geld für alle Aufgaben, die in anderen Ländern als grundlegende Verantwortungsbereiche von Beamten gelten.

Der Staat ist jedoch keineswegs inexistent. Wie ein Raubtier lauert er im Schatten und schlägt unvorhersehbar zu. Es gibt Büros, in denen schlecht bezahlte Bürokraten sitzen, lokale und nationale Beamte, Aufsichtsbehörden und Wachhunde, und sie sind alle bereit, Regeln durchzusetzen, wenn es ihnen gerade passt.

Je unklarer und undurchsichtiger die Vorschriften sind, je mehr die Bürokratie einem Dschungel gleicht, in dem sich niemand zurechtfindet, und je schlechter geschützt das Arbeitsumfeld ist, desto besser die Bedingungen für ein höheres Schmiergeld: Ob es um Papierkram oder Schutz geht, beides muss gegen Bezahlung ausgehandelt werden.

Viele dieser öffentlichen Beamten sehen ihre Aufgabe nicht darin, der Allgemeinheit zu dienen und zu helfen; ihnen geht es ausschließlich darum, sich persönlich zu bereichern. Manche sind bösartig, andere versuchen einfach nur, sich und ihre Familien auf die einzige Weise, die sie kennen, über die Runden zu bringen. Sie schlagen sich einfach durch, so wie jeder im Kongo.

Wir sind seit jeher ein gemeinnütziges Privatkrankenhaus und werden von einer kirchlichen Organisation, der Gemeinschaft der Pfingstkirchen in Zentralafrika, betrieben. Als eine der wenigen medizinischen Einrichtungen in der mehr als eine Million Einwohner zählenden Stadt Bukavu sollten wir eigentlich in den Genuss öffentlicher Mittel für medizinische Versorgung und Ausrüstung kommen. In der Praxis haben wir, bis auf einige aus öffentlicher Hand finanzierte Ärzte, nie etwas vom Staat erhalten.

Da es keine zuverlässige Stromversorgung gibt, sind wir auf Selbstversorgung angewiesen. Stromausfälle im Kongo können bis zu drei oder vier Tage lang dauern. Derzeit erhalten wir nur wenige Stunden pro Tag Strom aus dem nationalen Netz und haben daher zwei Dieselmotoren, die beinahe rund um die Uhr Generatoren antreiben, damit die lebensrettenden Inkubatoren, Beatmungsgeräte und anderen Apparate laufen.

Die Wasserversorgung war im Jahr 1999 zwar bescheiden, deckte jedoch gerade noch unseren Bedarf ab. Im Laufe der Zeit reduzierte sie sich auf ein Rinnsal, da immer mehr Menschen in das Gebiet von Panzi zogen. Früher schickten wir jeden Tag einen alten, verbeulten Wasserwagen zum Auffüllen an den See, doch das reichte irgendwann nicht mehr aus. Schließlich bauten wir unsere eigene Wasserleitung, die Wasser von einer acht Kilometer entfernten Quelle in den Bergen direkt ins Krankenhaus befördert.

Mangels öffentlicher Verkehrsmittel unterhalten wir einen eigenen Busservice für Mitarbeiter*innen und Patient*innen. Wir setzen unsere Lastwagen und Geräte ein, um die Straßen in der Nähe zu räumen, wenn sie durch einen Erdrutsch blockiert sind. Und wir müssen ständig auf der Hut vor Erpressungsversuchen sein.

So legten mir zwei Beamte der örtlichen Regierung einmal eine Rechnung von 30 000 US-Dollar für das Regenwasser vor, das wir in Tanks auf den Dächern der Krankenhausgebäude sammeln und für Reinigungszwecke verwenden. Alles Wasser sei Staatseigentum, behaupteten sie.

Ein anderes Mal kamen mehrere Beamte zu mir und verlangten Steuern für den Diesel, den wir vor Ort für den Betrieb der Generatoren lagern. Sie hatten eine Kopie der Gesetzgebung für Tankstellen dabei und erklärten, diese gelte auch für uns.

Ich weigere mich, Bestechungsgelder zu zahlen, aber mitunter beschlagnahmt der Staat einfach unsere Mittel. 2014 erhielt ich den Sacharow-Preis des Europäischen Parlaments. Diese Auszeichnung für Menschenrechtsaktivist*innen wird jährlich vergeben und ist mit 50 000 Euro dotiert. Wie alle Preisgelder, die ich je erhalten habe – einschließlich des Friedensnobelpreises –, war der Scheck auf die Panzi-Stiftung ausgestellt.

Am Tag nach Eingang der Gelder im Kongo wurden unsere Konten von der örtlichen Steuerbehörde eingefroren. Wir konnten weder Medikamente kaufen noch am Ende des Monats die Gehälter der Mitarbeiter*innen bezahlen. Zum ersten Mal demonstrierten unsere Pfleger*innen und Ärzt*innen gemeinsam vor dem Finanzamt in Bukavu.

Ich nahm mir Anwälte, um gegen das Einfrieren des Kontos vorzugehen. Als es schließlich freigegeben wurde, war es leer. Der nimmersatte, ausgehöhlte Staat hatte die europäischen Hilfsgelder verschlungen. Ich habe sie nie zurückerhalten.

2006, als die Gräueltaten im Kongo allmählich auch international Aufmerksamkeit erregten, wurde ich nach New York City eingeladen, um vor der Vollversammlung der Vereinten Nationen zu sprechen. Ich war zum ersten Mal in New York und hoffte, bei dieser Gelegenheit Menschen zu treffen, die Interesse daran hatten, unsere Arbeit zu unterstützen und dem Leiden der kongolesischen Frauen ein Ende zu setzen.

Die Reise verlief insgesamt eher entmutigend und machte mir deutlich, wie groß der Widerstand innerhalb der kongolesischen

Regierung ist, die Welle der Vergewaltigungen in unserem Land öffentlich zu diskutieren. Gleichwohl führte sie zu einer entscheidenden Begegnung mit einer Person, die eine Schirmherrin, Spenderin und eine persönliche Freundin werden sollte. Sie hat wesentlich dazu beigetragen, dass wir über unsere anfängliche, begrenzte Aufgabe, die Opfer zu versorgen und sie wieder in ihre Gemeinschaften zurückzubringen, hinausgehen konnten. Sie wurde zu einer Verbündeten, und ihr ist es zu verdanken, dass wir Frauen wie Wamuzila inzwischen noch besser unterstützen können.

Nach meiner Rede vor den Vereinten Nationen wurde ich gebeten, an einer Podiumsdiskussion an der New York University über das Thema sexuelle Gewalt teilzunehmen. Als meine Gesprächspartnerin war Eve Ensler vorgesehen, die feministische Theaterautorin und Verfasserin der *Vagina-Monologe*, die sich mittlerweile V nennt. Ich gestehe, dass mich die Vorstellung, mit einer so bekannten Frau zusammenzutreffen, zunächst ein wenig einschüchterte.

Die Veranstaltung wurde für mich zu einer Offenbarung. Es war meine erste öffentliche Podiumsdiskussion und noch dazu in einem englischsprachigen Land. Aber V und ich verstanden uns auf Anhieb, ich fand sie inspirierend und fühlte mich in ihrer Gesellschaft sofort wohl.

Wie bereits erwähnt, hat es mir jahrelang zu schaffen gemacht, dass ich mich als Mann für Frauenrechte einsetzte. Wenn ich über meine Arbeit sprach, musste ich häufig peinliches Schweigen oder verständnislose Blicke sowohl von Männern als auch von Frauen in Kauf nehmen. Mit V war das völlig anders.

Insbesondere damals hat sie mehr als jede*r andere dafür gekämpft, das schamhafte Beschweigen der Vagina zu beenden. In ihrem Stück verleiht sie dem weiblichen Genital eine Bühnenstimme, das seine jeweils persönliche Geschichte mit dem Zuschauer teilt. V ermutigte und unterhielt die Menschen auf eine Weise, die ich nie für möglich gehalten hätte.

Sie hatte auch keine Scheu, öffentlich über die Vagina und ihre persönliche Erfahrung sexueller Gewalt durch ihren Vater zu sprechen. Das hatte ich in diesem Maß noch nie zuvor erlebt. Wir teilten die Überzeugung, dass Vaginen vor allem deswegen so tabuisiert waren, damit Männer hinter verschlossenen Türen weiter sexuelle Gewalt ausüben konnten.

Bei dieser Veranstaltung in New York trafen sich zwei Geister aus sehr unterschiedlichen Welten: eine *weiße*, buddhistische Frau aus New York und ein Schwarzer Christ aus dem Ostkongo. Ihr Französisch war damals etwas eingerostet und mein Englisch nur bedingt brauchbar. Ich bewunderte sie dafür, gleichzeitig so offen, so lustig und so engagiert zu sein. Sie schätzte mich, weil ich mich als Mann für den Kampf gegen sexuelle Gewalt einsetzte.

Wir blieben in Kontakt, und zwischen uns entstand eine Freundschaft. Mit ihrer Organisation V-Day (V steht für Victory, Valentine und Vagina), unterstützt durch die Einnahmen aus den weltweit aufgeführten *Vagina-Monologen*, war sie bereits eine wichtige Geldgeberin für Kampagnen zur Beendigung der Gewalt gegen Frauen in aller Welt.

Sie habe auch zunächst Bedenken gehabt, sagte sie mir hinterher, an der Veranstaltung in New York teilzunehmen. Sie hatte noch nie von mir gehört und wusste auch nicht viel über den Kongo, aber sie habe das Gefühl gehabt, sie würde etwas lernen, das sie zum Handeln zwingen würde. Das gehört zu den Eigenschaften, die ich besonders an ihr bewundere: Sie setzt das, was sie fühlt, in Taten um. Worte und Gefühle allein sind nach ihrer Überzeugung keine angemessene Antwort.

»Besuchen Sie uns im Kongo«, lud ich sie beim Abschied ein. »Sie sind uns immer willkommen.«

»Das mache ich ganz bestimmt«, erwiderte sie sofort.

Ein knappes Jahr später war sie da.

In den letzten Jahren hat die Anerkennung für unsere Arbeit zugenommen, und infolgedessen habe ich schon viele prominente Gäste aus der Unterhaltungs- und Filmbranche im Krankenhaus empfangen. Sie alle waren bewegt von den Geschichten, aber nur wenige engagieren sich dauerhaft für unsere Sache.

V war eine der Ersten, die echtes Interesse zeigten, und sie erwies sich als eine besonders einfühlsame und rücksichtsvolle Besucherin. Sie hatte überhaupt keine Starallüren, sondern nur eine einfache Bitte: Sie wollte von den Frauen selbst hören, wie sie ihnen am besten helfen konnte. Ihr Besuch fand in einer besonders schwierigen Zeit statt, denn in der gesamten Provinz Süd-Kivu kam es zu schweren militärischen Kämpfen und Gewaltausschreitungen. Hätte ich damals bereits gewusst, dass uns ein weiteres Jahrzehnt mit noch mehr Zerstörungen bevorstand, hätte ich wahrscheinlich nicht die Kraft gehabt weiterzumachen. Wegen der langen Arbeitstage war ich ständig am Rande der Erschöpfung und fand nachts keinen Schlaf. Zu dieser Zeit nahmen wir jeden Tag etwa ein Dutzend vergewaltigte Frauen auf.

Auch Wamuzila war zurückgekehrt. Die Jahre seit ihrer Abreise waren nicht glücklich verlaufen, wie sie es, zu meinem ewigen Bedauern, ganz richtig vorhergesehen hatte.

Bei ihrer Ankunft in Panzi lag sie im Koma. Sie hatte sich redlich bemüht, ein neues Leben in ihrem Dorf aufzubauen. Sie hatte angefangen, Seife herzustellen und zu verkaufen, und sich damit ein Einkommen und ein gewisses Ansehen verschafft. Im Dorf hatte sie eine neue Rolle für sich gefunden und dazu beigetragen, dass die Gemeinschaft Wamuzila und überhaupt Überlebende sexueller Gewalt mit anderen Augen sah. Einmal hatte sie mir ein paar Seifenstücke geschickt und einen Zettel beigelegt, auf dem sie mich bat, die Seife vor Operationen zu benutzen.

Doch dann wurde ihr Dorf erneut von der FDLR, der ruandischen Hutu-Miliz, angegriffen und verwüstet. Die Männer verschleppten Wamuzila abermals, und sie musste ähnliche Grausamkeiten ertragen wie bei ihrer ersten Gefangenschaft.

Aufgrund der Vergewaltigungen litt sie wieder an einer Fistel, und als die kongolesischen Soldaten das Lager der Rebellen bei einem Gegenangriff einnahmen und Wamuzila fanden, war sie an Meningitis erkrankt. Zuerst kam sie in ein Militärhospital in Bukavu und wurde anschließend zu uns gebracht.

Wir stabilisierten ihren Zustand, und als sie wieder bei Bewusstsein war, führten wir die üblichen Tests auf sexuell übertragbare Krankheiten durch. Wir machten eine erschütternde Entdeckung: Diesmal war sie HIV-positiv. Damals wurde etwa eine von zwanzig Patientinnen mit dieser Infektion bei uns eingeliefert.[3]

Nachdem Wamuzila wieder bei Kräften war, vereinbarte ich ein Gespräch mit ihr in meinem Sprechzimmer. Ich musste ihr die Nachricht ihrer Infektion überbringen. Sie wurde wütend. Damals, als es noch keine verfügbaren und erschwinglichen Virostatika gab, war eine HIV-Erkrankung ein Todesurteil, und das war ihr nur zu bewusst. Sie erinnerte mich daran, dass sie nicht hatte gehen wollen.

»Sie haben mich gezwungen«, rief sie. »Sie haben mich gezwungen, ganz allein zurückzugehen.«

Ihre Augen blitzten vor Wut. Sie machte keinen Hehl daraus,

wie sehr das Krankenhaus und ich sie ihrer Meinung nach im Stich gelassen hatten, und brach am Ende in Tränen aus.

Ich hörte ihr zu und verstand ihre Reaktion. Ich vertraute darauf, dass sie mich irgendwann verstehen und einsehen würde, dass ich mein Möglichstes getan hatte; es gab eine große Nachfrage nach unserem Krankenhaus, viele Frauen warteten auf ein freies Bett und eine Behandlung. Wamuzila hielt mich für stark, aber innerlich war ich wie ausgehöhlt und hatte das Gefühl, den Anforderungen nicht zu genügen. Schließlich beruhigte sie sich, und ich legte ihr den Arm um die Schulter.

Nach ihrer zweiten Einweisung blieb Wamuzila mehrere Jahre lang bei uns. Als sie sich von der Meningitis erholt hatte, die möglicherweise eine Folge ihrer HIV-Erkrankung war, mussten wir eine Reihe von Eingriffen durchführen, um ihre Fistel zu behandeln. Als V uns im Jahr 2007 zum ersten Mal besuchte, war Wamuzila noch bei uns und nahm am wichtigsten Moment des Besuches teil.

V hatte darum gebeten, mit möglichst vielen Patientinnen zu sprechen, und einige Dutzend hatten sich bereit erklärt, ihre Erfahrungen zu schildern. Sie versammelten sich in einem Hangar im unteren Teil der Krankenhausanlage. Zu jener Zeit diente der Ort als Kantine für die Frauen.

Sie saßen in Gruppen auf den Holzbänken, gehüllt in ihre schönsten *pagnes*, und warteten gespannt darauf, unsere berühmte Besucherin aus New York City kennenzulernen. Neben Wamuzila waren andere, ebenso starke und inspirierende frühere Patientinnen dabei, beispielsweise Alphonsine und Jeanne.

V ging von Gruppe zu Gruppe und suchte mit allen das Gespräch. Eine Freundin von mir, Christine Deschryver, der Berühmtheiten aus Übersee im Allgemeinen nicht geheuer waren, hatte ihre Bedenken überwunden und sich bereit erklärt, V zu unterstützen und für sie zu dolmetschen.

Ich hatte wirklich mit Engelszungen auf Christine einreden müssen, bis sie endlich einwilligte. Sie war die Tochter eines belgischen Plantagenbesitzers und einer kongolesischen Mutter und hatte zuerst als Lehrerin und anschließend als AIDS-Helferin im Kongo gearbeitet. Sie hatte viel Leid gesehen und war zynisch geworden, wenn es um die Frage ging, ob Leute aus dem Westen sich tatsächlich für die Konflikte in unserem Land interessierten und ob die prominenten Besucher*innen tatsächlich jenes echte Engagement an den Tag legen würden, das etwas bewirkte. Als ich ihr zum ersten Mal von der außergewöhnlichen Frau erzählte, die ich in New York kennengelernt und die die *Vagina-Monologe* verfasst hatte, sah sie mich an, als hätte ich nicht mehr alle Tassen im Schrank.

Aber wie sich herausstellte, stimmte die Chemie zwischen den beiden sofort. Sie verstanden sich auf Anhieb.

Mit Christines Unterstützung bat V die Überlebenden, von ihrem Leben zu erzählen, und berichtete auch von ihren eigenen Erfahrungen. Als Kind war sie jahrelang von ihrem Vater missbraucht worden, und sie schilderte, wie sie von zu Hause weggelaufen war, in New York auf der Straße gelebt hatte, Drogen genommen hatte und erneut missbraucht worden war. Sie beendete ihre Erzählung mit einer schlichten Bitte. »Sagt mir, was ich für euch tun kann.«

Damit hatte sie ihre Zuhörerinnen für sich gewonnen. V war erschüttert über die Geschichten der Frauen, überwältigt von den Verlusten und Schmerzen. Später meinte sie, es sei schlimmer als alles, was sie auf ihren Reisen in Bosnien, Afghanistan oder Haiti gesehen habe.

Die Stimmung verdüsterte sich. Viele weinten oder hielten sich gegenseitig im Arm, und nur hin und wieder war ein etwas hohles Lachen zu hören, wenn eine der Frauen versuchte, sich mit einer Prise Humor eine kleine Atempause von all dem Elend zu verschaffen.

Schließlich wurde es für uns alle unerträglich belastend. Esther, eine unserer Krankenschwestern, schlug vor, etwas Musik zu machen und »Follow the leader« zu spielen (eine Person geht voran, die restlichen Mitspielenden stellen sich in einer Reihe hinter ihr auf und müssen alles nachahmen, was sie tut). Mit diesem Spiel gelang es ihr oft, physische Lethargie oder ein Gefühl der Verzweiflung abzuschütteln, wie sie sich am Ende einer langen therapeutischen Sitzung gelegentlich einstellen.

Einige der Frauen hatten *ngomas* mitgebracht, traditionelle Holztrommeln aus dem Kongo. Sie schlugen ein paar Rhythmen an. Kongotrommeln haben etwas Hypnotisierendes, Einzigartiges. Bei dem Zusammenspiel von Trommelschlägen, Stimmen und Gesang überläuft mich jedes Mal ein Kribbeln.

Plötzlich waren alle auf den Beinen, wippten, klatschten, sangen und ließen die Musik auf sich wirken. Einige der Frauen bildeten eine Reihe und tanzten durch den Hangar, hielten sich um die Taille, wiegten sich hin und her und bewegten dabei im Gleichtakt Hände und Füße. V gesellte sich dazu.

Ich mache mir nichts aus Tanzen und bin sogar auf Hochzeiten nur schwer dazu zu bewegen. Aber diesmal ließ auch ich mich von der Atmosphäre mitreißen. Die Frauen bildeten Gruppen und führten abwechselnd die verschiedenen Tänze der Dörfer und Stämme der Region vor. Es war, als hätte sich die aufgestaute Energie und Traurigkeit in einem zutiefst spirituellen Augenblick in Freude und Glück verwandelt.

Wir tanzten durch den Hangar, zur Tür hinaus und den Weg hinauf an den anderen Pavillons des Krankenhauses vorbei bis zum Haupteingang. Ich folgte der Gruppe in meinem weißen Arztkittel, lächelte und lachte, während die Besucher und Patientinnen uns mit fragenden Blicken zusahen.

Als ich an diesem Abend nach Hause kam, schlief ich zum ersten Mal seit Monaten die ganze Nacht durch, unbehelligt von Sorgen.

Als V die Frauen fragte, was sie für sie tun könne, erhielt sie beinahe durchweg dieselbe Antwort: »Sobald wir uns vorstellen, wir würden einem Soldaten begegnen, haben wir Angst«, sagte Wamuzila. »Finden Sie einen Ort für uns, wo wir emotional heilen und uns auf ein neues Leben vorbereiten können«, erklärte Jeanne. Sie sehnten sich nach einer geschützten Umgebung, einem Ort, an den wir Wamuzila nach ihren ersten Operationen in Panzi hätten schicken können, als sie darum gekämpft hatte, hierzubleiben.

Beim Abschied versicherte V den Frauen, sie habe ihnen sehr genau zugehört. »Ich werde tun, was ich kann«, sagte sie. Und sie hielt Wort.

Sie trat an die Leitung von UNICEF heran, dem Kinderhilfswerk der Vereinten Nationen, und erklärte, dass viele hilfsbedürftige Frauen noch Teenager seien und keine oder nur geringe Schulbildung genossen hätten. UNICEF sagte schließlich Hilfsgelder in Höhe von einer Million US-Dollar zu.

V startete mit ihrer V-Day-Bewegung eine weltweite Kampagne, die sich auf den Kongo konzentrierte. Sie bezahlte mir eine Reise in die Vereinigten Staaten, und ich unternahm meine erste Vortragsreise durch Gemeindezentren und Colleges im ganzen Land. Sie organisierte zwei Jahre lang Gala-Diners und sprach wohlhabende

Spender*innen in New York und anderen Städten an. Mit ihrem eigenen Geld kaufte sie in Bukavu zwei sumpfige Grundstücke, etwa anderthalb Kilometer vom Krankenhaus entfernt.

Doch als das Projekt endlich vom Reißbrett in die Realität umgesetzt werden sollte, wurde bei V Gebärmutterhalskrebs diagnostiziert, bei dem die Überlebenschancen bekanntlich äußert gering sind. Mehr denn je würden wir uns von nun an auf Christine verlassen müssen, die sich bereit erklärt hatte, die Leitung des Projekts zu übernehmen. Ihre Qualitäten – Zielstrebigkeit, Hartnäckigkeit und Freundlichkeit – waren bei der Umsetzung entscheidend.

Als Trio arbeiteten wir zusammen daran, die Vision der Überlebenden im Krankenhaus in der »City of Joy« Wirklichkeit werden zu lassen: Hier sollte ein sicherer Ort für vergewaltigte Frauen entstehen, der ihnen Schutz, Bildungsmöglichkeiten und Inspiration bot. Das Motto ist für alle Neuankömmlinge an der Eingangswand zu lesen: »Schmerz in Stärke verwandeln«.

Wamuzila, Jeanne, Alphonsine und andere betroffene Frauen haben wir von Anfang an in die Arbeit an diesem Projekt miteinbezogen. So war es zum Beispiel ihre Aufgabe, sich mit den Architekten zu treffen und die Gestaltung der Räume festzulegen.

Hilfsprojekte scheitern häufig daran, dass die Bedürfnisse der Menschen, für die sie gedacht sind, nicht berücksichtigt werden. Eigentlich müsste sich das doch von selbst verstehen, aber Sie würden staunen, wie oft ich es erlebt habe, dass Top-down-Initiativen in den Büros westlicher Hauptstädte konzipiert werden und an den Gegebenheiten im Kongo scheitern.

Nach Abschluss der Planungsarbeiten begann die Bauphase. Sie war langwierig, und wir mussten viele Schwierigkeiten überwinden. Es fing schon damit an, dass das sumpfige Gelände nur über eine holprige Schlammpiste zu erreichen war, die an einem Holzkohlemarkt und Slums vorbeiführte. Wir hatten mit dem sattsam bekannten Problem der Strom- und Wasserversorgung zu kämpfen. Und es war eine Herausforderung, einen zuverlässigen Bauunternehmer zu finden, wobei die Beteiligung einer UN-Agentur mit ihrem ausgeklügelten Beschaffungsverfahren die Sache noch komplizierter machte. Wir bestanden auch darauf, dass die Frauen beim Bau beteiligt sein sollten. Damit wollten wir verdeutlichen, dass es nicht nur ein Projekt *für* Frauen war, sondern auch eines *von* Frauen. Denn darin bestand ja eine unserer zentralen Botschaften an alle künftigen Bewohnerinnen: dass Frauen weitaus stärker und fähiger sind, als die Positionen und Rollen, die ihnen von der Gesellschaft zugewiesen werden.

Wie bei den meisten Bauprojekten überall auf der Welt waren Bauarbeiterinnen im Kongo schlicht unbekannt. Der Hauptauftragnehmer erklärte sich zwar bereit, die Frauen einzustellen, wirkte jedoch sichtlich verblüfft. Insgeheim stimmte er wahrscheinlich nur zu, weil er überzeugt war, uns später und zu seiner höchstpersönlichen Genugtuung erklären zu können, dass Frauen tatsächlich ungeeignet waren, Wände zu mauern oder Tischlerarbeiten auszuführen.

Wir hatten uns im Krankenhaus unter den Patientinnen bereits nach geeigneten Kandidatinnen umgeschaut; einige von ihnen waren recht skeptisch und mussten energisch ermutigt werden, sich für »Männerarbeit« zu verpflichten. Auf der Baustelle erwiesen sie sich jedoch als eifrige Lernerinnen und mit der Zeit als ausgezeichnete, engagierte Bauarbeiterinnen.

Als wir das Projekt abschlossen, gestanden einige der männlichen Kollegen, dass die Frauen sie inspiriert und dazu veranlasst hatten, sich zu verbessern und mehr zu arbeiten. »Die klassische

Geschichte von Männern und Frauen am Arbeitsplatz«, scherzte V anschließend.

Sie unterzog sich gerade einer Chemotherapie in New York, als wir mit dem Rohbau begannen. Sie hatte regelmäßige Telefonkonferenzen mit Christine zum Fortschritt der Bauarbeiten: Um V Enttäuschungen zu ersparen, erzählte Christine dann meist, dass alles gut lief, und V tat so, als hätte sie keine Schmerzen und keine Angst davor, den Abschluss des Projekts nicht mehr mitzuerleben. Während der gesamten Zeit hielt sie der Wunsch, das Projekt zu verwirklichen, aufrecht, wie sie es anrührend in ihrem Buch *In the Body of the World* beschreibt.

Bei der offiziellen Einweihung der City of Joy im Februar 2011 war auch V unter den rund 3000 Gästen. Amerikanische Politiker*innen, Entwicklungshelfer*innen und einige Prominente waren gekommen, aber die Mehrheit der Gäste bildeten Frauen aus dem Kongo. Die Bauarbeiterinnen waren ebenfalls dabei und sorgten für einen der emotionalsten Augenblicke der gesamten Feier.

Sie brachten Betonziegel mit, die sie über ihre Köpfe hielten, als sie zum Schluss der Veranstaltung tanzten. Sie erzählten allen, dass sie die Ersten seien, die im Rahmen dieses Projekts und sogar noch bevor es überhaupt angelaufen war, ihren Abschluss erworben hatten. V organisierte einen Zuschuss von 20 000 US-Dollar, damit sie ihr eigenes Unternehmen gründen konnten.

Die Ausgangsidee der City of Joy ist ganz einfach: Wir wollten auf der inneren Stärke und Widerstandskraft aufbauen, die so viele der Frauen im Krankenhaus gezeigt hatten. Wir wollten ihnen nicht nur helfen, ihre traumatische Vergangenheit zu bewältigen und vertrauensvoll in die Zukunft zu blicken, sondern unser Ziel bestand darin, dass sie zu Akteurinnen eines Wandels wurden und stark genug waren, etwas zu bewirken. Jede Absolventin sollte nach ihrem Abschluss als Pädagogin und Aktivistin tätig sein und dazu beitragen, dass sich die gesellschaftliche Wahrnehmung von Überlebenden sexueller Gewalt, fixe Vorstellungen in Bezug auf deren Aussehen und was sie zu erreichen vermögen, veränderten.

In jedem Halbjahr nimmt die City of Joy neunzig neue Frauen auf. Manchmal sind es frühere Patientinnen, manchmal kommen sie aus anderen Provinzen des Landes. Im Laufe der Jahre haben wir mitgeholfen, ein Netzwerk der Gesundheitsfürsorge in der gesamten Provinz Süd-Kivu aufzubauen. Die Frauen sind direkt vor Ort in den Gemeinschaften tätig und helfen bei der Bekämpfung von Krankheiten, der Verbesserung sanitärer Verhältnisse und unterstützen Mütter bei der Geburt. Sie fungieren gewissermaßen als unsere Augen und Ohren und machen häufig Frauen ausfindig, die bei einer Vergewaltigung verletzt und anschließend aus der dörflichen Gemeinschaft verstoßen wurden.

Alle Frauen, die neu zu uns kommen, betreten das Gelände durch ein hohes schwarzes Sicherheitstor. Es wird von eigens dafür ausgebildeten ehemaligen Absolventinnen überwacht. Auf dem Campus werden die Neuankömmlinge in Gemeinschaftsbungalows aus Stein untergebracht, eingefasst von Rasen und Blumenbeeten.

Feste Gehwege führen im Schatten prächtiger Bougainvilleen, Palmen und Orangenbäumen durch das Gelände, und das leise Plätschern der Bäche hier erinnert daran, dass der Boden einst sumpfig war und sich nicht zum Bauen eignete. Frische Lebensmittel – Ananas, Passionsfrüchte, Spinat und vieles mehr – werden täglich von einem Bio-Bauernhof, den Vs V-Day-Organisation auf die Beine gestellt hat, angeliefert. Der Bauernhof wird ebenfalls von ehemaligen Absolventinnen der City of Joy betrieben. Unter der Leitung von »Mama Christine« ist dieser Rückzugsort eine Oase der Ruhe, der Sicherheit und der Harmonie geworden, und der Krieg draußen erscheint wie eine ferne Erinnerung. Unser Ziel ist es, den Geist zu heilen und den Körper aufzubauen. Viele der Frauen kommen unterernährt zu uns und verlassen das Haus gestärkt und gesund.

Nach ihrer Ankunft in der City of Joy nimmt jede Überlebende an einer Reihe von Kursen teil. Ich unterrichte beispielsweise über Geschlecht und weibliche Anatomie. Anfangs frage ich oft, wie viele der Anwesenden stolz darauf sind, eine Frau zu sein. Eine kleine Minderheit hebt die Arme. Durchschnittlich sagen etwa 80 Prozent, dass sie lieber als Mann geboren worden wären. »Als Mann hätte ich mich schützen können«, erklären sie mir dann.

Viele von ihnen sehen den Ursprung ihres Leidens in ihrer Vagina. Sie wird mit allem in Verbindung gebracht, was schiefgelaufen ist. »*Deswegen* haben sie mich vergewaltigt«, heißt es. Ihre Vaginen sind das Problem, nicht die Angreifer oder die Einstellung der Menschen in ihrem Umfeld. Die Vagina erklärt auch ihren Mangel an Chancen im Leben und die Ablehnung, der sie begegnen.

Ich ermutige sie, mehr über ihren Körper zu lernen und ihre Physiologie zu akzeptieren. Ein erster Schritt besteht darin, dass sie ihre Vagina betrachten. Wir teilen Spiegel aus, damit sie das allein tun können. Viele Frauen sind anfangs nicht in der Lage, das Wort für Vagina auf Swahili auszusprechen, *kuma*, und haben noch nie ihre eigenen Genitalien gesehen.

Anschließend zeichnen wir die weiblichen Fortpflanzungsorgane und sprechen über die verschiedenen Körperteile und deren Funktionen. Weitere Themen sind der Menstruationszyklus, Sex, die Geburtenkontrolle, Schwangerschaft und das Stillen. Ein erster Schritt, den eigenen Körper zu lieben und stolz auf ihn zu sein, besteht darin, ihn zu kennen und zu verstehen.

Wir erklären, wie wichtig es ist, Tabus zu brechen und offen über die weibliche Anatomie und Sexualität zu reden, und wieso gerade das Beschweigen dieser Themen ein günstiges Umfeld für Vergewaltigung schafft. Wir betonen, dass nur der Täter Scham und Schuld empfinden sollte, nie jedoch das Opfer.

Es finden auch Gruppentherapiesitzungen mit vier bis zehn Frauen statt, in denen sie ermutigt werden, ihre persönliche Geschichte mit anderen zu teilen. Dies gehört zu dem Prozess, die eigene Vergangenheit zu akzeptieren und sie zu verarbeiten. Ihre Geschichten einander mitzuteilen, hilft den Frauen, gegenseitiges Vertrauen zu fassen und zu erkennen, dass sie mit ihrem Leid nicht allein sind.

In einigen Sitzungen werden sie über ihre legalen und politischen Rechte informiert. In anderen bringen wir ihnen die Grundlagen der Selbstverteidigung bei, grundlegende kaufmännische Fertigkeiten sowie Rechnen und Lesen für Menschen mit geringer Schulbildung. Und wir bieten Yoga und Sportunterricht an. Außerdem haben sie die Wahl zwischen mehreren Berufsausbildungskursen: Kerzen- oder Seifenherstellung, Sticken, Lederverarbeitung oder Landwirtschaft.

Die rauschenden Abschlussfeiern, die alle sechs Monate stattfinden, sind eine lebensbejahende Bestätigung dessen, was mit Liebe erreicht werden kann. Aus gebrochenen Geistern sind kämpferische und starke Frauen geworden, die in ihre Dörfer zurückkehren: nicht angstvoll wie Wamuzila, sondern mit dem Wunsch, ihr Leben zu ändern, sich wieder zu integrieren und zu

Veränderungen in ihren Gemeinschaften beizutragen. Ich muss nicht mehr von schluchzenden Patientinnen Abschied nehmen, wie es damals bei Wamuzila der Fall war, als sie das Krankenhaus beim ersten Mal verließ, unvorbereitet und schlecht gerüstet für ihr neues Leben.

Wir vollbringen keine Wunder. Nicht jede schafft es. Mit Chirurgie kann ich den Körper wiederherstellen, doch der menschliche Geist ist viel komplexer. Jede Überlebende muss lernen, mit ihrer Vergangenheit zu leben, und manche Wunden sind zu tief, um vollständig zu heilen. Viele müssen damit leben, dass ihre traumatischen Erinnerungen jederzeit ausgelöst werden können.

Trotz der Schwierigkeiten erreichen jedes halbe Jahr neunzig Frauen den Abschluss und tragen nun selbst dazu bei, das sich ständig erweiternde Netzwerk zu vergrößern. Es wächst durch die gemeinsamen Erfahrungen der Frauen zusammen und gewinnt mit jeder neuen Frau an Stärke. Einige bleiben bei uns und helfen, die stetig wachsenden Anforderungen der City of Joy zu bewältigen. Sie lehren dann entweder selbst oder arbeiten für uns, die meisten Teilnehmerinnen kehren jedoch nach Hause zurück und sind fest entschlossen, etwas zu bewirken.

Wir haben festgestellt, dass viele von ihnen sich aktiv für Frauenrechte in ihren Gemeinschaften engagieren oder andere Rollen übernehmen, beispielsweise als Organisatorinnen auf ihren lokalen Märkten oder in zivilgesellschaftlichen Vereinen. Nachdem sie ein Leben lang unterschätzt wurden, entdecken sie nach einem halbjährigen Aufenthalt in der City of Joy ihre eigenen Stärken und Fähigkeiten. Wenn es jeder Überlebenden gelingt, die Einstellung von einigen wenigen Personen in ihrem Umfeld zu ändern, werden wir unsere Ziele erreichen.

Ungefähr zu der Zeit, als wir die City of Joy eröffneten, fügten wir diesem Angebot eine weitere, von denselben Vorstellungen inspirierte Einrichtung hinzu, das Maison Dorcas. Es wird von der Panzi-Stiftung und der unermüdlichen und inspirierenden Dr. Christine Amisi geleitet. Maison Dorcas ist als Unterkunft für Mütter mit Kindern gedacht, die aufgrund einer Vergewaltigung gezeugt wurden, und für Frauen mit unheilbarer Fistel.

Die Programme sind auf die Bedürfnisse dieser beiden Gruppen ausgerichtet, doch der Prozess ist der gleiche: Schmerzen in Stärke verwandeln. Hunderte von Frauen haben nach monatelanger Therapie, beruflicher Ausbildung und Bildung hier ihren Abschluss erworben.

Wir ermutigen anschließend alle unsere Absolventinnen, sich in den sogenannten MUSOs (Mutual Solidarity Organizations) zu engagieren: MUSOS sind mikrofinanzierte Initiativen, die es Gruppen bis zu 25 Frauen ermöglichen, kleine monatliche Beiträge in ein gemeinsames Sparmodell einzuzahlen. Einige der Gelder werden für Kleinkredite zur Unternehmensgründung genutzt, andere als Fonds für die Gesundheitsversorgung, und sie bieten den Mitgliedern zum ersten Mal ein Sicherheitsnetz. In der Provinz Süd-Kivu gibt es mehr als 200 dieser Fonds, und einige haben bis zu 3000 US-Dollar angespart.

MUSOs haben sich bei der Wiedereingliederung hervorragend bewährt. Sie stehen allen offen, werden aber von den Überlebenden verwaltet. Nachdem sich herumgesprochen hat, wie vorteilhaft diese Kleinstgenossenschaften sind, interessieren sich auch andere Frauen aus den jeweiligen Gemeinschaften für das Modell.

Nur für Wamuzila kam all dies leider zu spät. Obwohl sie eine derjenigen war, die uns zu diesem Projekt inspirierten, eine, die mir die Grenzen eines rein medizinischen Ansatzes bei der Betreuung von Opfern sexueller Gewalt vor Augen führte, war sie nicht mehr da, als sich die Türen schließlich öffneten.

Zwischen der Konzeption der City of Joy im Jahr 2007 und der Einweihung vergingen vier Jahre. Nach Vs Besuch hatte Wamuzila das Krankenhaus zum zweiten Mal verlassen und war in ihr Dorf zurückgekehrt. Später erfuhr ich zu meiner großen Trauer, dass sie ihrer AIDS-Erkrankung erlegen war.

Ich kann mich nur damit trösten, dass ihr Leben, das von so viel Schmerz geprägt war, dazu beigetragen hat, das Leiden anderer Frauen zu lindern. Ihr Vermächtnis lebt in Frauen wie Jeanne weiter, die gemeinsam mit Wamuzila bei der ersten Begegnung mit V im Krankenhaus dabei war. Jeanne hat sich zu einer besonders wichtigen und sehr beliebten Mitarbeiterin in der City of Joy entwickelt.

In ihren späten Teenagerjahren wurde sie zweimal von Rebellen gefangen genommen, die sie monatelang misshandelten. Wie Wamuzila ließen die Männer sie erst wieder frei, als sie schwanger wurde und im Dschungel eine Fehlgeburt erlitt. Sie wurde gerettet, war jedoch so schwach und krank, dass sie bewusstlos in einem Korb ins Krankenhaus getragen werden musste, während die Überreste ihres Fötus in ihr verrotteten.

Auf demselben humanitären Flug brachte man zwei andere Frauen zu uns, aber sie starben beide. Wir befürchteten, Jeanne würde niemals gesund werden. Sie hat weder Familie noch Kinder und muss aufgrund ihrer Verletzungen für den Rest ihres Lebens mit körperlichen Einschränkungen zurechtkommen. Doch sie ist der lebende Beweis dafür, dass es selbst nach so viel Elend Leben, Glück und Liebe geben kann.

Sie teilt ihre Geschichte mit jeder neuen Gruppe von Frauen: die Vergewaltigungen, den Schmutz und Gestank ihrer Verletzungen, die zahlreichen Operationen. Sie erzählt ihnen aber auch, dass sie jeden Morgen, wenn sie erwacht und die Sonne aufgehen sieht, Gott dafür dankt, dass sie am Leben ist. Ihre Offenheit, ihr Lächeln und ihr ansteckendes Lachen regen andere dazu an, sich zu öffnen und über ihre eigenen Erfahrungen nachzudenken.

Inzwischen ist Jeanne Anfang dreißig; sie bildet sich weiter und strebt einen Schulabschluss an. Sie will ihr Leben der Arbeit in der City of Joy widmen und allen stillen Leidtragenden des Missbrauchs eine Stimme verleihen. Die gleichaltrige Alphonsine, die als fünfzehnjährige Patientin zu uns kam und weder lesen noch schreiben konnte, arbeitet mittlerweile als Operationsschwester in unserem chirurgischen Team.

Wamuzilas Vermächtnis lebt auch in Frauen wie Tatiana Mukanire weiter. Ihre Eltern starben, als sie noch ein kleines Mädchen war, und 2004 wurde sie in Bukavu vergewaltigt. In diesem Jahr hatten Rebellentruppen, die den finsteren, von Ruanda unterstützten Warlords Jules Mutebusi und Laurent Nkunda treu ergeben waren, die Stadt eingenommen.

Ihre Truppen zogen von Haus zu Haus, plünderten, überfielen und folterten Männer, Frauen und Kinder. Auch mehrere ausländische humanitäre Helfer*innen gehörten zu den Opfern. Während und nach der drei Wochen langen Belagerung behandelten wir ungefähr 1600 vergewaltigte Frauen.

Tatiana litt unter den Folgen ihres Missbrauchs, ohne Hilfe zu suchen, und hatte die ungewollte Schwangerschaft abgebrochen, obwohl die Gesetzgebung im Kongo Abtreibungen unter Strafe stellt. Ihre Verwandten, die sie nach dem Tod ihrer Eltern bei sich aufgenommen hatten, drängten sie zu schweigen. Sie spürte aber, dass sie ihre Geschichte erzählen musste, und berichtete ihrem Verlobten davon. Daraufhin verließ er sie.

Ungeachtet dieser Schicksalsschläge gelang es ihr, einen Studienplatz zu bekommen, eine Ausbildung abzuschließen und sich einen gut bezahlten Arbeitsplatz zu sichern; zugleich litt sie allerdings unter Alkoholproblemen, Essstörungen und hatte Selbstmordgedanken. Es dauerte zehn Jahre, bis sie schließlich medizinische und psychologische Hilfe in Anspruch nahm. Sie kam zu mir in Behandlung und sprach zum ersten Mal offen über das, was sie mitgemacht hatte. Mir war klar, dass sich hinter all dem Leid eine außergewöhnlich starke Frau verbarg.

Heute hat sie sich ein neues Leben aufgebaut und ihre Dämonen besiegt. Obwohl sie ihre Vergangenheit niemals vergessen wird – manchmal bricht sie morgens unter der Dusche in Tränen aus –, haben diese Erinnerungen keinen bestimmenden oder lähmenden Einfluss mehr. Sie wurde Leiterin einer MUSO und gehört zu den führenden Mitgliedern eines neuen, internationalen Netzwerks von Überlebenden sexueller Gewalt namens SEMA (Swahili für »die Stimme erheben«), das wir im Juni 2017 gegründet haben. Sie hat bei den Vereinten Nationen in New York gesprochen und ist viel auf Reisen, um anderen ihre Erfahrungen mitzuteilen und Frauen, die Ähnliches erlebt haben, zu inspirieren.

In Bukavu lebt sie mit ihrem Ehemann zusammen, einer Jugendliebe; er akzeptiert sie und ermutigt sie bei ihrer Arbeit. Als sie ihm zum ersten Mal von ihren Plänen berichtete, sich als Sprecherin für andere Opfer einzusetzen, war sie nervös, wie er wohl reagieren würde. »Wenn es das ist, was du wirklich möchtest, werde ich dich unterstützen«, sagte er. Sie haben mehrere Kinder adoptiert und führen das Leben einer Familie, wie Tatiana es sich immer erträumt hat.

Es ist *mein* Traum, Frauen wie Tatiana zu sehen. Sie ist wieder auf den Beinen und hat ein neues Leben begonnen, indem sie für andere kämpft. Sie fordert, dass Überlebende wie sie selbst gehört und gerecht behandelt werden. Sie liebt und wird geliebt und ist für mich und alle, denen sie begegnet, wie ein strahlendes Licht.

Im Jahr 2017 hat sie einen offenen Brief an ihren Vergewaltiger geschrieben. Das war ein wichtiger Augenblick für sie, ein öffentliches Eingeständnis ihrer Vergangenheit, ihrer Kämpfe und ihrer Scham. Der Brief hat gezeigt, wie weit sie gekommen ist. »Du sollst wissen, jetzt mehr als je zuvor, dass ich keine Angst mehr vor dir habe«, schrieb sie. »Du hast mir den Mut verliehen, gegen dich zu kämpfen.«

5

MIT SEINEN EIGENEN WORTEN

Warum vergewaltigen Männer? Diese Frage wird mir häufig gestellt, und leider gibt es darauf keine einfache Antwort. Als ich Ende der Neunzigerjahre zum ersten Mal die Krise im Ostkongo bewusst wahrnahm, konnte ich nicht begreifen, was ich dort sah. Es schien das Werk von Verrückten zu sein und überstieg mein Verständnis als Vater, als Mann und als Bürger. Ich konnte es mir mit meiner ärztlichen Kompetenz nicht erschließen.

Ich stellte mir die Täter einfach als Monster vor, vom Bösen besessen, ohne jede Menschlichkeit. Meine Arbeit bestand darin, mich um die Opfer zu kümmern; ich konnte mich nicht noch damit beschäftigen, die Peiniger zu verstehen.

Vielleicht gehörte dies zu meiner eigenen Art der Bewältigung, aber es gibt Grenzen für diese Art des Denkens. Menschen als »böse« oder »verrückt« abzustempeln, ob sie nun Vergewaltiger, Mörder oder Terroristen sind, mag kurzfristig hilfreich sein. Indem ich sie als Monster entmenschlichte, konnte ich mir vormachen, dass sie anders seien als ich und meinesgleichen. Aber das stimmt erst ab dem Punkt, an dem ihr Leben in Finsternis und Gewaltexzesse stürzte.

Der Krieg gegen die Frauen im Kongo wird nicht von Armeen von Psychopathen verübt, die durch die Wälder streifen und ihre kranken sexuellen Fantasien ausleben. Natürlich gibt es auch schwere psychische Erkrankungen, die in Einzelfällen eine Erklärung liefern, aber die Vergewaltigungen müssen als zielgerichtete, bewusste Entscheidungen verstanden werden. Denn ihre eigentliche Ursache ist die generelle Missachtung des Lebens von Frauen.

Nur wenn wir verstehen, wie und warum diese Gewalt entsteht, können wir auf individueller und gesellschaftlicher Ebene eine Antwort finden. Dies gilt für den Kongo genauso wie für jedes friedliche Land.

Meine erste direkte Begegnung mit einem der Männer, deren Gewaltakte die Ursache für so viel Leid in meinem Krankenhaus sind, ereignete sich auf den Gängen zwischen den Krankenstationen und den Behandlungszimmern. Er war ein junger Mann Anfang zwanzig. Seiner Haltung und Kleidung nach schien er arm zu sein, er wirkte wie von einer großen Last von Schuld oder Scham niedergedrückt. Er wagte kaum, mich anzusehen, und fragte, ob er mich unter vier Augen sprechen könne.

Ich werde oft von Menschen angesprochen, wenn ich im Krankenhaus unterwegs bin, das bewusst offen und einladend gestaltet ist. Ärzt*innen und Pfleger*innen mischen sich unter Patient*innen und Besucher*innen, wenn sie über das Gelände gehen. Je nach Gespür verweise ich Hilfesuchende an eine*n Mitarbeiter*in oder schlage ihnen vor, einen Termin zu vereinbaren. In manchen Fällen lade ich sie zu einem persönlichen Gespräch in mein Büro ein.

Aus unserem kurzen Gespräch ging für mich nicht klar hervor, was dieser junge Mann genau wollte. Er wollte keine medizinische Hilfe für sich selbst; er bat auch nicht um Rat oder Hilfe im Namen seiner Frau oder Schwester. Er wolle mit mir reden, sagte er. Er habe Probleme und könne nirgendwohin, betonte er. Ich vermutete, dass er Geld wollte, und sagte, ich hätte es eilig und könne ihm nicht helfen.

Einige Tage später tauchte er wieder auf und wandte sich mit derselben Bitte erneut an mich. Ich erklärte ihm, wie eng meine Zeit getaktet war: die Anforderungen meiner Arbeit, der tägliche Terminplan mit Besprechungen, Konsultationen und Operationen. Ich erklärte höflich, aber bestimmt, dass es mir nicht möglich sei, auf solche individuellen Wünsche einzugehen.

Als ich ihm zum dritten Mal im Krankenhaus begegnete, gab ich nach. Ich dachte mir, dass es etwas sehr Dringendes sein musste, wenn er immer wieder kam. Er sah mich verzweifelt aus blutunterlaufenen Augen an. Ich sagte ihm, er könne am Ende des Tages zu mir kommen, sobald ich mit meinen Terminen durch sei.

Er kam pünktlich und wurde in mein Büro im hinteren Teil des Krankenhauskomplexes geführt. »Setzen Sie sich, erzählen Sie«, begann ich das Gespräch. Ich musterte ihn genau und beobachtete, wie er sich unbehaglich auf dem Stuhl niederließ.

Er war etwas kleiner als ich und von kräftigem, athletischem Körperbau. Er trug T-Shirt, Jeans und Turnschuhe, sein Haar war an den Seiten kurz geschoren. Er knetete seine Hände, unter den kurzen Ärmeln waren seine dicken, muskulösen Arme zu sehen. Wir saßen einander gegenüber.

Mein Büro ist schlicht eingerichtet: einfarbige Fliesen, weiße Wände, deren untere Hälften beige-hellbraun gestrichen sind, um Flecken zu kaschieren. Die Wände sind mit ein paar gerahmten Bilder geschmückt, außerdem habe ich ein Bücherregal und neuerdings eine Glasvitrine, in der ich persönliche Dinge wie Urkunden und Preise aufbewahre.

Auf der einen Seite des Raums steht ein Schreibtisch, und auf der anderen Seite habe ich eine Sitzecke mit zwei kleinen Sofas und zwei Sesseln aus dunkelbraunem Cord, die um einen niedrigen Couchtisch aus Glas gruppiert sind. Hier empfange ich meine Besucher. Durch das Fenster wird der Raum am Ende des Tages, wenn die Sonne untergeht, in ein wunderbar warmes Licht getaucht. Leider habe ich aus Sicherheitsgründen die untere Hälfte verdunkeln lassen müssen.

Dies ist mein privater Besprechungsbereich, hier sitze ich und höre meinen Besuchern zu: Kolleg*innen, Patient*innen, Politiker*innen, Pfarrer*innen, Priestern und Journalist*innen; manchmal Mitarbeitenden der Entwicklungshilfe oder Führungskräften aus dem Silicon Valley; gelegentlich einem Außenminister oder einer UN-Vertreterin auf einer Informationsreise. Es ist eine sich täglich ändernde Abfolge von Menschen.

Mein Besucher sagte zunächst, er stamme aus der Region Hombo, etwa 150 Kilometer westlich von Bukavu. Es ist eines jener abgelegenen und dicht bewaldeten Gebiete, das von einer Vielzahl bewaffneter Gruppen heimgesucht wird. Der Hauptort liegt am Fluss Hombo, über den die einzige Straße führt, die Bukavu mit Kisangani verbindet, dem Handelszentrum für Diamanten im Nordwesten. Für die kurze Strecke von Bukavu nach Hombo benötigt man sieben Stunden. 25 Jahre lang, bis 2011, führte die Straße nicht weiter, nachdem die Brücke über den Fluss eingestürzt war.

Der junge Mann – er sagte, er sei zwanzig – erzählte, er sei Waise und könne aus Gründen, die er nicht näher erklärte, nicht nach Hause zurückkehren. Er lebte jetzt in Bukavu und schlief auf der Straße, hatte sich der stetig wachsenden Schar der Heimatlosen ohne Geld und ohne Perspektive angeschlossen.

»Können Sie mir helfen?«, fragte er.

Er sagte, er brauche Geld, um einen Handel mit Palmöl zu eröffnen. Mit 100 Dollar wollte er sich drei große Kanister kaufen, um einer der Tausenden von Straßenhändlern in Bukavu zu werden, die den ganzen Tag am Straßenrand sitzen, über umgedrehte Fässer gebeugt, auf denen sie ihr Obst, ihren Fisch oder ihre Haushaltswaren anbieten. Heutzutage ist jede größere Straße von diesen Händlern gesäumt, ein Zeichen für die Armut und Verzweiflung der Bevölkerung.

Ich bohrte nach. Warum er nicht nach Hause zurückkehren könnte? Und ob er wirklich ein Waisenkind sei? Im Kongo und überhaupt in Afrika ist man selten wirklich Waise, da die Großfamilie so eine große Rolle spielt. Kinder ohne Eltern werden normalerweise von Onkeln und Tanten aufgenommen, so wie es bei meinem Vater der Fall war.

Auf mein Fragen hin erzählte er mir seine Geschichte. Das anfängliche Rinnsal an Informationen wurde zu einem großen Strom, als ob er sich eine große Last von der Seele reden wollte.

Er war mit seinen Geschwistern und Eltern in einem kleinen Bauerndorf aufgewachsen, sagte er. Sie waren arm, lebten aber in Frieden, trotz der Präsenz verschiedener Milizen in der Region. Das änderte sich, als er zwölf Jahre alt war.

Eine der kongolesischen »Selbstverteidigungs«-Gruppen – sie nannte sich Katuku – überfiel das Dorf. Er erinnerte sich an das Geschrei und die Schüsse, das Chaos. Einige der Kämpfer kamen zu seinem Haus und schleppten ihn fort. Sie richteten ihre Gewehre auf ihn und sagten ihm, er müsse bei ihnen mitmachen.

Er wurde in die Wälder verschleppt und in die Gruppe aufgenommen. Er erinnerte sich, dass der Kommandant ihm eine Bezahlung in Aussicht stellte, aber das versprochene Geld hatte er nie gesehen. »Du wirst auch Frauen haben. So viele du willst«, hatte der Kommandant gesagt. Er erinnerte sich an das Gefühl von Macht, als er zum ersten Mal eine Waffe in der Hand hielt. Das gefiel ihm.

Nicht lange und er beteiligte sich an nächtlichen Überfällen auf Dörfer in der Umgebung, um nach Lebensmitteln, medizinischen Hilfsgütern und allem zu suchen, was zur Unterstützung der Miliz verkauft werden konnte. Vor ihren Einsätzen sagte der Kommandant zu seinen Männern: »Die Frauen gehören euch, macht mit ihnen, was ihr wollt.« Die anderen Milizionäre verschleppten und vergewaltigen sie. Obwohl er noch so jung war, machte er unter dem Druck der anderen mit. Es gehörte zum Leben in der Gruppe.

Mir sträubten sich die Haare. Ich bereute zutiefst, dass ich ihn überhaupt empfangen hatte. Ich starrte auf den Boden vor meinem Couchtisch. Als ich wieder aufblickte, sah ich seine hageren Gesichtszüge und die dunklen Flecken unter seinen Augen. Ich sah, wie er unruhig hin- und herrutschte und nach Worten suchte. Er schaute abwechselnd an die Decke oder aus dem Fenster in die Ferne.

Ich beugte mich vor, die Hände vor meinem Körper verschränkt. Ich überlegte, ob ich nicht aufstehen und ihn hinauswerfen sollte. Es war abscheulich, ungeheuerlich, absurd. Wir schrieben das Jahr 2014, und ich hatte die letzten anderthalb Jahrzehnte damit verbracht, Verletzungen und Verstümmelungen zu behandeln, die Mörder wie er verursacht hatten. Warum suchte er ausgerechnet in meinem Krankenhaus nach Hilfe?

Aber ich warf ihn nicht hinaus. Meine Wut schwappte in einer heißen Welle über mich hinweg und ebbte dann wieder ab. Ich beschloss, ihn weiterreden zu lassen. Er sollte mir helfen zu verstehen.

Er sei süchtig nach dem Leben eines Rebellen geworden, erklärte er. Die nächtlichen Angriffe, die Schüsse, die Action, das Töten, die Schreie. Das Leben im Lager sei schwierig und unbequem gewesen, deshalb habe er sich auf die Überfälle gefreut.

»Es war wie eine Droge, ich habe mir keinerlei Fragen gestellt«, sagte er. »Ich habe es regelrecht genossen, schlimme Dinge zu tun.«

Der Reflex, diese Art von Handlung zu genießen, ist als »appetitive Aggression« bekannt – es geht in anderen Worten um die Lust an der Gewalt. Sie wird bei Soldaten und Sicherheitskräften auf der ganzen Welt beobachtet. Dies zeigte eine Studie aus dem Jahr 2013, für die im Kongo mehr als 200 ehemalige Milizionäre aus sechzehn verschiedenen bewaffneten Gruppen befragt wurden.[1]

Eine Mehrheit von ihnen – 64 Prozent – hatte als Kindersoldaten begonnen, und mehr als die Hälfte gab an, dazu gezwungen worden zu sein. Eine beträchtliche Anzahl war von ihren eigenen Befehlshabern selbst sexuell missbraucht worden.

Viele ihrer Aussagen sind unfassbar erschütternd. Sie beschreiben, wie sie Zivilisten enthauptet, auf Befehl abtrünnige Kameraden erschlagen oder Blut oder Fleisch von Menschen verzehrt haben. Mehr als vier von zehn stimmten »ein wenig« oder »sehr« zu, dass es befriedigend sei, andere zu verletzen, während einer von drei eine »körperliche Begierde oder ein physisches Bedürfnis verspürte, hinauszugehen und zu kämpfen«.

Mein Besucher und seine Kameraden hatten sogar die Menschen in seinem eigenen Heimatdorf terrorisiert. Sie waren zurückgekehrt, um zu töten und zu vergewaltigen. Sie hatten Frauen als Geiseln genommen, die ihn als einen Jungen aus der Gegend wiedererkannt hatten. »Wie kannst du uns das antun? Wir kannten deine Eltern«, hatten sie gefleht. Er rauchte Drogen und scherte sich nicht darum.

Doch nun werde er von seiner Vergangenheit eingeholt, sagte er. Er habe Schlafschwierigkeiten und regelmäßig Albträume. Und er könne nirgendwohin.

»Ich kann nicht zurückgehen und ihnen gegenübertreten«, sagte er. »Deshalb möchte ich in Bukavu bleiben.«

Ich hörte ihm stirnrunzelnd zu und starrte immer noch auf den Boden. Konnte ich seine Geschichte glauben? Vielleicht gehörte es zu seinem üblichen Programm, um Mitleid zu erregen – und mir etwas Geld abzuknöpfen. Ich wollte ihn testen.

»Was ist mit Ihren Eltern?«, fragte ich und sah ihn an. »Was ist passiert?«

Er hielt inne und versteifte sich ein wenig, als ob ihm der Rücken schmerzte. Seine Augen huschten durch den Raum.

»Das ist das Schlimmste«, sagte er. »Meine Initiation.«

Die Befehlshaber bewaffneter Gruppen haben eine Vielzahl von Methoden, um Rekruten gefügig zu machen. Viele ihrer neuen Schützlinge sind Kinder, die entweder entführt oder von ihren Eltern unter Androhung von Gewalt ausgeliefert worden sind. Der Prozess ist im Allgemeinen derselbe: Erst werden sie brutal misshandelt, zusammengeschlagen, dann wieder aufgebaut und zur Loyalität aufgefordert. Die Disziplin wird rücksichtslos mit Hilfe von Schlägen und Mord durchgesetzt.

Der Kampfeinsatz von Kindern, die einer Gehirnwäsche unterzogen worden sind, ist seit 1996 ein wesentliches Merkmal der Gewalt im Ostkongo. Schätzungsweise 10 000 Kindersoldaten haben am ersten Kongokrieg an der Seite von Truppen aus Ruanda, Uganda und Burundi teilgenommen.[2]

Die kongolesischen Kinder wurden mit den bekannten Versprechungen von Geld, Waffen und Frauen geködert und dann in Auffanglager gebracht, die von ruandischen Armeeoffizieren geleitet wurden. Sie wurden rücksichtslos »schikaniert« und extremer Gewalt ausgesetzt, manchmal wurden sie gezwungen, Gefangene vor den Augen ihrer Kameraden zu exekutieren.[3]

Während der Invasion im Kongo beschrieb ein Kommandeur der kongolesischen Armee, wie er durch sein Fernglas die vorrückenden Truppen beobachtete und eine Welle von uniformierten Kindern auf sich zukommen sah, von denen einige Granatwerfer trugen, die größer waren als sie selbst.[4] Der Anführer der Rebellentruppen, Laurent-Désiré Kabila, hing so sehr an seinen Kindersoldaten, den *Kadogos* (was so viel wie »die Kleinen« bedeutet), dass er sie zu seinen persönlichen Leibwächtern machte, als er zum Präsidenten ernannt wurde. Einer von ihnen soll für seine Ermordung im Januar 2001 verantwortlich gewesen sein.

Seitdem ist die Rekrutierung von Kindern eine gut dokumentierte und weit verbreitete Taktik, die von fast allen Rebellengruppen im Ostkongo, einschließlich der von Uganda und Ruanda unterstützten, angewendet wird. Neben Entführung und Zwangsrekrutierung suchen sie ihren Nachschub unter der wachsenden Zahl von notleidenden Kindern in den Städten. Die Obdachlosen und Waisenkinder sind bereit, ihr von Demütigungen und Armut geprägtes Leben gegen ein paar Hundert Franc im Monat und eine Waffe einzutauschen.

Unter Drogen gesetzt, einer Gehirnwäsche unterzogen und durch die Androhung von Gewalt und Folter unter Kontrolle gehalten, haben sich Zehntausende von Männern und Jungen mit einer ähnlichen Geschichte wie der meines Besuchers an den Morden der vergangenen zwanzig Jahre beteiligt.

Als er begann, mir von seiner Initiation zu erzählen, war ich mir zum ersten Mal sicher, dass er die Wahrheit sprach. Er schien traumatische Erinnerungen zu durchleben und brach vor meinen Augen zusammen. Unter Tränen gestand er, dass er gezwungen worden war, seine eigene Mutter zu verstümmeln. Sein Kommandeur hatte ihn zurückgeschickt und ihm befohlen, dies als Beweis für seine Loyalität zu tun.

»Ich hatte keine andere Wahl«, sagte er schluchzend. »Sie sagten, sie würden mich töten, wenn ich es nicht täte … Ich war noch ein Kind. Was hätte ich tun sollen?«

Nachdem er seine Qualen geschildert hatte, herrschte einige Minuten lang bedrücktes Schweigen. Er atmete schnell und flach. Mein Herz klopfte, mein Rücken und meine Beine hatten sich vor Anspannung verkrampft.

»Aber sie ist von dem, was ich ihr angetan habe, nicht gestorben«, murmelte er schließlich. »Sie hat überlebt, das weiß ich. Aber sie ist vor ein paar Jahren gestorben, an einer Krankheit. Ich konnte sie nie wieder besuchen.«

Die Geschichte dieses jungen Mannes gibt einen flüchtigen Einblick in das, was in den letzten 25 Jahren im Kongo passiert ist: Der weit verbreitete Einsatz von Kindersoldaten beantwortet zum Teil die Frage, warum dieses extreme, sadistische Verhalten so um sich gegriffen hat. Aber wo fing das alles an? Warum hatten wir im Panzi-Krankenhaus Ende der Neunzigerjahre plötzlich so viele schwer verletzte Frauen zu behandeln?

Die einzige plausible Erklärung ist, dass die verrohende, abstumpfende Gewalt des ruandischen Völkermords wie ein Virus über die Grenze hinweg in den Kongo übersprang, als sich die Auseinandersetzungen zwischen Tutsi und Hutu mit den beiden Invasionen von 1996 und 1998 in meinem Land ausbreiteten.

Seit Beginn unserer Arbeit im Panzi-Krankenhaus haben wir grundlegende Daten von Patientinnen über die Identität ihrer Angreifer gesammelt. Mehr als 90 Prozent erzählten in den ersten Jahren, dass ihre Vergewaltiger bewaffnet gewesen seien und Kinyarwanda, die Sprache Ruandas, gesprochen hätten.

Alle im Ostkongo geschehenen Gräueltaten ereigneten sich einige Jahre zuvor in Ruanda während des Völkermords der Hutu an den Tutsi: Genitalverstümmelung, sexuelle Versklavung, Vergewaltigung in der Öffentlichkeit und vor Familienangehörigen, Angehörige, die gezwungen werden, andere Familienmitglieder zu missbrauchen und manchmal auch zu töten. Es ist alles belegt. Sexuelle Gewalt war eine gezielte Taktik im Rahmen der ethnischen »Säuberung«.

Vergewaltigung wurde in Ruanda als Kriegswaffe eingesetzt, und es ist wichtig, den Unterschied zwischen dieser absichtlichen, gezielten Art der sexuellen Gewalt und der in allen Krisengebieten vorkommenden Gewalt zu verstehen. Obwohl oft tabuisiert, ist Vergewaltigung, genau wie Zerstörung und Tod, ein hässlicher Teil der Kriegsführung. In jedem Krieg missbrauchen Soldaten ihre Macht, indem sie sich der Frauen bemächtigen. Es sind die Taten des Eroberers, die auf die »Körper der Frauen des besiegten Feindes« abzielen, wie die amerikanische Feministin Susan Brownmiller formulierte.

Der weit verbreitete Missbrauch von französischen und belgischen Frauen durch vorrückende deutsche Soldaten während des Zweiten Weltkriegs fällt in diese Kategorie, wie auch die Vergewaltigungen deutscher Frauen durch Soldaten der

Roten Armee am Ende des Krieges. Schätzungsweise 95 000 bis 130 000 Vergewaltigungsopfer wurden nach dem Sieg über das Naziregime allein in den beiden großen Krankenhäusern in Berlin behandelt. Historiker schätzen, dass die Gesamtzahl der Opfer landesweit in die Millionen gehen dürfte.[5] Auch der Missbrauch durch amerikanische und britische Streitkräfte ist dokumentiert.

Im Jahr 1937 gab es in der chinesischen Stadt Nanking Massenvergewaltigungen chinesischer Frauen durch kaiserliche japanische Truppen. Es glich einem Racheakt wütender, frustrierter, oder gelangweilter Soldaten für ihre erlittenen Verluste an der Zivilbevölkerung. Allein während des ersten Besatzungsmonats gab es etwa 20 000 Fälle von Vergewaltigung in der Stadt.[6] In Gewaltexzessen, die genauso brutal waren wie alles, was in den Wäldern des Kongo geschieht, wurden Frauen Bambusstöcke und Bajonette in die Vagina gestoßen, und wenn sie sich wehrten, wurden sie häufig getötet.

In Japan entsprachen viele Angehörige der Alliierten ihrem Spitznamen – einheimische Frauen bezeichneten sie manchmal als »Barbaren« – aufgrund der Sexualverbrechen während der alliierten Besetzung des Landes am Ende des Zweiten Weltkriegs. Und Berichte aus dem Vietnamkrieg enthalten Beschreibungen von Gruppenvergewaltigungen, Folter und Genitalverstümmelungen durch US-Soldaten, die so abscheulich sind wie alles, was Sie auf diesen Seiten über die Ereignisse in meinem Land lesen werden.

Vergewaltigung als Kriegswaffe ist etwas anderes. Sie wird als militärische Taktik eingesetzt. Sie ist geplant. Frauen werden gezielt angegriffen, um eine gegnerische Bevölkerung zu terrorisieren. Ihre Anwendung in Konflikten in Asien, Afrika und Europa im 20. Jahrhundert erklärt sich aus der Tatsache, dass sie billig, leicht zu organisieren und leider auch furchtbar wirksam ist.

Etwa zur gleichen Zeit, als in den Neunzigerjahren in Afrika Massenvergewaltigungen bekannt wurden – in Ruanda, aber auch in Liberia und Sierra Leone –, nutzten von religiösem Hass und ethnischen Konflikten angestachelte Soldaten in Europa ähnliche Methoden, die nicht weniger grausam waren. Während der Kriege im ehemaligen Jugoslawien griffen serbische Truppen und Milizen gezielt muslimische bosnische Frauen an und richteten sogar Vergewaltigungslager ein, wie die berüchtigte Partizan-Sporthalle in der bosnischen Stadt Foca.

Vergewaltigungen versetzten alle, Männer wie Frauen, ebenso in Angst und Schrecken wie Todesdrohungen. Wenn die Vergewaltigungen in der Öffentlichkeit stattfanden oder die ganze Familie zusehen musste, wirkten sie terrorisierend, was den Exodus der nichtserbischen Gemeinschaften in Bosnien beschleunigte. Und indem die Täter speziell Mütter oder Mädchen angriffen, beschädigten sie das soziale Gefüge ihrer Feinde, denn Frauen sind die Hauptbezugspersonen für ihre Kinder und die Trägerinnen zukünftiger Generationen. Öffentliche Vergewaltigungen zerstörten Familien: Beziehungen zerbrachen; Männer ließen sich aus Scham von ihren Frauen scheiden.

Einige Überlebende der Kriege im ehemaligen Jugoslawien sagten später vor Gericht aus, dass ihre Angreifer die Vergewaltigung als Mittel sahen, die ethnische Identität ihrer Opfer auf eine Weise zu untergraben, die Mord nicht leisten konnte. »Du solltest froh sein, dass du jetzt ein serbisches Baby bekommst«, spotteten einige Vergewaltiger.

Die Konflikte in Ruanda und Jugoslawien im letzten Jahrzehnt des 20. Jahrhunderts trugen mehr als alle anderen Konflikte dazu bei, das Bewusstsein für den Einsatz von Vergewaltigung zum Zwecke der ethnischen »Säuberung« zu schärfen. Dies führte zu wichtigen Entwicklungen im internationalen Recht, auf die ich später noch eingehen werde.

Ähnlich motivierte Massenvergewaltigungen wurden in jüngerer Zeit in ethnischen und religiösen Konflikten vom Südsudan über Myanmar bis zum Irak beobachtet. In allen Fällen nutzen die Männer sie als Mittel zur Beherrschung und Vernichtung der »feindlichen« Bevölkerung.

Manchmal wird Vergewaltigung auch als Waffe in wirtschaftlich motivierten Konflikten eingesetzt. Sie dient dazu, die lokale Bevölkerung zu kontrollieren, anstatt sie zu vertreiben. In Südamerika setzen Drogenbanden sexuelle Gewalt zielgerichtet ein, um Einzelpersonen oder ganze Gemeinschaften zu bestrafen, die ihren Geschäften im Wege stehen.

Die schreckliche Besonderheit des Kongokonflikts besteht darin, dass die Vergewaltigungen aus sämtlichen dieser Gründe begangen wurden: von ausländischen Besatzungssoldaten, die den Nervenkitzel suchten oder Rache übten, als Mittel zur Kontrolle und Vernichtung der lokalen Bevölkerung und aus wirtschaftlichen Gründen.

Die Ruander, die für die erste Welle der Gewalt gegen Frauen verantwortlich waren, waren Hutu-Extremisten, die nach dem Völkermord im Jahr 1994 in den Kongo geflüchtet waren. Ihnen folgten die von den Tutsi geführte ruandische Armee und kongolesische Rebellen, die an der Invasion und Besetzung des Kongo im Ersten und Zweiten Kongokrieg in den Jahren 1996 und 1998 teilnahmen. Diese letztgenannten Truppen missachteten jegliche Regeln der Kriegsführung und der Menschenrechte und verübten auf ihrem Zug durch das Land reihenweise Gräueltaten.

Die Hutu, die nach dem Ersten Kongokrieg, als über eine Million ruandische Flüchtlinge nach Hause zurückkehrten, im Kongo blieben, gründeten die entsetzliche, brutale FDLR-Miliz. Sie setzten Vergewaltigungen ein, um die lokale Bevölkerung in den von ihnen kontrollierten Gebieten zu terrorisieren.

Alle Seiten – die Hutu-Rebellen, die ruandische Armee und ihre Stellvertreter – verbreiteten das Virus der extrem gewalttätigen Vergewaltigungen weiter in den Kongo hinein.

Ende der Neunzigerjahre waren zehn verschiedene Länder in den Kongokrieg verwickelt, von denen die meisten auch Truppen entsandten. Der östliche Teil des Landes wurde von der von Ruanda unterstützten Rebellenbewegung RCD kontrolliert. Die Rebellen splitterten sich jedoch bald in verschiedene Fraktionen auf.

Kongolesische Selbstverteidigungsgruppen schossen wie Pilze aus dem Boden und bewaffneten sich. Historische Landstreitigkeiten zwischen ethnischen Gruppen und Stämmen arteten in Gewalt aus, als Recht und Ordnung zusammenbrachen. Bald stand der gesamte Osten des Kongo in Flammen. Das Land war ein Flickenteppich aus verschiedenen Kriegen.

Die unterschiedlichen Gruppen hatten gemeinsam, dass sie die Taktik der ruandischen Extremisten und Soldaten übernahmen. Sie infizierten sich mit dem Virus. Sie nahmen keine Rücksicht auf die Zivilbevölkerung. Sie vergewaltigten öffentlich mit äußerster Brutalität; sie entführten Frauen in die Wälder und hielten sie als Sexsklavinnen.

Obwohl die Misshandlungen durch die kongolesische Armee in den Neunzigerjahren dokumentiert wurden, wurden die nationalen Streitkräfte ab 2003 in erheblichem Maße infiziert. In diesem Jahr trat ein Friedensabkommen in Kraft, das den von den

Rebellen gehaltenen Norden und Osten und den von der Regierung kontrollierten Westen wieder vereinen sollte. Es wurde von Laurent-Désiré Kabilas Sohn Joseph unterzeichnet, der nach der Ermordung seines Vaters im Jahr 2001 die Macht übernommen hatte. Alle ausländischen Kriegsparteien sollten ihre Truppen abziehen und die wichtigsten Rebellenmilizen in die nationale Armee integriert werden.

Die Politik der Eingliederung von Rebellen in die nationalen Streitkräfte wird *mixage et brassage* genannt und zeichnete alle bisherigen Friedensbemühungen im Kongo aus. Da die Regierung mit den Milizen vor Ort nicht fertigwird, versucht sie, sie zu kaufen, indem sie ihnen anbietet, in die Armee einzutreten. Sie gibt ihnen Uniformen und lässt sie einen Eid auf den Schutz der Nation ablegen. Infolgedessen werden Warlords und Tausende von ehemaligen Kindersoldaten in das kongolesische Militär überführt.

Dies war bei meinem Besucher der Fall. Er hatte beschlossen, nach Bukavu zu kommen, als sein Kommandant sich der kongolesischen Armee anschließen wollte. Bis heute dienen noch viele ruchlose Kriegsverbrecher als ranghohe Offiziere in der kongolesischen Armee.

Viele Warlords haben die Drehtür zwischen dem Militär und den Rebellen mehrmals durchlaufen. Einer von ihnen ist Laurent Nkunda, dessen Truppen im Jahr 2004 Bukavu verwüsteten und Tausende Frauen vergewaltigten, darunter auch Tatiana, die ich im letzten Kapitel vorgestellt habe.

Die Eingliederung der Rebellen hatte erhebliche Auswirkungen auf die Disziplin, den Zusammenhalt und die Schlagkraft der kongolesischen Armee. Die neuen Rekruten legten ihre Waffen nieder und gelobten, das Land und seine Bürger zu verteidigen – aber sie legten nicht ihre brutalen Methoden ab. Ihre alten Waffen wurden ausgemustert, ihre Einstellungen nicht. Wir registrierten mehr und mehr Opfer, die von den kongolesischen Streitkräften missbraucht worden waren.

Nachdem das Virus die Streitkräfte infiziert hatte, sprang es schließlich auf die Zivilbevölkerung über. Nicht alle Rebellen wechselten zur Armee. Einige von ihnen, wie mein Besucher, lehnten das vom Militär angebotene Leben mit geringer Bezahlung und schlechten Lebensbedingungen ab. Stattdessen versuchten sie, zu einem normalen Leben zurückzukehren. Sie suchten Arbeit. Sie gingen zurück in ihre Heimatdörfer, wenn sie konnten. Aber sie machten weiter Jagd auf Frauen. Sie vergewaltigten weiter.

Diese lange Infektionskette ist entstanden, weil sich der Konflikt so lange hingezogen hat. Die Zahl der Opfer, der Millionen von Toten, Vergewaltigten und Vertriebenen, ist so erschreckend hoch, weil die Kämpfe trotz des Friedensabkommens von 2002 nie aufgehört haben. Der Kongo ist noch immer von bewaffneten Gruppen entzweit, fast 25 Jahre nach dem Ersten Kongokrieg.

Der Treibstoff aber, der die Kämpfe heute aufrechterhält und erklärt, warum Vergewaltigung im Kongo weiterhin als Kriegswaffe eingesetzt wird, liegt unter der Erde. Obwohl die Kriege ursprünglich im Tutsi-Hutu-Konflikt in Ruanda wurzelten, haben die Kämpfe heute eher wirtschaftliche als ethnische Ursachen. Sie hängen mit den Bodenschätzen zusammen, die über Millionen von Jahren unter der kongolesischen Erde entstanden sind.

Man nimmt an, dass ihre Ursprünge im Präkambrium liegen, dem Erdfrühzeitalter, das der Entwicklung von Leben vorausging. Geologen glauben, dass ein überhitzter flüssiger Strom, der reich an metallischen Legierungen ist, aus dem Erdkern nach oben gelangte und schließlich in die Kruste Zentralafrikas einging. Daher verfügt der Kongo über einige der weltweit reichsten Vorkommen von Kupfer, Coltan, Kobalt, Kassiterit, Uran, Stannit und Lithium sowie Diamanten und Gold. Einige sind wegen ihrer Schönheit begehrt, andere sind für unsere moderne technologiebasierte Wirtschaft unverzichtbar.

Seit Beginn der Invasionen in den Jahren 1996 und 1998 haben unsere Nachbarn Ruanda und Uganda alles Wertvolle, das sie auf ihrem Weg durch den Kongo fanden, mitgenommen und außer Landes geschafft: Holz, Kaffee, Vieh und natürlich auch Gold, Diamanten und Mineralien.

Während des Ersten Kongokriegs arbeitete ich in der Flüchtlingshilfe. Ich erinnere mich, dass ich nach Nairobi zurückflog und in Kigali, der Hauptstadt Ruandas, einen kurzen Zwischenstopp einlegen musste. Während der Wartezeit am Flughafen unterhielt ich mich mit einigen Mitgliedern des Bodenpersonals und erzählte ihnen, was ich gesehen hatte und was vor Ort im Kongo geschah. Sie erzählten von ungewöhnlichen Landungen, die sie beobachtet hatten: Flugzeuge, die Kisten mit grauem Staub transportierten. Sie hatten keine Ahnung, was das war. Höchstwahrscheinlich war es Kassiterit, Kobalt oder Coltan – von der Elektronikindustrie heißbegehrte Erze.

Einige Jahre später traf ich auf einer Dinnerparty einen lokalen Geschäftsmann aus dem Mineralienhandel. Er erzählte, wie er nach der Invasion bankrottgegangen war und seine Lebensgrundlage verloren hatte, nachdem sein Kassiterit-Lager geplündert und nach Ruanda verschifft worden war.

In den ersten Jahren des Zweiten Kongokriegs wurden Tausende Tonnen von Mineralien und Edelmetallen aus dem Land geflogen. Dies geht aus einer im Jahr 2001 veröffentlichten UN-Untersuchung hervor.[7] Banken und Unternehmen mit Sitz in Uganda und Ruanda organisierten die Plünderung der kongolesischen Ressourcen in den besetzten Gebieten.

Die Invasion in den späten Neunzigerjahren fiel mit einem sprunghaften Anstieg der Preise für die von der Elektronikindustrie verwendeten Mineralien zusammen, da die Nachfrage nach Mobiltelefonen, Batterien und Spielkonsolen boomte. Die Besetzung »finanzierte sich selbst«, so die berüchtigten Worte von Paul Kagame, dem damaligen Vizepräsidenten und De-facto-Führer Ruandas. Die Plünderungen finanzierten die Kosten für den Einsatz.

Als die Länder, die Truppen in den Kongo entsandt hatten, sich ab 2002 zurückzogen, bedrohte dies die lukrative Kriegswirtschaft aus Bergbau, Holzeinschlag und Schmuggel. Die Generäle und Politiker mussten einen Weg zur Wahrung ihrer finanziellen Interessen finden. Die Lösung war die Finanzierung von Rebellengruppen, die in ihrem Auftrag tätig waren. Ruanda zum Beispiel unterstützte Tutsi-Milizen wie den Nationalen Kongress zur Verteidigung des Volkes oder die M23-Bewegung.

Diese Milizen haben stets hochgesteckte Ziele – wie den Schutz der Tutsi vor Diskriminierung im Kongo – und sie geben sich absurd hochtrabende Namen, die sich auf Demokratie oder Verteidigung berufen. Aber sie sind von niederen wirtschaftlichen Motiven getrieben: Ihr Geschäft sind Bergbau, Schmuggel und Erpressung.

Für die kongolesischen Selbstverteidigungsmilizen waren das Betreiben von Minen und das Eintreiben von Steuern ein Mittel, sich selbst zu finanzieren, und für ein paar Höhergestellte, Reichtum und Einfluss zu erlangen. Die meisten dieser Rebellengruppen haben Verbindungen zu kongolesischen Politikern in Kinshasa oder zu hochrangigen kongolesischen Militärs. Sie werden als Druckmittel zum Schutz privater Bergbauinteressen eingesetzt. Die Kontrolle über eine Miliz bringt einem Politiker Macht und damit die Möglichkeit, Frieden zu schaffen oder Chaos anzurichten.

Der schwache kongolesische Staat arbeitet mit diesen Akteuren zusammen. Er ist unfähig, die Kontrolle über sein Gebiet zurückzuerlangen und die Industrie zu regulieren. Grund dafür sind eine bewusste Politik der Vernachlässigung und die Unterfinanzierung der Streitkräfte und der staatlichen Verwaltung.

Ich sage immer, dass das Chaos im Ostkongo ein organisiertes Chaos ist. Es dient den Interessen eines Netzwerks, das bis in die oberen Ebenen des kongolesischen Staates sowie zu den Eliten unserer Nachbarländer reicht.

Vergewaltigung ist Teil dieses Prozesses der rücksichtslosen Ausbeutung. Die 25 Jahre sexueller Gewalt im Kongo sind mit der Ausbeutung von Rohstoffen verknüpft.

Erstens wurde die angebliche Verfügbarkeit von Sex Teil des Rekrutierungsprozesses für die Milizen, wie mein Besucher erzählt hatte. Den neuen Rekruten wurde ein Abenteuer mit Waffen und Macht in Aussicht gestellt. Die gleiche Taktik kam im Irak und in Syrien von den Ideologen des Islamischen Staates (ISIS) zur Anwendung, die ein ausgeklügeltes System der sexuellen Sklaverei errichteten. Den jungen Männern und Jungs wird erzählt, sie könnten so viele Frauen haben, wie sie wollen. Vergewaltigung ist Teil des Initiationsprozesses und ein abartiges Bindungsritual unter den Rekruten.

Sexuelle Gewalt gehört aber auch zur militärischen Strategie der Kommandeure. Steht jemand in Verdacht, die Rebellen nicht zu unterstützen, werden Vergewaltigungen zur Disziplinierung eingesetzt. Gerät eine Dorfgemeinschaft unter Verdacht, feindlich gesinnt zu sein – zum Beispiel, wenn sie mit den kongolesischen Streitkräften oder einer rivalisierenden Miliz zusammenarbeitet –, vergreift man sich an den Frauen.

Mit sexueller Gewalt wird auch die Zivilbevölkerung in der Umgebung von Bergbaugebieten verjagt. Sobald irgendwo Mineralien entdeckt werden, gibt es einen Ansturm von Kleinbergbaubetreibern, der oft zu Konflikten über den Besitz und die Kontrolle über Land und Wasser führt. Massenvergewaltigungen werden zur Vertreibung der lokalen Bevölkerung eingesetzt. Dabei geht es nicht um ethnische Auslöschung, wie in Ruanda oder dem ehemaligen Jugoslawien. Hier wird Vergewaltigung als Kriegswaffe eingesetzt, um ein Gebiet zur persönlichen Bereicherung zu räumen.

Im Jahr 2009 haben wir in einer ersten Studie dieser Art untersucht, ob ein eindeutiger Zusammenhang zwischen dem Auftreten von extremer sexueller Gewalt und den bekannten Standorten großer Mineralvorkommen besteht. Unsere Hypothese war, dass sich die Übergriffe in Gebieten konzentrierten, in denen Bergbau betrieben wurde.

Die Forschungsarbeit, die ich gemeinsam mit der Wissenschaftlerin Cathy Nangini verfasste und in der Zeitschrift *PLOS Medicine* veröffentlichte, verwendet Daten über die Herkunft der Opfer, die im Panzi-Krankenhaus behandelt worden sind. Wir fanden heraus, dass drei Viertel von ihnen aus drei isolierten ländlichen Gebieten stammten – Walungu, Kabare und Shabunda –, wo reiche Bodenschätze existierten und bewaffnete Gruppen den Bergbau kontrollierten.

Die von uns erstellte Karte, auf der die Gebiete mit hohen

Vergewaltigungsraten deckungsgleich waren mit jenen mit großen Vorkommen, zeigte eindrucksvoll, wie sexuelle Gewalt mit dem Kampf um die Kontrolle von Mineralien, Edelmetallen und Diamanten zusammenhing.

Wer profitiert also letztendlich von diesem Chaos? Die Warlords natürlich, die nahe der Spitze der Pyramide stehen. Sie kassieren die Steuern und sind oft direkt oder über Partner am Handel mit diesen konfliktbehafteten Mineralien beteiligt. Sie verwenden die Einnahmen, um ihre Männer zu bezahlen und neue Waffen zu kaufen.

Über den Warlords sitzen die Mitglieder der wirtschaftlichen, politischen und militärischen Eliten – meist überschneiden sich diese Kategorien –, die in den kongolesischen, ruandischen und ugandischen Hauptstädten in Villen leben und teure Autos fahren. Sie koordinieren den Schmuggel, dann die ersten Schritte der Verarbeitung und schließlich die Ausfuhr auf die Märkte im Nahen Osten und Asien. Sie arbeiten mit einer Reihe von zwielichtigen Geschäftsleuten und multinationalen Unternehmen zusammen, über die diese blutbefleckten Produkte gewaschen und in die globalen Lieferketten eingebracht werden.

Mineralien wie Coltan, Kobalt, Tantal und Zinn sind nach wie vor wichtige Rohstoffe für die elektronischen Produkte, die unsere moderne Wirtschaft und Lebensweise aufrechterhalten: für Kondensatoren, Leiterplatten und für Batterien, die in Mobiltelefonen, Elektroautos bis hin zur Weltraum- und Satellitentechnik zu finden sind. Der Kongo ist der weltweit größte Produzent von Kobalt, das in wiederaufladbaren Batterien verwendet wird, und verfügt über die größten bekannten Vorkommen dieses Erzes.

Insbesondere Ruanda hat sich zu einem weltweit führenden

Exporteur von Mineralien entwickelt, in Mengen, die weit über seine eigenen Vorkommen und Kapazitäten hinausgehen. Zusammen mit Uganda ist es auch ein führender Goldlieferant, was seit zwanzig Jahren ein Eckpfeiler der Kriegswirtschaft ist. Bis heute wird nahezu die gesamte kongolesische Goldproduktion ins Ausland geschmuggelt.

Laut einem Bericht vom Juni 2019 stellten die UN-Experten für kongolesische Rohstoffe fest, dass Ruanda die Ausfuhr von 2,16 Tonnen des Metalls in die Vereinigten Arabischen Emirate (VAE), einem weltweit führenden Umschlagplatz für Gold, deklarierte. Die Wirtschaftsdaten der VAE zeigten jedoch, dass die Einfuhren aus Ruanda mit 12,5 Tonnen sechsmal so hoch waren. Uganda meldete Ausfuhren von 12 Tonnen, aber die VAE-Daten zeigten Einfuhren von 21 Tonnen.[8]

Aus diesem Grund habe ich in meiner Rede zur Verleihung des Friedensnobelpreises in Oslo 2018 die versammelten Würdenträger und die Fernsehzuschauer aufgefordert, ihr eigenes Gewissen zu prüfen. Geschicktes Marketing für Markenwaren soll die schmutzigen Geheimnisse des Produktionsprozesses vergessen machen. Die Minen im Kongo, wo Männer und Jungen ihr Leben und ihre Gesundheit aufs Spiel setzen, um in unbeleuchteten Tunneln oder in riesigen Tagebaugruben zu arbeiten, sind der schmutzigste, obskurste und am wenigsten beachtete Tiefpunkt unserer modernen globalen Wirtschaft.

»Wenn Sie Ihr Elektroauto fahren, Ihr Smartphone benutzen oder Ihren Schmuck bewundern, nehmen Sie sich eine Minute Zeit, um über die menschlichen Kosten für die Herstellung dieser Gegenstände nachzudenken«, sagte ich in meiner Nobelpreisrede. »Die Augen vor dieser Tragödie zu verschließen, macht Sie zu Komplizen.« Ich wollte niemanden beschuldigen, aber ich wollte allen Zuhörern klarmachen, dass sie die Realität nicht länger ignorieren können.

Der Kampf gegen das Stehlen und Waschen von kongolesischen Rohstoffen kann gewisse Erfolge verzeichnen. Die Organisation für wirtschaftliche Zusammenarbeit und Entwicklung (OECD) hat einen Leitfaden für Unternehmen entwickelt, die Zinn, Tantal, Wolfram und Gold aus dem Kongo verwenden, wonach sie ihre Lieferanten überprüfen müssen.

Im Jahr 2010 verabschiedeten die USA das Dodd-Frank-Gesetz, in dem unter anderem von in den USA notierten Unternehmen, die Mineralien aus dem Kongo oder der Region verwenden, verlangt wird, eine Sorgfaltsprüfung durchzuführen und ihre Lieferketten offenzulegen. Zwölf afrikanische Länder, darunter der Kongo und Ruanda, haben ebenfalls Gesetze erlassen, die Unternehmen zur Überprüfung ihrer Lieferketten verpflichten.

Diese Maßnahmen haben in einigen Bereichen Wirkung gezeigt, aber der Anreiz ist so stark und die Gewinnspanne für geschmuggelte Mineralien und Edelmetalle so groß, dass korrupte kriminelle Netze immer noch Wege finden, daraus Profit zu schlagen. Vom Hafen in Bukavu legen regelmäßig nachts Boote ab, die, von den Grenzbeamten bewusst ignoriert, über das stille Wasser des Kivu-Sees zu Entladestellen in Ruanda gleiten.

Leider ist die Ausplünderung der natürlichen Ressourcen des Kongo zum Nutzen einer kleinen Elite ein Muster, das seit zwei Jahrhunderten immer wiederkehrt, wenn auch in unterschiedlichen Formen. Erst haben die europäischen Kolonialisten profitiert, dann die Afrikaner. Aber die Methoden und Ziele sind immer dieselben.

Die ersten Händler, die das Gebiet ohne Rücksicht auf die Bewohner ausbeuteten, kamen im 18. Jahrhundert: portugiesische Seefahrer und arabische Händler, die auf der Suche nach Sklaven die Küsten Afrikas heimsuchten.

Dann übernahm der belgische König Leopold II. die Herrschaft, der mit seinem Kongo-Freistaat die Grenzen des heutigen Landes festlegte. Sein kriminelles, ausbeuterisches Regime konzentrierte sich zunächst auf Elfenbein. Die Elefantenherden in den äquatorialen Wäldern wurden dezimiert und ihre Stoßzähne nach Europa verschifft, wo sie zu Luxusgütern der damaligen Zeit verarbeitet wurden: Billardkugeln, Klaviertasten, Schachfiguren, Schnitzereien und falsche Zähne. Dann kam ein neuer Boom, der durch die Erfindung des Gummireifens im Jahr 1888 ausgelöst wurde.

Die Verwalter des Königs, die mit vor Ort ausgebildeten kongolesischen Soldaten arbeiteten, trieben die Einheimischen mittels Zwangsarbeit und kollektiver Bestrafungen zum Kautschuksammeln in die Wälder. Zur schockierenden Gier kam extreme Brutalität. Wenn die Produktionsquoten nicht erreicht wurden, wurden ganze Dörfer niedergebrannt, Frauen als Geiseln genommen und Tausenden von Menschen die Gliedmaßen abgehackt.

Seine Tyrannei, verewigt in Fotos von Männern, Frauen und Kindern mit abgetrennten Händen oder Füßen, hat die Bevölkerung des Kongo schätzungsweise um die Hälfte reduziert. Massenmord, Krankheiten, Hunger und Erschöpfung forderten ihren Tribut. Die Geburtenrate brach ein. Millionen Kongolesen kamen ums Leben. Adam Hochschild, der amerikanische Autor des Bestsellers *Schatten über dem Kongo*, kommt zu dem Schluss, dass die Tötung »das Ausmaß eines Völkermordes« hatte.[9]

Die internationale Empörung über Leopolds Terrorregime

löste die erste weltweite Menschenrechtsbewegung aus, die von Großbritannien aus organisiert und von Mark Twain in den USA tatkräftig unterstützt wurde. In der Folge übernahm der belgische Staat im Jahr 1908 den Kongo-Freistaat. In Brüssel stehen noch immer zahlreiche Denkmäler und Statuen von Leopold sowie die großen öffentlichen Bauwerke seiner Zeit, die von kongolesischen Arbeitskräften finanziert wurden. Dank der Black-Lives-Matter-Bewegung findet die Auseinandersetzung mit dieser Vergangenheit endlich in der Gegenwart statt.

Die belgische Herrschaft ab 1908 fiel im Zuge der Militarisierung Europas mit einem Preisboom für Metalle zusammen. Kongolesisches Kupfer war von den Alliierten im Ersten Weltkrieg für den Bau ihrer Granaten bald sehr begehrt. Später wurde kongolesisches Uran für die Atombombe verwendet, die am Ende des Zweiten Weltkriegs auf die japanische Stadt Hiroshima geworfen wurde.

Die Bodenschätze des Landes erklären, warum sich der unabhängige Kongo ab 1960 unmöglich aus dem westlichen Einflussbereich lösen konnte. Als Premierminister Patrice Lumumba die Sowjetunion um Unterstützung bat, war dies das Signal für Belgien und die USA, seine Ermordung zu planen.

Die dann folgenden vier Jahrzehnte, die Mobutu an der Macht war, setzten lediglich die Ausbeutung der Bodenschätze zum eigenen Vorteil fort. Nur dass anstelle der Europäer nun er und sein Netzwerk von Vertrauten ungeheuer reich wurden, während das Land immer ärmer wurde.

In den vergangenen zwanzig Jahren hätten die Einnahmen aus den Bodenschätzen des Kongo für den Ausbau der dringend benötigten Infrastruktur verwendet werden können – Schulen, Straßen, Krankenhäuser und die Streitkräfte. Stattdessen wurde das Geld abgeschöpft, meist in private Taschen, aber auch in die öffentlichen Kassen unserer Nachbarn, die von den Arbeitsplätzen, den Steuereinnahmen und den Deviseneinnahmen aus dem Verkauf geschmuggelter kongolesischer Rohstoffe profitieren.

China, das sich in den letzten zehn Jahren durch undurchsichtige Geschäfte mit der Regierung des ehemaligen Präsidenten Joseph Kabila umfangreiche Schürfrechte gesichert hat, ist die jüngste ausländische Macht, die nach Möglichkeiten für die eigene Bereicherung sucht. Das Muster der Ausbeutung setzt sich fort.

Selbst wenn ausländische Investoren Steuern an den kongolesischen Staat zahlen, kommt wegen der endemischen Korruption, gegen die Kabila während seiner 18-jährigen Amtszeit nichts unternommen hat, bei den Menschen nichts an. Die Nichtregierungsorganisation Global Witness schätzt, dass innerhalb von nur zwei Jahren zwischen 2013 und 2015 rund 750 Millionen Dollar am Fiskus vorbei aus den von Unternehmen gemachten Einnahmen an staatliche Stellen geflossen sind, was einen Bruchteil der Gesamtsumme ausmacht.

Dies ist die Geschichte des Kongo, eines der reichsten Länder der Welt, das durch 150 Jahre ausländischer Besetzung, Diktatur und rücksichtsloser Ausbeutung darniederliegt.

Der junge Mann, der im Jahr 2014 in mein Büro kam, war nur ein winziges Puzzleteil dieses riesigen, komplexen Bildes. Sein Leben hatte sich in dem Augenblick verändert, als die örtliche Mai-Mai-Miliz sein Dorf angriff. Er hatte nicht erzählt, von wem der Kommandeur seine Befehle erhielt oder wessen Interessen die Miliz letztlich diente. Er hatte keine Ahnung, wer die eigentlichen Strippenzieher waren.

Nachdem ich ihm fast eine Stunde lang zugehört hatte, konnte ich nicht noch mehr ertragen. Ich wollte nur noch, dass er ging. Um das Gespräch zu beenden, sagte ich ihm, dass er als junger Mann sein Leben noch vor sich habe. Er solle versuchen, seine Sünden wiedergutzumachen und einen neuen Sinn im Leben zu finden.

In Bukavu gibt es eine Wohltätigkeitsorganisation namens BVES (Bureau pour le Volontariat au Service de l'Enfance et de la Santé), die sich um ehemalige Kindersoldaten kümmert und ihnen Unterstützung, Beratung und Ausbildungsmöglichkeiten bietet. Ich schrieb ihm den Namen und die Nummer auf und empfahl ihm, Kontakt aufzunehmen. Und aus einer Mischung aus Mitleid und dem Wunsch, seinen Aufbruch zu beschleunigen, sagte ich ihm auch die gewünschten 100 Dollar zu.

Als er aufstand, um zu gehen, und wir uns gegenüberstanden, stellte ich ihm fast unwillkürlich eine letzte Frage. So viele Jahre lang hatte ich versucht, mir vorzustellen, was für Menschen das waren, die den Körper einer Frau so mutwillig verletzen konnten. Jetzt stand einer vor mir.

»Aber warum mussten Sie mit so brutaler Gewalt vergewaltigen?«, fragte ich. »Ich habe das nie verstanden. Sie können sich nicht vorstellen, was ich hier im Laufe der Jahre gesehen habe. Warum jemanden verstümmeln?«

Bei seiner Antwort gefror mir das Blut in den Adern.

»Wissen Sie, man stellt sich keine Fragen, wenn man einer Ziege oder einem Huhn den Hals aufschlitzt. So ist es auch bei einer Frau. Wir haben mit ihnen gemacht, was wir wollten«, sagte er.

Er ging. Ich schloss die Tür hinter ihm und ließ mich in meinen Sessel fallen, rekapitulierte, was ich gehört hatte, und versuchte, es zu begreifen. Ich kniff mir in die Nase und rieb mir die Augen, schüttelte ungläubig den Kopf.

Bei seinen Beschreibungen, seinen stockenden, manchmal verworrenen Sätzen, hatte ich nicht das Gefühl gehabt, dass er gekommen war, um Vergebung zu suchen, auch nicht, dass er Reue empfand für die Leben, die er genommen, und die anderen, die er ruiniert hatte. Er schien ein schlechtes Gewissen wegen seiner Mutter zu haben, aber das war alles.

Er war in Selbstmitleid und Kummer über sein eigenes Elend gefangen. Er wollte Hilfe für sich selbst, keine Ratschläge, wie er für seine Vergangenheit büßen könnte. Aber zu meiner Überraschung empfand ich, als ich über das Gespräch nachdachte, auch Mitleid mit ihm.

Ohne seine Waffe und sein Gefühl von Macht gab er ein erbärmliches Bild ab, schwach und angeschlagen. Er litt eindeutig an einer posttraumatischen Belastungsstörung und ohne Hilfe drohte ihm eine Spirale aus Albträumen und Elend.

Wie sollte ich mich ihm gegenüber verhalten? Er war gleichzeitig ein Täter und ein Opfer von Gewalt, ein Kind, das einer Gehirnwäsche unterzogen, irregeleitet und in einen Mörder verwandelt worden war. Die wahren Schuldigen waren die Erwachsenen, die ihn bewusst und wissentlich manipuliert hatten. Sie waren die Feiglinge, die letztendlich für seine Taten verantwortlich waren.

Er war wie so viele Kongolesen, die in den Konflikt hineingesogen und dann wieder ausgespuckt wurden. Wir alle sind auf die eine oder andere Weise traumatisierte Überlebende, jeder mit seinen eigenen schmerzhaften Erfahrungen. Es ist nicht nur der Verlust geliebter Menschen, es sind Leben, die aus der Bahn geworfen wurden, und enttäuschte Ambitionen.

Ich musste immer wieder daran denken, was er zum Abschluss gesagt hatte. Es war so kalt, so beiläufig, so nüchtern gewesen.

Frauen zu vergewaltigen, hatte ihn nicht mehr behelligt als das Töten einer Ziege oder eines Huhns. Er hatte sich nie Gedanken über den Schmerz gemacht, den er zufügte, weil er damit seine sexuellen und gewalttätigen Gelüste befriedigte, wie gekochtes Huhn oder Ziege seinen Hunger stillte. Dass er im selben Atemzug Frauen mit Tieren gleichsetzte, machte deutlich, wie wenig Bedeutung er ihrem Leben beimaß. Es zeigte einen entsetzlichen Mangel an Respekt.

Als ich in den darauffolgenden Tagen über sein Verhalten nachdachte, wurde mir klar, dass dieses erbärmliche Individuum eine Gemeinsamkeit mit allen anderen Vergewaltigern hatte. Sicher, er war ein Extrembeispiel, aber sein Verhalten ähnelte dem eines Geschäftsmanns, der sich einer Untergebenen aufdrängt, eines betrunkenen Studenten, der eine Kommilitonin überfällt, eines respektablen Familienvaters, der seine Ehefrau vergewaltigt, oder eines Hollywood-Produzenten, der eine Schauspielerin ins Bett zwingt. Denn wann immer ein Mann vergewaltigt, egal in welcher Situation, in welchem Land, verrät sein Handeln dieselben Überzeugungen: dass seine Bedürfnisse und Gelüste im Vordergrund stehen und dass Frauen minderwertige Wesen sind, die benutzt und missbraucht werden können.

Männer vergewaltigen, weil sie das Leben von Frauen nicht für so wertvoll halten wie ihr eigenes. Und wenn sie ihre Macht für ihre eigene sexuelle Befriedigung nutzen können und damit durchkommen, ergreifen sie auch die Gelegenheit.

Wenn in einem friedlichen Land Recht und Ordnung zusammenbrechen, kann man einen Eindruck davon bekommen, was passiert, wenn Männer glauben, ihre Macht missbrauchen zu können. In solchen Situationen nimmt sexuelle Gewalt tendenziell zu. Es gibt inzwischen umfangreiche Forschungen über die

Vulnerabilität von Frauen in solchen Zeiten und über die Notwendigkeit, Notfallmaßnahmen »geschlechterspezifisch« zu gestalten, um ihrem besonderen Schutzbedürfnis Rechnung zu tragen. Ein anschauliches Beispiel dafür lieferte New Orleans im Jahr 2005 nach dem Hurrikan Katrina.

Es herrschte Uneinigkeit über das Ausmaß der sexuellen Gewalt während der gesetzlosen Zeit nach dem Sturm, der die Stadt verwüstet hatte. Damals gab es einige übertriebene Medienberichte von Massenvergewaltigungen, die später dementiert wurden. Aber zwei Wissenschaftler der Loyola University fanden in einer 2007 veröffentlichten Studie weitreichende Beweise für die Zunahme von Sexualverbrechen.[10]

Vieles davon erinnert an Verbrechen in Kriegszeiten: Zum Beispiel berichtete eine bekannte Jazzsängerin, dass sie, als sie auf ihrem Dach schlief, geweckt und mit vorgehaltenem Messer vergewaltigt wurde. Andere wurden beim Einkaufen oder auf dem Weg nach Hause angegriffen. Berichte über »Vergewaltigungen durch Fremde«, bei denen das Opfer den Täter nicht kannte, stiegen sprunghaft an. In Friedenszeiten machen sie nur eine kleine Minderheit der Gesamtfälle aus.

Nach einer Umfrage des National Sexual Violence Resource Center aus dem Jahr 2006 ereignete sich die größte Zahl der gemeldeten Übergriffe – 31 Prozent – in Notunterkünften wie dem Superdome der Stadt. Bei dieser Untersuchung wurden 47 Übergriffe nachgewiesen – die Spitze des Eisbergs angesichts der Schwierigkeiten, die Opfer ausfindig zu machen, und ihrer mangelnden Bereitschaft, sich zu melden.

Die Art und Weise, wie Frauen in Kriegen und bei Naturkatastrophen behandelt werden, sollte als klarer Hinweis auf die Gewalt gesehen werden, die ihnen in Friedenszeiten hinter verschlossenen Türen angetan wird. Sexuelle Gewalt ist eine weltweite Epidemie, mit der wir gerade erst anfangen uns zu befassen.

Die Zahlen variieren von Land zu Land. In einer großen Erhebung in den USA, die von den Centers for Disease Control and Prevention in Auftrag gegeben wurde, gab eine von fünf Frauen (21,3 Prozent) an, dass sie Vergewaltigung oder versuchte Vergewaltigung erlitten habe.[11]

Das sind etwa 26 Millionen Frauen. Die Zahlen legen nahe, dass 1,5 Millionen Frauen alle zwölf Monate Opfer einer Vergewaltigung oder versuchten Vergewaltigung wurden. 43,6 Prozent erlebten im Laufe ihres Lebens irgendeine Form von sexueller Gewalt.

In Großbritannien ist die Zahl der Frauen, die von Vergewaltigung oder versuchter Vergewaltigung seit ihrem 16. Lebensjahr berichteten, in einer im Jahr 2017 veröffentlichten Studie mit 3,4 Prozent deutlich niedriger. Aber 20 Prozent gaben an, dass sie irgendeine Art von sexuellem Übergriff erlebt hatten, wie zum Beispiel unerwünschte Berührungen oder unsittliche Entblößung.[12] Die Zahlen gelten in etwa auch für Australien.[13] In Frankreich gab eine von sieben erwachsenen Frauen (14,5 Prozent) an, mindestens einmal im Leben sexuelle Gewalt erlebt zu haben.[14]

In einem bahnbrechenden Bericht aus dem Jahr 2018 bezeichnete das UN-Büro für Drogen- und Verbrechensbekämpfung das Zuhause als den »gefährlichsten Ort für Frauen«. Es sind nicht die Wälder des Kongo oder die Sklavenmärkte des IS, wo die überwältigende Mehrheit des Missbrauchs von Frauen und Mädchen stattfindet, es ist der private Bereich.

Weltweit haben fast ein Drittel (30 Prozent) aller Frauen, die in einer Beziehung leben, körperliche und/oder sexuelle Gewalt durch ihren Intimpartner erlebt, so eine Studie der Weltgesundheitsorganisation aus dem Jahr 2013.[15]

Wenn sexuelle Gewalt ohne Konsequenzen für den Täter stattfinden kann, wird sie toleriert. Und sobald eine Verhaltensweise toleriert wird, wird sie schließlich zu einem Teil der Kultur. Vergewaltigung mit extremer Gewalt hat sich im Kongo verbreitet und ist in der Bevölkerung verankert, weil es als normal angesehen wurde, Frauen so zu behandeln. Aber sexuelle Gewalt gilt in fast allen Gesellschaften und insbesondere in Institutionen wie dem Militär, den Universitäten, Gefängnissen oder sogar in Hollywood als normal.

Alle zwei Jahre veröffentlicht das US-Verteidigungsministerium die Ergebnisse einer Studie über sexuelle Übergriffe in den Streitkräften, die auf einer Befragung von 100 000 Mitgliedern basieren.[16] Dies ist eine begrüßenswerte Initiative, die zeigt, dass bei der Anerkennung des Problems Fortschritte gemacht werden.

Diese Vorgehensweise des US-Militärs ist weitaus transparenter und systematischer als die anderer Militärapparate, wenn es darum geht, sexuelle Gewalt zu bekämpfen. Das US-Militär hat in den letzten zehn Jahren Hunderte von Millionen Dollar ausgegeben, um Rekruten zu sensibilisieren. Trotzdem sind die neuesten Zahlen erstaunlich und lassen erahnen, wie häufig Vergewaltigung in anderen Armeen der Welt vorkommt und wie groß die Herausforderung ist, diesen Missstand abzustellen.

In der Umfrage aus dem Jahr 2018 kam heraus, dass eine von sechzehn Frauen aus dem Militär *innerhalb des vergangenen Jahres* begrapscht, vergewaltigt oder anderweitig sexuell angegriffen wurde. Nur ein Drittel der Fälle wurde an Vorgesetzte gemeldet.

Im US Marine Corps berichtete eine von zehn befragten Frauen von sexuellen Übergriffen, doppelt so viele wie in der Armee und der Luftwaffe. Am stärksten gefährdet waren die jüngsten Frauen und die mit den niedrigsten Dienstgraden. Die Täter waren eher Gleichaltrige als erfahrenere und hochrangige Offiziere.

Universitäten sind ein weiterer Ort, an dem sexueller Missbrauch in erschreckend hohem Maße vorkommt. Erhebungen zeigen, dass in den USA durchschnittlich zwischen einer von fünf und einer von vier Studierenden irgendeine Form von unerwünschtem sexuellem Kontakt erlebt.

Eine im Jahr 2015 von der Association of American Universities veröffentlichte Studie befragte 150 000 Studierende an 27 Colleges und Universitäten. Laut dieser Umfrage, einer der größten ihrer Art, berichteten 27,2 Prozent der weiblichen College-Absolventinnen von unerwünschten sexuellen Kontakten – von Belästigung bis hin zur Penetration –, die entweder mit Gewalt oder in einem durch Alkohol oder Drogen bedingten nicht zurechnungsfähigen Zustand durchgeführt wurden. Etwa die Hälfte der Opfer berichtete von erzwungener Penetration oder versuchter erzwungener Penetration.[17]

An den Elitehochschulen des Nordostens waren die Quoten noch höher. An der Yale University berichteten 34,6 Prozent von sexuellen Übergriffen, an der University of Michigan 34,3 Prozent und an der Harvard University 29,2 Prozent. Außerdem ergab die Umfrage, dass queere, schwule, lesbische oder transsexuelle Menschen am stärksten von Missbrauch betroffen waren.

Universitäten und das Militär sind ebenso wie Gefängnisse Institutionen, in denen sexuelle Gewalt gut dokumentiert worden ist. Dies hat nicht nur die Aufmerksamkeit der Medien geweckt, sondern auch Untersuchungen ausgelöst und Maßnahmen gefördert, die zur Änderung der Geschlechterbeziehungen und des Sexualverhaltens beitragen sollen. Aber alle Organisationen, von Unternehmen bis hin zu Verbänden und Parlamenten, müssen Verantwortung dafür übernehmen, Maßnahmen gegen sexuelle Gewalt zu ergreifen. Nichts dagegen zu unternehmen, bedeutet, sie stillschweigend zu tolerieren.

Es geht also darum, die Sichtweise der Männer so zu verändern, dass sie Frauen nicht mehr als Bürgerinnen zweiter Klasse, als Objekte oder Eigentum betrachten, sondern als Gleichberechtigte. Dies ist ein Kampf, der von Maßnahmen gestützt werden muss, die es für den Täter empfindlich teuer machen, ein Verbrechen zu begehen, sei es in einem kriegsgebeutelten Land wie dem Kongo, in einem Katastrophengebiet, auf einem Universitätsgelände oder in einem Schlafzimmer. Ich werde in den kommenden Kapiteln erläutern, wie dieser Kampf meiner Meinung nach geführt muss.

Den ehemaligen Kindersoldaten, der im Jahr 2014 in mein Büro kam, habe ich nie wiedergesehen. Ich weiß nicht, ob er mein Geld klug eingesetzt hat, ob er seinen Palmölhandel begonnen und sich eine neue Zukunft aufgebaut hat. Ich weiß nicht, ob er Hilfe für seine psychischen Probleme gesucht hat. Ich bezweifle es. Er hat sich nie an die Organisation gewandt, die ich ihm empfohlen hatte.

Falls Sie sich fragen, ob ich nach seiner Beichte nicht die Polizei hätte informieren sollen, kann ich Ihnen versichern, dass dies zu nichts geführt hätte. Es gibt in den Straßen von Bukavu Tausende von demobilisierten ehemaligen Kämpfern wie ihn. Unsere schlecht bezahlten Sicherheitskräfte haben weder die Mittel noch die Motivation, ihre Verbrechen zu untersuchen.

Abgesehen von einigen wenigen Organisationen wie BVES, die versuchen, ihnen zu helfen, sind sie auf sich allein gestellt. In einem kürzlich durchgeführten Hilfsprogramm wurden Motorräder an die demobilisierten Kämpfer verteilt, damit sie sich ihren Lebensunterhalt mit Passagierbeförderung verdienen könnten. Die Folge war eine Zunahme aggressiven Verhaltens auf den Straßen, da diese jungen Männer auf der Suche nach einem flüchtigen Adrenalinkick ihre Fahrzeuge mit rücksichtsloser Geschwindigkeit fuhren.

Die ehemaligen Kindersoldaten gehören zum Vermächtnis der jahrzehntelangen Gewalt in unserem Land. Selbst wenn die Kämpfe heute aufhören würden, würden ihre unbehandelten psychischen Probleme uns über Generationen hinweg begleiten.

Mein Besucher brachte mich zum Nachdenken darüber, wie sein Leben hätte anders verlaufen können. Die Entscheidungen, die er getroffen hat, waren nicht unausweichlich. Warum war er so unverfroren, so ohne Reue für seine Taten, im Gegensatz zu meinen Patientinnen, auf denen das Stigma und die Scham lasteten, die mit seinen Verbrechen verbunden waren? Wie hätten seine zerstörerischen Triebe und auch die Männer, die ihn für ihre Zwecke missbrauchten, gestoppt werden können? Wäre er als Junge anders erzogen worden, hätte er dann vielleicht der Verlockung von Waffen und der Vergewaltigungskultur seiner Miliz widerstanden? Diese Fragen gingen mir endlos im Kopf herum. Und die Antworten sind nicht nur für den Kongo, sondern für die ganze Welt von Bedeutung.

6

DIE STIMME ERHEBEN

Der erste und wichtigste Schritt im Kampf gegen sexuelle Gewalt besteht darin, die Stimme zu erheben. Ich möchte Ihnen von einem zwölfjährigen Mädchen erzählen, das mich dazu gebracht hat, meine eigene Rolle in diesem Kampf neu zu überdenken. Es war im Jahr 2006, etwas mehr als drei Jahre nach einem Friedensabkommen, das dem Krieg im Kongo ein Ende setzen sollte, sich aber wie befürchtetet als unwirksam erwies. In diesem Jahr suchten 1851 Überlebende Hilfe in unserer Klinik, die auf die Behandlung von Vergewaltigungsopfern spezialisiert ist. Die meisten waren nachts in ihren Wohnungen überfallen worden. Über die Hälfte war Opfer einer Gruppenvergewaltigung geworden.[1]

In dieser Zeit kam ich oft völlig erschöpft nach Hause, nach einem Tag, an dem ich zwischen Konsultationen und Operationen hin- und hergehetzt war, mir über unsere Finanzen Sorgen machte und über den endlosen Strom von Patientinnen verzweifelte.

Wir hatten unsere physischen und psychologischen Hilfen erheblich verbessert, aber wir waren immer noch Jahre entfernt von dem ganzheitlichen Behandlungsprogramm, das wir jetzt anbieten und das eine zielgerichtete Betreuung sowie Wiedereingliederungsprogramme und Berufsausbildung umfasst. Die City of Joy und die Hilfe von V kamen erst später.

Wir hatten damit begonnen, die Ursachen der Vergewaltigungskrise auch außerhalb des Krankenhauses zu bekämpfen und uns nicht nur mit den Folgen abzugeben, die wir tagtäglich bei jeder neuen Aufnahme sahen. Dazu gehörte auch die Zusammenarbeit mit den örtlichen Militärgerichten. Wir sprachen mit Armeerichtern, die Kriegsgerichtsverfahren gegen der Vergewaltigung angeklagte kongolesische Soldaten durchführten. Wir hatten beobachtet, dass immer mehr ehemalige Rebellen, die als reguläre Soldaten in Uniform im Rahmen der *mixage-et-brassage*-Politik eingegliedert worden waren, an den Verbrechen beteiligt waren.

Nur eine geringe Zahl von Vergewaltigern kam vor ein Kriegsgericht, und es waren immer die niederen Ränge und nicht die Kommandanten oder die höhergestellten Offiziere. Trotzdem waren die Gespräche mit Vertretern der Militärgerichte für uns eine Gelegenheit, unsere Arbeit zu erläutern. Unsere Dokumentationen und medizinischen Berichte wurden oft zu Verfahren hinzugezogen, und unsere Ärzt*innen sagten manchmal im Zeugenstand aus. Dennoch gab es immer noch wenig Verständnis für unsere Arbeit.

Im März desselben Jahres bekamen wir hochrangigen Besuch vom leitenden Gerichtsmediziner am Militärgericht in der Hauptstadt Kinshasa. Der Generalstabsarzt fuhr in seinem Jeep vor, ich empfing ihn am Eingang zu meinem Büro.

Er war von beeindruckender Größe. Seine riesige Gestalt füllte den Türrahmen. Als er seine Hand zur Begrüßung ausstreckte, spannte sich der Stoff seiner Uniform um seine dicken Arme. Glitzernde Medaillen baumelten an seinem Revers.

Wir setzten uns, und ich dankte ihm zunächst für sein Interesse an unserer Arbeit. Ich stellte ihm kurz das Krankenhaus vor und erklärte, dass die in Panzi aufgenommenen Frauen nur die Spitze des Eisbergs waren und nur die schwersten Fälle eines im gesamten Ostkongo verbreiteten Problems darstellten. Er hörte mir zu und nickte.

Ich erwähnte unsere Arbeit mit den Militärgerichten und erläuterte, wie wir unsere medizinischen Berichte erstellten. Wir hatten geschultes Personal, das bei Bedarf forensische Aufzeichnungen und Fotos von den Verletzungen machte. Ihre Berichte enthielten auch Aussagen von Opfern, die manchmal als Beweismittel vor Gericht vorgelegt wurden. Sie beurteilten aus medizinischer Sicht, ob die Verletzungen auf Gewaltanwendung zurückzuführen waren.

Ich erwähnte den misslichen Fall einer unserer Ärztinnen, die kurz zuvor von einem Richter inhaftiert worden war, weil sie nicht als Sachverständige bei einer Anhörung erschienen war. Sie hatte eine Nachricht geschickt, dass sie wegen eines medizinischen Notfalls verhindert sei, aber der Richter hatte dies nicht berücksichtigt. Wir mussten eine Kaution zahlen, um sie freizubekommen.

Er nickte wieder, höfliche Aufmerksamkeit demonstrierend. Er hörte zu, gab jedoch mimisch zu verstehen, dass ich nicht zu viel von seiner Zeit in Anspruch nehmen sollte. Ich schlug vor, ein paar Schritte zu gehen und, wenn er es für sinnvoll hielt, einige Patientinnen kennenzulernen. Er war einverstanden.

Er bewegte sich mit dem sicheren Schritt eines hochrangigen Militärs durch das Krankenhaus. Vorbei an den Patient*innen und ihren Familien, die sich umdrehten und ihm argwöhnische Blicke zuwarfen. Die meisten Kongolesen sind in der Nähe von Männern in Uniform instinktiv nervös. Er beachtete sie nicht.

Wir kamen in den Flügel, der für die Überlebenden sexueller Gewalt reserviert ist. Er verfügt über eigene Krankenzimmer, Gemeinschaftsbereiche für die Frauen und Mädchen sowie eigene Operationssäle. Etwa fünfzig Frauen waren in dem Versammlungsraum, einer großen offenen Halle, zusammengekommen. Sie saßen an langen Holztischen und betrachteten neugierig und auch etwas ängstlich unseren Besucher.

Zu Beginn stellte ich ihn vor und erklärte, warum er in Panzi war. Dann lud ich alle anwesenden Frauen ein, Fragen zu stellen oder, wenn sie wollten, auch von ihren eigenen Erfahrungen zu berichten. Mehrere machten von dieser Möglichkeit Gebrauch.

Unser Besucher stand breitbeinig und mit verschränkten Armen da und hörte respektvoll zu, sein Gesicht ein Bild der Entschlossenheit. Verschiedene Frauen schilderten nacheinander kurz die von ihnen erlittenen Übergriffe, jeder Bericht auf seine Weise erschütternd und schmerzhaft. Dann erhob sich ein junges Mädchen und sprach.

Ich kannte sie noch nicht, aber sie gab ihren Namen mit Witula und ihr Alter mit zwölf Jahren an. Sie sagte, sie stamme aus der Region Shabunda, der ressourcenreichen Enklave, aus der ein ständiger Strom von Opfern ins Krankenhaus humpelte. Sie war von zarter Gestalt und hatte kurz geschnittenes Haar.

»Ich war mit meiner Mutter auf den Feldern, als plötzlich überall geschossen wurde«, begann sie. Sie sprach klar und deutlich, mit der Tonlage und der Unschuld eines Kindes, aber auch mit kindlicher Direktheit. Ihr Selbstvertrauen war beeindruckend für einen so jungen Menschen. Sie hielt inne und holte Luft. Sie sammelte sich einen Augenblick und fuhr fort. Ihre Stimme wurde immer kräftiger, je länger sie sprach.

»Die Leute rannten in alle Richtungen davon. Ich versuchte,

meiner Mutter zu folgen. Sie rannte zurück ins Dorf. Es war alles sehr verwirrend«, sagte sie.

»Ich lief hinter meiner Mutter her, war aber nicht so schnell wie sie. Plötzlich spürte ich Hände, die mich an der Taille packten, und ich stürzte. Im nächsten Augenblick lag ich auf dem Boden und spürte ein schweres Gewicht auf mir, einen Mann. Ich konnte mich nicht rühren. Er war viel schwerer als ich«, sagte sie.

Sie beschrieb, wie andere Rebellen dazukamen – sie waren von der FDLR, der extremistischen Hutu-Miliz aus Ruanda. Sie trugen ihre Maschinengewehre auf dem Rücken und schleppten Witula von dem Feld, wo sie gefallen war, zu einem Buschwald. Sie schrie, sagte sie, so laut, dass sie das Gefühl hatte, ihre Lungen würden platzen. Die Menschen rannten immer noch in alle Richtungen. Sie hörte weitere Schüsse und die Schreie von anderen. Keiner hörte sie. Und wenn, dann kam niemand zu Hilfe.

»Ich hatte noch nie etwas mit einem Mann gehabt«, sagte sie. »Ich schrie und schrie. Es tat so weh. Ich bat sie, Mitleid mit mir zu haben, ich flehte sie an.«

Im Raum war es völlig still geworden.

Ich stand neben dem Generalstabsarzt, und während sie sprach, sah ich, wie sein zuversichtlicher, selbstbewusster Blick ins Wanken geriet. Es war, als hätte sich in einer Backsteinmauer ein kleiner Riss aufgetan. Die Muskeln seines Kiefers arbeiteten, Schweiß sammelte sich auf seiner Stirn. Seine Augen wurden feucht. »Wie kann jemand einem Mädchen so etwas antun?«, murmelte er und schüttelte kaum merklich den Kopf. »Wie ist so etwas möglich?«

Während Witula weitersprach, starrten einige der Frauen auf

den Boden, andere hatten Tränen in den Augen und sahen sie voller Sympathie und Bewunderung an, flehten sie stumm an weiterzumachen.

Sie wusste nicht, von wie vielen sie vergewaltigt worden war. Der Letzte stach ihr in die Genitalien. Sie sagte, es sei ein Messer gewesen, aber es ist durchaus möglich, dass es ein Bajonett war, ich hatte solche Verletzungen schon Dutzende Male gesehen.

»Ich weiß nicht mehr, was dann geschah. Ich lag einfach nur da. Ich dachte, ich würde sterben, und ich flehte Gott an, das Leiden und die Schmerzen zu beenden. Aber als die Schießerei aufhörte, trauten sich die Menschen wieder ins Dorf zurück. Sie fanden mich blutüberströmt auf dem Feld. Da war ich schon ohnmächtig. Sie brachten mich hierher«, fuhr sie fort.

Jetzt liefen Tränen über die Wangen des Generals. Auch einige der anderen Frauen hatten angefangen zu weinen. Als das Mädchen zum Ende seiner Geschichte kam, erschütterte jedes neue erbärmliche Detail den stillen Raum. Man hörte nur das leise Brummen der Generatoren, die in der Nähe arbeiteten.

Der General konnte es nicht mehr ertragen. Er begann zu schluchzen. Die Blicke schwenkten von dem Mädchen zu ihm. Dann knickten seine Beine ein.

Er wurde ohnmächtig und schlug längs auf den Rücken.

Es ging alles so schnell, dass ich nicht reagieren konnte. Ich konnte ihn nicht mehr rechtzeitig auffangen. Schreie ertönten. Aus der Stille wurde lärmende Aufregung.

Ich stürzte zu ihm und half, ihn in die stabile Seitenlage zu bringen. Ein Kollege lief los, um eine Sauerstoffmaske zu holen. Die Frauen drängten sich um ihn. Dutzende von bangen, angsterstarrten Gesichtern blickten auf die Gestalt am Boden. Einige von ihnen begannen, ihm Luft zuzufächeln.

Nach ein paar Minuten kam er wieder zu sich. Wir halfen ihm auf die Beine, und er ging unsicher zu einem der nahe gelegenen Ärztezimmer. Wir überprüften seinen Puls und hängten ihn an einen Tropf. Wir fragten, ob er eine Krankheit hatte, die seine Reaktion erklären könnte.

»Nein«, versicherte er uns. »Es war hart, sehr hart. Ich hatte keine Ahnung, dass jemand so mit einem Kind umgehen kann.«

Als er sich wieder stark genug fühlte, begleitete ich ihn zu seinem Jeep zurück, wo sein Fahrer auf ihn wartete. Er sah verlegen aus. Beim Einsteigen dankte er mir für die Präsentation und für unsere Arbeit.

Ich kann mir nicht ganz erklären, warum er so reagiert hatte. Als hoher Militär hätte er von den Gräueltaten wissen müssen, die in unserer Region begangen wurden. Hatte er bisher einfach die Augen davor verschlossen und der Propaganda der Regierung und der Armee geglaubt, dass die Berichte übertrieben seien oder von Leuten erfunden wurden, die sich gegen das Land verschworen hatten?

War dadurch sein eigenes Traumagedächtnis wiedererwacht, Erinnerungen an Ereignisse, die er verdrängt hatte? Hatte er an seine eigenen Kinder gedacht, als er dem Mädchen zuhörte? Vielleicht war ihm bewusst geworden, dass die militärische Institution, der er diente, keine Sicherheit bieten konnte. Oder vielleicht etwas viel Weitergehendes, dass wir als Erwachsene alle versagt hatten, unsere Kinder zu schützen.

Ich kann nur spekulieren. Aber die Erfahrung dieses denkwürdigen Besuchs war ein wichtiger Meilenstein auf meiner persönlichen Reise. Sie bedeutete, dass unsere Arbeit mit der Militärjustiz Wirkung zeigte. Ich war mir sicher, dass dieser Mann sich durch diese Erfahrung verändern würde, dass er eher bereit wäre, dem Opfer zu glauben und medizinische Berichte als wichtige Beweismittel zu betrachten.

Dieses Ereignis bestätigte auch unser Bestreben, das Selbstvertrauen unserer Patientinnen wiederherzustellen und sie zu ermutigen, ihre Stimme zu erheben und Anzeige zu erstatten. In der unterstützenden Umgebung des Krankenhauses war es Witula gelungen, ihrem Leiden vollen Ausdruck zu verleihen. Sie und andere Frauen aus Shabunda, die auch sonst besonders freimütig ihre Stimme erhoben, waren für jene eine Ermutigung, die darum kämpften, ihr Schamgefühl zu überwinden.

Vor allem aber waren ich und alle anderen im Saal Zeugen von der Macht der Worte geworden. Es war wie der Kampf zwischen David und Goliath. Witula hatte ihren Status als armes »Opfer« aus einem abgelegenen Bauerndorf ignoriert und diese übermächtige Gestalt durch die Kraft ihrer Zeugenaussage zum Fallen gebracht. Sie empfand keine Scham – warum sollte sie auch? –, weil die Gesellschaft sie noch nicht mit dem widrigen Begriff der »Ehre« infiziert hatte.

Ich hatte an diesem Tag eine besondere Form der Frauenpower erlebt, der ich seitdem auch in anderen Situationen begegnet bin. Frauen besitzen die Fähigkeit, die harte, aber brüchige Schale der Männer zu durchbrechen, die stolz darauf sind, Kraft und Unverwundbarkeit auszustrahlen. Diese Macho-Masken sollen einschüchternd wirken, können aber durchstochen werden. Sie sind kein Ausdruck echter innerer Stärke.

Aufgrund der Erfahrung mit dem General begann ich, mein eigenes Selbstverständnis neu zu reflektieren. Ich betrachtete mich immer noch in erster Linie als Arzt. Meine Rolle war immer mit dem weißen Arztkittel verknüpft gewesen. Ich hatte fast mein ganzes Berufsleben im Krankenhaus verbracht. Aber die Rede dieses furchtlosen Mädchens war eine Erleuchtung. Sie war wie ein Aufruf, noch mehr zu tun.

Ich hatte mein Bestes getan, wann immer sich Gelegenheit bot, andere über die Missstände zu informieren. Ich hatte mit Journalist*innen gesprochen, wann immer sie in Bukavu auftauchten. Ich hatte die UN-Organisationen vor Ort über die hiesige Situation informiert. Ich hatte Wissenschaftler*innen von Human Rights Watch unterstützt, die den ersten großen internationalen Bericht über das Problem der extremen sexuellen Gewalt im Kongo im Jahr 2002 erarbeiteten, der unter dem Titel *The War Within the War* veröffentlicht worden war. Wir hatten auch detaillierte anonymisierte Daten über Patientinnen und ihre Verletzungen zusammengetragen, für uns eine wichtige öffentliche Aufgabe.

Aber nun kam ich zu dem Schluss, dass ich nicht nur als Arzt, sondern auch als Botschafter für meine Patientinnen arbeiten und meine Position als Leiter des Krankenhauses nutzen musste, ihre Geschichten so weit wie möglich zu verbreiten. Im selben Jahr, 2006, in dem der General in Ohnmacht fiel, bekam ich dank eines anderen einflussreichen Besuchers die Gelegenheit, diesen Vorsatz umzusetzen.

Jan Egeland, der damalige UN-Vizegeneralsekretär für Humanitäre Angelegenheiten, organisierte eine Reise in den Ostkongo und bat um Hilfe bei der Vorbereitung seiner Treffen. Er war der ranghöchste UN-Beamte, der damals Interesse an unserer Arbeit bekundete.

Wir halfen ihm bei der Organisation von Veranstaltungen, sowohl in Dörfern, die stark von der Gewalt betroffen waren, als auch im Krankenhaus, wo er mit Überlebenden unter vier Augen sprach. Nach unserer Erfahrung mit dem General hielten wir es für sicherer, Einzelgespräche oder Begegnungen in Kleingruppen anzubieten. Das war ein beträchtlicher Arbeitsaufwand, für uns jedoch eine seltene Gelegenheit, die Wahrnehmung unserer Besucher*innen zu schärfen. Hunderte von Frauen boten sich an, mit Jan zu sprechen, da sie in ihm einen Vermittler mit Zugang zu mächtigen Leuten sahen, die dem Leiden des Landes ein Ende setzen könnten.

Ich erinnere mich, dass er gegen Ende seiner Reise in mein Büro kam, wo eine Begegnung stattfand, die ihn besonders bewegte. Eine Frau erzählte uns, dass sie in den Wald gegangen war, um Brennholz für das Abendessen zu suchen. Ihr Mann und ihre Kinder warteten auf sie, erzählte sie, aber sie kam nicht zurück. Das ist der schmerzliche Anfang so vieler dieser Geschichten.

Sie wurde von einer Gruppe von etwa dreißig ruandischen Rebellen entführt. Sie brachten sie zu einem Lager und banden sie mit ausgestreckten Armen an zwei Bäumen fest. Die Seile waren so eng geschnürt, dass sie schließlich die Blutzufuhr unterbrachen und die Nerven in ihren Händen und Füßen durchtrennten. Als sie es schließlich zurück zu ihrem Mann und ihren Kindern schaffte, musste sie getragen werden. Sie konnte nicht mehr gehen. Dies erzählte sie Jan in einem Rollstuhl sitzend.

Ich sah, welche Wirkung ihre Erzählung auf ihn hatte. Jan und ich hatten bereits eine beträchtliche Zeit miteinander verbracht, und ich mochte ihn wegen seiner Tatkraft, seines Engagements und seines Mitgefühls. Nachdem die Frau gegangen war und wir wieder allein waren, wirkte er sehr mitgenommen. Als er sich auf das braune Sofa in meiner Sitzecke setzte, sackte er in sich zusammen.

Er blies die Wangen auf und stieß einen Seufzer aus. Dann schloss er für einen Moment die Augen und massierte sein Kinn. In dem Moment hatte er seine natürliche Strahlkraft verloren, eine Eigenschaft, die uns gleich bei seiner Ankunft im Kongo positiv aufgefallen war.

»Dreißig Tage lang so etwas«, sagte er fassungslos und streckte seine Arme und Beine aus. »Ich kann einfach nicht ... Ich meine, wie kann das immer noch passieren?«

Ich habe im Laufe der Jahre viele Menschen gesehen, die wie er reagiert haben und denen die Worte fehlten, um ihrer Abscheu, ihrem Unverständnis und ihrer Wut Ausdruck zu verleihen. Dies ist unsere alltägliche Realität im Osten des Kongo.

Die Resilienz der Überlebenden im Panzi-Krankenhaus, die Leidenschaft, mit der sie zu ihm sprachen, und ihr Wunsch, dass die Welt den Kämpfen ein Ende setzen möge, hinterließen bei Jan einen bleibenden Eindruck. Er erwähnte die Begegnung mit der Frau im Rollstuhl auf einer Pressekonferenz nach seiner Rückkehr nach New York.

Er war so berührt von dem, was er gehört hatte, und so empört darüber, dass das Schicksal der Frauen im Kongo keine internationale Priorität hatte, dass er mir vorschlug, nach New York zu reisen, um vor den Vereinten Nationen zu sprechen.

Diese Einladung rüttelte mich auf wie ein Donnerschlag. Es war einer jener Beschleunigungsmomente im Leben, wenn die Ereignisse mit schwindelerregendem Tempo vorwärts schießen. Wenn mir jemand zu Beginn des Jahres gesagt hätte, dass ich am Ende des Jahres eine Rede vor der UNO halten würde, hätte ich es nie geglaubt.

Tatsächlich flog ich nur wenige Monate später, im September, nach New York in der Gewissheit, dass man mir eine Plattform bot, um im Namen jener Frauen zu sprechen, die Jan ihre Geschichten erzählt hatten. Es war eine Aufgabe, die ich mit Demut und einer gewissen Beklemmung annahm. Ich wusste, wenn ich Worte finden würde, die auch nur annähernd die Kraft der Worte jenes Mädchens besaßen, die den General so beeindruckt hatten, dann könnte ich vielleicht die anwesenden Regierungen dazu bringen, den Gräueltaten ein Ende zu setzen.

Seit dem Jahr 2000 hatten die Vereinten Nationen ihre friedenssichernden Maßnahmen im Kongo langsam ausgeweitet. Was zunächst unter dem Namen MONUC (Mission der Vereinten Nationen für die Stabilisierung in der Demokratischen Republik Kongo) bekannt war, wurde schließlich zum größten Truppeneinsatz unter UN-Mandat. Aber im Allgemeinen gingen die Kämpfe und Folterungen unter den meist gleichgültigen Blicken der Weltmächte weiter.

Korrespondenten großer internationaler Medienunternehmen flogen gelegentlich für eine Woche ein, um zu berichten, aber das Interesse an einem fernen Kriegsgebiet mit seinem unverständlichen Gemetzel war gering. Keine Weltmacht sah ihre Interessen im Kongo bedroht. Ruanda wurde weiterhin finanziell und diplomatisch unterstützt, vor allem von den USA und Großbritannien. Für keine der einflussreichen Regierungen war die Beendigung des Konflikts im Kongo eine außenpolitische Priorität.

Ich reiste ein paar Tage vorher in New York an und setzte mich als Erstes mit der kongolesischen diplomatischen Vertretung in Verbindung. Ich hoffte auf etwas Anleitung und Unterstützung. Ich dachte, im Nachhinein naiv, dass wir auf der gleichen Seite stünden, wenn es darum ging, Lösungen zu finden, um das Leiden in unserem Land zu beenden. Ich hatte meine Rede in Bukavu geschrieben und im Flugzeug noch weiter daran gefeilt. Ich wollte sie zuerst dem Botschafter vorlegen.

In diesem Jahr hatten die ersten freien Präsidentschaftswahlen im Kongo seit 41 Jahren stattgefunden. Entgegen aller Widrigkeiten und mit finanzieller Unterstützung der Europäischen Union hatten Millionen von Menschen zum ersten Mal in ihrem Leben ihre Stimme abgegeben. Ein beflügelndes und bewegendes Ereignis. Wahlsieger war der damals 35-jährige Joseph Kabila.

Er hatte nach der Ermordung seines Vaters Laurent-Désiré Kabila im Jahr 2001 die Macht übernommen. Er warb vor allem mit seinem Ruf als Friedensstifter, da er 2002 das Global and Inclusive Agreement unterzeichnet hatte, das die Kämpfe beenden sollte. Trotz der anhaltenden Gewalt im Osten, wo Milizen und ruandische Soldaten weiterhin kämpften, standen die Menschen in Süd- und Nord-Kivu mit überwältigender Mehrheit hinter ihm, da sie mit ihm am ehesten die Hoffnung auf Stabilität und Frieden verbanden.

Ich zählte nicht zu seinen Anhängern, was mich in Konflikt mit vielen meiner Kollegen brachte. Ich war nicht überzeugt von seinen friedensstiftenden Maßnahmen und beunruhigt durch seinen Mangel an Visionen. Er schien kein wirkliches Programm zu haben, um die anderen Probleme des Landes zu lösen: Korruption, Unterernährung und fehlende Infrastruktur. Ich sagte allen, dass ich hoffte, er würde sich jetzt, da er zum ersten Mal ein demokratisches Mandat hatte, als überzeugender Führer erweisen.

Trotz meiner persönlichen Vorbehalte war ich bei meiner Ankunft in New York bereit, seine Regierung bei all ihren Bemühungen zu unterstützen, das Leben der kongolesischen Bevölkerung zu verbessern und die Kämpfe zu beenden. Ich glaubte, wir hätten ein gemeinsames Interesse daran, die Vergewaltigungskrise als solche anzuerkennen und die Ressourcen und den Einfluss der internationalen Gemeinschaft zu nutzen, um sie zu beenden. Ich rief die kongolesische Vertretung an und bat um ein Gespräch mit dem Botschafter.

Zuerst wurde mir gesagt, er sei nicht in der Stadt. Als ich ein zweites Mal anrief, wurde ein Treffen vereinbart, aber er kam nicht.

Am nächsten Tag nahm ich ein Taxi von meinem Hotel zum UN-Komplex in der East Forty Second Street. Ich sollte während einer Sitzung über sexuelle Gewalt in Krisengebieten sprechen, die vom Generalsekretär der Vereinten Nationen, Kofi Annan, geleitet wurde und an der auch die jordanische Prinzessin Haya Bint al-Hussein und Jan Egeland teilnahmen.

Bevor wir unsere Plätze einnahmen, sprach ich kurz mit Kofi Annan. Er fragte mich, ob ich den kongolesischen Gesandten getroffen hätte. »Nein«, antwortete ich. »Das war nicht möglich.« Er sah mich verwundert an.

Wir betraten das riesige Auditorium. Ich hatte Lampenfieber. Ich hatte schon viele öffentliche Reden gehalten, vor allem in Kirchen in Bukavu, aber vor den Diplomaten der Welt zu sprechen, war ein ganz anderes Unterfangen. Ich holte tief Luft und klopfte noch einmal auf meine Anzugjacke, um mich zu vergewissern, dass eine Kopie meiner Rede und meine Brille in der Innentasche steckten.

Alle 193 Mitgliedsstaaten der UNO waren eingeladen worden. Als ich meinen Platz auf dem Podium einnahm, schaute ich mir die Menschen an, die in einem weiten Halbkreis vor uns saßen. Jedes Land hatte einen eigenen Tisch für die jeweiligen UNO-Gesandten, ihre Berater saßen dahinter auf Stühlen.

Ich las die Namensschilder und hakte im Geiste die Länder ab: Australien, China, Frankreich, Deutschland, die USA, Großbritannien … Die Delegierten waren vollständig vertreten. Sie saßen still da und warteten auf unsere Reden, die in jeder der sechs Amtssprachen der UNO über Kopfhörer übertragen wurden.

Mein Blick huschte durch den Raum auf der Suche nach dem kongolesischen Konferenztisch. Als ich ihn entdeckte, fuhr die Enttäuschung wie ein Elektroschock durch mich hindurch. Der Tisch war leer. Kein Botschafter, keine Berater.

Während meiner gesamten Rede kehrte mein Blick immer wieder dorthin zurück, wenn ich von meinem Manuskript aufblickte, wie von einem grellen Licht angezogen. Die Sitze blieben die ganze Zeit leer. Plötzlich ergab es einen Sinn, dass der Botschafter nie auf meinen Anruf reagiert hatte und nicht zu unserem Treffen erschienen war.

Ich habe an einer früheren Stelle bereits von den administrativen Problemen berichtet, mit denen wir in Bukavu seit Beginn unserer Arbeit im Panzi-Krankenhaus konfrontiert waren: das Fehlen öffentlicher Mittel, die Korruption, die Erpressungsversuche. Jetzt wurde mir zum ersten Mal richtig klar, was die neue Regierung unter Kabila von mir hielt: Sie boykottierte mich, aber das traf vor allem die Patientinnen in meinem Krankenhaus. Ich vertrat sie hier in New York. Der leere Platz machte deutlich, dass es nicht erwünscht war, auf die Notlage der kongolesischen Frauen aufmerksam zu machen und in ihrem Namen zu sprechen.

Zu allem Überfluss wurde ich anschließend vom Botschafter des Sudan angesprochen, der dagegen protestierte, dass ich die Massenvergewaltigung von Frauen durch die von der Regierung unterstützten Dschandschawid-Milizen in Darfur angesprochen hatte.

»Wie können Sie so etwas behaupten?«, fragte er entrüstet. »Wo sind Ihre Beweise?« Ich wies ihn auf die zahlreichen Berichte sowohl der UN als auch von im Land tätigen Menschenrechtsorganisationen hin.

In gewisser Hinsicht war diese Erfahrung heilsam. In der Einleitung habe ich bereits erwähnt, dass ich auf meinem persönlichen Weg immer besser verstand, wie schwierig es ist, eine Frau und eine Überlebende sexueller Gewalt zu sein.

Meine Behandlung bei der UNO war ein Lehrstück darüber, wie es den Frauen oft ergeht, wenn sie den Mut finden, ihre Angreifer anzuzeigen. Sie sollen schweigen, um einen Skandal oder Bloßstellung zu vermeiden. In den letzten Jahrzehnten hat es in einigen Ländern Fortschritte gegeben, aber der Instinkt, zu vertuschen, zu ignorieren, zu verleugnen oder Menschen einzuschüchtern, die ihre Stimme erheben, ist nach wie vor deprimierend häufig und tief verwurzelt.

Das Schweigen über sexuelle Gewalt in all ihren Formen – Belästigung, Vergewaltigung, Inzest – zu brechen, ist der erste wichtige Schritt bei der Bewältigung des Problems. Wie in Kapitel 3 erwähnt, erfanden am Anfang viele Patientinnen im Panzi-Krankenhaus unglaubliche Geschichten, um ihre Verletzungen zu erklären. Oft schrieben sie sie einem Unfall zu. Der gesellschaftliche Druck, der auf ihnen lastete, war so groß, dass sie lieber im Stillen litten, als öffentlich stigmatisiert und verspottet zu werden.

Die Zerschlagung dieses Tabus ist aus mehreren Gründen wichtig. Erstens: Schweigen begünstigt sexuelle Gewalt. Das Schweigen schafft ein Umfeld, in dem Männer ungestraft weiter missbrauchen können. Es dient ihren Interessen. Solange das Wissen um ein Problem unterdrückt wird, werden die gleichen destruktiven Verhaltensmuster fortgesetzt.

Zweitens: Selbstzensur hält Frauen davon ab, sich gegenseitig zu ermutigen. Bei unserer Arbeit im Kongo legen wir großen Wert auf Gruppentherapie. Die Frauen sollen ermutigt werden, sich gegenseitig ihre Geschichten zu erzählen. In der City of Joy hilft die fabelhafte Jeanne, von der ich in Kapitel 4 erzählt habe, bei diesem Prozess.

Durch den Austausch erkennen die Überlebenden oft, dass sie mit ihrem Leid nicht allein sind, dass auch andere mit Schmerz, Ablehnung und Schuld zu kämpfen haben. Vorbilder wie Jeanne sind der Beweis dafür, dass die Zukunft vielversprechend und chancenreich sein kann.

Drittens: Es hat auch einen erzieherischen Wert, die Stimme zu erheben, insbesondere für Männer. Nur dann können wir damit beginnen, die offizielle Politik zu verändern, Jungen anders zu erziehen und den Männern die Folgen des sexuellen Missbrauchs verständlich zu machen, der oft tiefe seelische Wunden hinterlässt.

Ich möchte aber auch deutlich sagen, dass ich die Entscheidung einiger Frauen, nicht über ihre Erfahrungen zu sprechen, verstehe und respektiere. In Panzi ist niemand verpflichtet und wird niemand gedrängt, an Gruppentherapiesitzungen teilzunehmen. Diese Methode ist nicht für jeden geeignet. Es gibt eine Vielzahl von Gründen, warum jemand ein solches Trauma lieber privat verarbeitet. Keine Frau soll sich schuldig fühlen müssen, weil sie sich entschieden hat, ihre Angreifer nicht anzuzeigen.

Aber die notwendigen gesellschaftlichen und kulturellen Veränderungen können nur dann herbeigeführt werden, wenn wir zusammenarbeiten – deshalb müssen Menschen, die selbst keine sexuelle Gewalt erfahren haben, ihre Stimme gegen diese Gräueltaten erheben. Wir alle sind Teil dieses Systems und spielen eine entscheidende Rolle bei seiner Verbesserung. Deshalb war auch die *#MeToo*-Bewegung von 2017 ein solcher Wendepunkt. Ich beobachtete von Bukavu aus mit großer Freude, wie die Bewegung ins Rollen kam und so viele Frauen dazu brachte, ihre Erfahrungen zum ersten Mal öffentlich zu machen.

Aktivistinnen gegen sexuelle Gewalt drängen schon seit Jahrzehnten darauf, offener über die weite Verbreitung von Vergewaltigung und anderen Formen des Missbrauchs zu sprechen. Nachdem ich V 2006 in New York kennengelernt hatte, unterstützte ich ihre Kampagne *Breaking the Silence,* und im Jahr 2010 die UN-Kampagne *Stop Rape Now*, an der auch Prominente beteiligt waren, um den sexuellen Missbrauch ans Licht zu bringen.

Den Grundstein dafür hatten vorausgegangene Kampagnen gelegt. Die *Take-Back-the-Night*-Bewegung in den USA in den Siebzigerjahren hatte Vergewaltigungen und Übergriffe auf Frauen angeprangert. Modernere Entsprechungen sind das 2005 in New York gegründete *Hollaback!* und in jüngerer Zeit *It's On Us*, eine Initiative, die von der Barack-Obama-Administration im Jahr 2014 ins Leben gerufen worden ist. Die im Jahr 2018 entstandene Bewegung *Time's Up* baut auf diesem Beispiel auf. Eine Vielzahl von nationalen Kampagnen feministischer Organisationen weltweit leisteten Beiträge dazu.

Aber die *#MeToo*-Bewegung erreichte mehr Frauen als alle bisherigen Versuche, dieses Tabu zu brechen. Sie wurde durch die sozialen Medien angeheizt und durch Prominente, die sehr privat von ihren eigenen Erfahrungen erzählten. Sie begnügte sich nicht damit, die Gewalt gegen Frauen in Pamphleten zu verurteilen.

Nie zuvor hatten so viele Opfer von sexuellem Missbrauch es gewagt, gleichzeitig ihre Stimme zu erheben. Es war wie eine globale Gruppentherapiesitzung, bei der jede Ergänzung, jede Enthüllung andere ermutigte, ihre eigenen Erfahrungen in Worte zu fassen. Erst dadurch haben viele Männer endlich realisiert, wie allgegenwärtig aggressives sexuelles Verhalten in Unternehmen, in Büros, auf der Straße und im Schlafzimmer ist.

Trotzdem wollten viele Frauen ihre Erfahrungen nicht in den sozialen Medien posten. Aber die öffentlichen Äußerungen lösten wichtige Gespräche im privaten Umfeld aus. Ehefrauen und Freundinnen erzählten bisher geheim gehaltene Geschichten. V stellte allerdings fest, dass sich die Männer deshalb nicht entschuldigten und für ihr schlechtes Verhalten in der Vergangenheit Reue zeigten. Aber viele gingen in sich und prüften ihr eigenes Gewissen.

Doch nicht lange und die alten Instinkte brachen wieder hervor. Tarana Burke, die im Jahr 2006 die *#MeToo*-Idee ins Leben gerufen hatte, dachte öffentlich darüber nach, ob es sich wirklich um einen Wendepunkt handelte. Sie war unter anderem darüber besorgt, dass sich Frauen aus ethnischen Minderheiten nicht vertreten fühlten, da sich die Medienberichterstattung zunächst auf die Enthüllungen von Hollywood-Schauspielerinnen konzentrierte, die mächtige weiße Missbrauchstäter wie Harvey Weinstein anprangerten. Außerdem gab es eine kraftvolle Gegenreaktion.

Es dauerte nicht lange, bis die Gegner verschiedene Scheinargumente vorbrachten. Alle zielten darauf ab, das Thema des sexuellen Missbrauchs an einen Ort zu verbannen, an dem es wie ein peinliches Familiengeheimnis vertuscht werden könnte.

Sie stützten sich auf zwei unterschiedliche Argumentationen: entweder, dass der sexuelle Missbrauch übertrieben wurde und nicht diese große Aufmerksamkeit verdiente oder dass so schwerwiegende Anschuldigungen nicht gegen Männer vorgebracht werden dürften, die sich nicht verteidigen könnten.

Einige Kritiker behaupteten, alle Männer würden als Raubtiere dargestellt und zu Unrecht verleumdet. Die Frauen würden übertreiben oder Geschichten einfach erfinden, sagten andere und wiederholten das gängige Klischee, dass Frauen dazu neigten, aus Rachsucht sexuelle Übergriffe zu erfinden. Konservative und einige Politiker aus Entwicklungsländern taten die Bewegung als Ausdruck der sexuellen Verderbtheit der reichen bürgerlichen Gesellschaft oder des dekadenten liberalen Westens ab.

Einer der berüchtigtsten Gegenangriffe kam von einer Gruppe privilegierter prominenter Frauen in Frankreich, darunter die Schauspielerin Catherine Deneuve, die behaupteten, *#MeToo* drohe, das Spiel der Verführung kaputtzumachen. Damit wurde unterstellt, dass sexuelle Belästigung einerseits ein unvermeidlicher Teil beim Dating sei und andererseits nichts, worüber man sich Gedanken machen müsse. Die Argumente zum Schutz der Frauen würden benutzt, »um sie auf ihre Rolle als ewige Opfer, arme kleine Dinger, die der Gnade phallokratischer Dämonen ausgeliefert sind, festzulegen«, schrieben die Frauen.

Die Botschaft der Gegner*innen war die gleiche wie die, die mir von den leeren Stühlen der kongolesischen Delegation bei der UNO übermittelt worden war: dass es besser sei, den Mund zu halten. Wenn sich Opfer sexueller Gewalt oder Aktivistinnen dem Schweigen verweigern, sehen sie sich häufig Einschüchterungsversuchen ausgesetzt.

Im Jahr 2019 nahm ich an einer Konferenz in Norwegen zu genau diesem Thema teil. In einem Hotel in der Hauptstadt Oslo hatten sich Hunderte von Delegierten von Frauengruppen, Hilfsorganisationen und Regierungsangehörige verschiedener

Länder eingefunden. Eine der Rednerinnen war Iryna Dovgan aus der Ukraine, die sich unserer internationalen Plattform für Überlebende angeschlossen hatte.

Iryna erzählte den Zuhörer*innen von den häufigen Vergewaltigungen und dem Missbrauch von Frauen in der Ostukraine, die seit dem Jahr 2014 unter der Kontrolle der von Russland unterstützten und bewaffneten Separatisten war. Als sie zum ersten Mal öffentlich gesprochen hatte, hatte sie sich noch unsicher gefühlt. In Oslo sprach sie selbstbewusst und ohne Stocken.

Iryna, damals 52, wurde in ihrer Heimatstadt Jassynuwata, wo sie einen Schönheitssalon betrieb, von Separatisten gefangen genommen. Sie wurde fälschlicherweise beschuldigt, eine Spionin für die ukrainischen Streitkräfte zu sein, die das Gebiet beschossen, um den Rebellen die Kontrolle zu entreißen.

Während ihrer Verhöre wurde sie geschlagen, gefoltert und mit Gruppenvergewaltigung bedroht. Dann wurde sie stundenlang an einen Laternenpfahl gefesselt, wo Passanten sie beschimpfen und angreifen konnten. Eine Untersuchung der UN Human Rights Monitoring Mission in der Ukraine im Jahr 2017 fand erhebliche Beweise für sexuellen Missbrauch in von der Regierung und den Rebellen betriebenen Gefängnissen.

Nach dem Ende der Sitzung trafen sich die Delegierten zu einem Mittagsbuffet, bei dem sich die Teilnehmer in der Regel kennenlernen und austauschen können. Iryna wurde von einem Mann angesprochen, der sich als russischer Diplomat vorstellte. Sie stand allein mit ihm, während sich andere um sie herum unterhielten.

»Ich habe Ihrer Rede mit Interesse zugehört«, begann er. »Wie können wir sicher sein, dass das, was Sie sagen, wahr ist?«

Iryna war perplex. »Das ist meine eigene Geschichte. Ich habe sie selbst durchgemacht«, erwiderte sie. »Warum sollte ich hierherkommen, um eine Geschichte zu erfinden?«

»Vergessen Sie nicht, dass wir Russen und ihr Ukrainer ein Volk sind«, fuhr er fort, und seine Stimme bekam einen drohenden Unterton. »Ist Ihnen klar, welche Schmach es ist, wenn Sie so vor den Leuten sprechen?« Zum Schluss sagte er noch, sie dürfe Russland nicht weiter diffamieren.

Danach kam sie zu mir und schilderte, was geschehen war. Sie war sichtlich erschüttert und hatte das Gespräch als klaren Einschüchterungsversuch erlebt. Die Teilnahme an Veranstaltungen wie dieser und das öffentliche Auftreten erforderten Mut. Ich konnte sehen, dass ihre Entschlossenheit auf die Probe gestellt wurde.

Iryna nimmt nach wie vor an Konferenzen teil und spricht genauso eindringlich wie früher über ihre Erfahrungen, um das Bewusstsein für das Ausmaß der Probleme in der Ostukraine zu schärfen. Aber hätte sie nicht die Unterstützung von Familie und Kolleg*innen, darunter auch Mitglieder unseres internationalen Netzwerks der Überlebenden, wäre sie vielleicht versucht gewesen, ihre Arbeit aufzugeben.

Es ist unerlässlich, dass Frauen kontinuierliche Unterstützung erhalten, und zwar nicht nur zu dem Zeitpunkt, wenn sie sich entscheiden, ihr Schweigen zu brechen, sondern auch in den Monaten und Jahren danach. In anderen Fällen können Einschüchterungsversuche sehr viel deutlicher sein, aber sie haben immer das gleiche Ziel: das Opfer zum Schweigen zu bringen.

Mehrere der von Harvey Weinstein missbrauchten Frauen schilderten im Zeugenstand, wie er seinen Einfluss und seine Macht in der Filmindustrie ausübte und sie immer, wenn sie andeuteten, sich beschweren zu wollen, mit der gleichen Drohung einschüchterte. »Du wirst hier nie ins Geschäft kommen«, sagte er dann, oder: »Du wirst nie wieder einen Job kriegen.«

Die Medienberichterstattung über die Weinstein-Fälle warf auch ein Licht auf die Art und Weise, wie er und andere mächtige Männer und Organisationen ihre Opfer mit Hilfe von Anwälten zum Schweigen brachten, wenn Drohungen und Einschüchterung nicht auszureichen schienen. Geheimhaltungsvereinbarungen, so genannte NDAs, die in Fällen sexuellen Fehlverhaltens oft Bestandteil eines Vergleichs sind, verhindern, dass das Opfer seine Erfahrungen anderen mitteilt – und ermöglichen dem Angreifer, den Missbrauch ungestraft fortzusetzen.

Zum Beispiel machte die olympische Goldmedaillengewinnerin McKayla Maroney öffentlich, dass sie unter Druck ein NDA mit dem US-amerikanischen Kunstturnverband unterzeichnet hatte, nachdem sie sich über den Missbrauch durch den damaligen Teamarzt Larry Nassar beschwert hatte. Auf diese Art und Weise wurden Missbrauchsvorwürfe im US-Spitzenturnen vertuscht und die Opfer zum Schweigen gebracht, sodass Nassar weiterhin Missbrauch ausüben konnte. Erst im Jahr 2018 wurde er verhaftet und erhielt für jahrzehntelangen Kindesmissbrauch eine lebenslange Haftstrafe. Insgesamt meldeten sich mehr als 150 Opfer, um vor Gericht gegen ihn auszusagen.

Seit dem Beginn der *#MeToo*-Bewegung haben mehr als ein Dutzend US-Bundesstaaten Gesetze verabschiedet, die es Arbeitgebern verbieten oder erschweren, ihren Angestellten als Bedingung für eine Anstellung oder als Teil einer Abfindung bei Belästigung oder sexuellem Missbrauch eine solche Geheimhaltungsvereinbarung aufzuzwingen. Der Bundesstaat New Jersey hat NDAs für nicht einklagbar erklärt.[2]

In den meisten patriarchalischen Gesellschaften ist Einschüchterung viel ausgeprägter und gesellschaftlich akzeptiert. Sogenannte Ehrenverbrechen, bei denen eine vergewaltigte Frau von ihren Angehörigen attackiert und manchmal getötet wird, sind Teil der Verschwörung, die Frauen in einem Zustand der Angst und der stummen Gefügigkeit hält. Vergewaltigung wird in diesen Gesellschaften als Schande und sogar als eine Form des Ehebruchs angesehen.

Im Jahr 2000 schätzte der Bevölkerungsfonds der Vereinten Nationen, dass jedes Jahr 5000 Frauen und Mädchen Opfer von »Ehrenmorden« werden, nicht nur wegen Vergewaltigung, sondern oft einfach nur, weil sie sich ihren Partner nicht von den Eltern aussuchen lassen, sondern selbst wählen wollen. Viele Morde werden als Selbstmorde oder Unfälle getarnt, so dass die Zahlen, wie so oft, wenn es um Gewalt gegen Frauen geht, wahrscheinlich viel höher sind.

Auch die Gesamtzahl der Tötungsdelikte an Frauen weltweit spricht Bände. Insgesamt stellen Männer die überwältigende Mehrheit der Mordopfer dar. Die meisten von ihnen werden von Fremden getötet. Aber Frauen werden in der Regel von einer ihnen nahestehenden Person umgebracht.

Nach der *Global Study on Homicide,* einem 2019 veröffentlichten Bericht des Büros der Vereinten Nationen für Drogen- und Verbrechensbekämpfung, sind von 87 000 vorsätzlich getöteten Frauen 58 Prozent von einem Intimpartner oder Familienmitglied ermordet worden. Der gefährlichste Kontinent für Frauen war Afrika, gefolgt von Amerika.[3]

Sogenannte Ehrenmorde und alle anderen Formen von häuslicher Gewalt und Einschüchterung von Frauen haben eine abschreckende Wirkung auf Überlebende, die ihre Stimme erheben und ihre Angreifer anprangern wollen.

Der Fall eines 17-jährigen Mädchens, das in Indien im nördlichen Bundesstaat Uttar Pradesh im Jahr 2017 vergewaltigt wurde, der sogenannte Unnao-Skandal, ist auch so eine entmutigende Geschichte, die zeigt, dass der Gang an die Öffentlichkeit oft mit enormen persönlichen Opfern verbunden ist.

Indien hat damit begonnen, seine schon lange bestehenden Probleme anzugehen, die dazu geführt haben, dass es für Frauen einer der gefährlichsten Orte der Welt ist. Im Jahr 2012 gab es Massenproteste in Neu-Delhi und anderen Städten, die durch die Gruppenvergewaltigung und den Mord an einer 23-jährigen Physiotherapie-Studentin in einem Bus ausgelöst worden waren. Es war ein Meilenstein für das Land in Bezug auf die öffentliche Anerkennung des Problems und der Schwierigkeiten, mit denen die Frauen konfrontiert sind. Doch der Fortschritt ist lückenhaft.

Außerhalb des relativen Wohlstands und der Privilegien der städtischen Mittelschicht ist das Leben in Indien immer noch vom Patriarchat geprägt und die Vorstellung von weiblicher »Ehre« immer noch sehr beherrschend. Zudem macht das Kastensystem Frauen mit niedrigem Status besonders angreifbar. Aufgrund der unfähigen und häufig korrupten Sicherheits- und Justizsysteme ist es äußerst schwierig, den Rechtsweg zu beschreiten.

Der Fall Unnao fünf Jahre nach den Protesten in Neu-Delhi zeigte, wie viel noch getan werden muss. Das Opfer, ein Mädchen aus einer niedrigen Kaste, wurde im Juni 2017 aus einem Dorf in Uttar Pradesh, Indiens größtem Bundesstaat, in die für ihre Lederverarbeitung bekannte Stadt Kanpur gelockt. Eine Nachbarin aus ihrem Dorf hatte ihr dort eine Arbeit in Aussicht gestellt. Stattdessen wurde sie gefangen genommen, gruppenvergewaltigt und verschleppt. Einer der Vergewaltiger war Kuldeep Singh Sengar, ein der oberen Kaste angehörender Politiker aus ihrem Dorf, der in den vorausgegangenen zwei Jahrzehnten als Abgeordneter des Bundesstaats Karriere gemacht hatte.

Nachdem sie ihren Entführern entkommen war, machte sich das Mädchen auf den Weg zurück zu ihrer Familie und tat, was nur wenige Frauen in ihrer Lage wagen, weil sie Angst vor Vergeltung haben oder von ihren Familien zum Schweigen gezwungen werden: Sie erstattete bei der Polizei Anzeige gegen Sengar.

Der Vergewaltigungsfall aus dem Jahr 2012 in Neu-Delhi hatte deutlich gemacht, dass die indische Polizei Fälle von sexuellen Übergriffen sehr oft ignoriert oder nicht weiterverfolgt. Vielleicht glaubte sie den Behauptungen, dass das Land sich seitdem geändert habe. Die Polizei weigerte sich jedoch, ihre Anzeige gegen den Politiker aufzunehmen, und ein Arzt, der sie untersuchte, empfahl ihr, ihre Forderungen nach Gerechtigkeit fallen zu lassen.

Doch sie bewies große Tapferkeit und Mut und ließ nicht locker. Als die Dorfpolizei untätig blieb, wandte sie sich über deren Kopf hinweg an das örtliche Gericht, dann an die regionale Polizei und schließlich an andere Politiker. Während dieser Zeit war ihre Familie ständigen Bedrohungen ausgesetzt. Die örtliche Polizei verhaftete ihren Vater wegen erfundener Anschuldigungen. Er wurde so schwer misshandelt, dass er in der Haft seinen Verletzungen erlag.

Einige Tage nach der Verhaftung des Vaters wollte sich das Mädchen völlig verzweifelt vor dem Amtssitz des Gouverneurs des Bundesstaates in Brand setzen. Die Polizei konnte sie zwar rechtzeitig davon abhalten, dennoch machte die versuchte Selbsttötung die nationalen Medien auf ihre Notlage aufmerksam. Die Bundespolizei wurde zur Untersuchung hinzugezogen, und Sengar wurde schließlich befragt und verhaftet.

Aber das war nicht das Ende ihrer Tortur und auch nicht der letzte Preis, den sie für ihren Widerstand gegen einen mächtigen Mann zahlen musste. Als sie ein paar Monate später mit ihrem Anwalt und zwei Tanten unterwegs war, fuhr ein Lkw frontal auf ihr Fahrzeug auf.

Die Tanten, von denen eine eine wichtige Zeugin war, starben. Die junge Frau musste intensivmedizinisch betreut werden, überlebte aber den Anschlag.

Als Sengar Ende 2019 schließlich wegen Vergewaltigung zu einer lebenslangen Haftstrafe verurteilt wurde, hatte das Opfer jahrelange Bedrohungen hinter sich und war in der Öffentlichkeit als Lügnerin bezeichnet worden. Sie hatte ihren Vater verloren und war selbst schwer verletzt worden. Ihre Taten demonstrierten außergewöhnliche Stärke, aber wahrscheinlich ziehen viele andere Frauen, die von ihren Opfern lesen oder hören, daraus den Schluss, dass es besser gewesen wäre zu schweigen.

Das sind die Methoden, mit denen das Schweigen aufrechterhalten wird. In vielen Teilen der Welt werden die Frauen in einem ständigen Zustand der Angst gehalten. Von Geburt an wird ihnen vermittelt, dass der Kern ihres Frauseins und ihr Wert in ihrer »Ehre« liege, das heißt in ihrer sexuellen Reinheit, und dass der Verlust dieser Reinheit eine Unheil bringende Schande ist und möglicherweise ein Todesurteil bedeuten kann.

Indem Frauen gezwungen werden, ihre »Ehre« über das Recht auf ein gewaltfreies Leben zu stellen, werden sie, die Opfer von sexuellem Missbrauch, weltweit zum Schweigen gebracht. Es ist das meistverbreitete, mächtigste Werkzeug, dessen Wirksamkeit durch Bedrohung, Schläge, Verhöhnung und manchmal Ermordung derjenigen verstärkt wird, die den Mut haben, ihre Stimme zu erheben. Einfacher ausgedrückt: Das Anprangern sexueller

Gewalt ist in vielen Teilen der Welt gefährlich, weil es die Eigeninteressen der Männer in Gefahr bringt.

Nachdem ich mich entschlossen hatte, für meine Patientinnen nicht nur als Arzt, sondern auch als Sprachrohr für ihre Interessen tätig zu sein, war ich selbst verschiedenen Formen der Einschüchterung ausgesetzt. Die Missachtung meiner ersten Rede vor der UNO im Jahr 2006 gehörte dazu.

Die Drohungen haben im Laufe der Jahre unterschiedliche Formen angenommen. Manchmal ist es ein nächtlicher Drohanruf oder eine anonyme Textnachricht. Die schlimmsten sind die, die meine Frau oder meine Töchter bedrohen. Vor meinem Haus wurde auch schon mit automatischen Waffen in die Luft gefeuert. Selbst anlässlich der Beerdigung meiner Mutter im Dezember 2019 wurde auf der Fahrt in unser Heimatdorf Kaziba ein Anschlag auf mich versucht.

Es ist unmöglich, die Verantwortlichen auszumachen. Die Bedrohung ist ständig vorhanden, aber auch so diffus, dass es sehr schwierig ist, sich vor ihr zu schützen. Jeder, der die Wahrheit über den Konflikt im Ostkongo unterdrücken und Frauen zum Schweigen bringen will, sieht in mir einen Gegner.

Nicht immer handeln die Gefährder im Auftrag der Regierung. Einige meiner Feinde sind Personen, die von den im Krankenhaus behandelten Frauen der Vergewaltigung bezichtigt wurden. Wir bieten in Panzi kostenlose Rechtsberatung an, um die Patientinnen zu ermutigen, ihre Angreifer anzuzeigen. Die Beschuldigten sind manchmal einflussreiche Männer mit Unternehmen, politischen Karrieren und einem Ruf, den es zu schützen gilt.

Warlords, Politiker und hochrangige Armeeoffiziere sind an der Aufrechterhaltung der Gewalt im Ostkongo interessiert, denn damit können sie davon ablenken, dass sie Mineralien und Edelmetalle ausplündern und schmuggeln. Sie sehen in meiner Lobbyarbeit, die auch auf ihre Aktivitäten hinweist, eine Bedrohung für ihre Einkommen.

Und die Tatsache, dass ich darauf beharre, den schätzungsweise fünf Millionen Toten und Vermissten, den Opfern von Kriegsverbrechen und den Hunderttausenden Vergewaltigungsopfern aus dem Ersten und Zweiten Kongokrieg eines Tages Gerechtigkeit widerfahren zu lassen, bedroht alle, an deren Händen Blut klebt, auch unsere ausländischen Nachbarn Ruanda, Uganda und Burundi.

Seit dem Anschlag auf mein erstes Krankenhaus in Lemera hat es mehrere Anschläge auf mich gegeben. Im Jahr 2004, während der Besetzung von Bukavu durch abtrünnige Armeegeneräle, wurde mein privates Büro im Stadtzentrum beschossen. Eine Kugel durchbohrte meinen leeren Bürostuhl. Hätte ein Freund, der für eine internationale humanitäre Gruppe arbeitet, mich nicht wenige Minuten zuvor angerufen und sich mit mir auf eine Tasse Tee verabredet, wäre ich getroffen worden.

Mein Dank gilt auch der Friedenstruppe der Vereinten Nationen und hohen UN-Beamten, die dafür gesorgt haben, dass ein Team von Blauhelmen rund um die Uhr vor meinem Haus Wache hält. Seit dem Jahr 2013 gewähren sie mir fast ununterbrochen Schutz und begleiten mich auf meinen seltenen Ausflügen nach draußen. Ohne sie wäre ich gezwungen gewesen, den Kongo zu verlassen.

Ich lebe zwar dauerhaft mit einem nagenden Gefühl der Unsicherheit, bin mir aber auch meiner Privilegien bewusst. Ich kann auf mehrere Nichtregierungsorganisationen (NGOs) und einige wohlwollende UN-Beamte und Freunde im Ausland zählen. Durch meine Arbeit habe ich Menschen in der Regierung und beim Militär kennengelernt. Anders die Frau aus Unnao, Indien. Sie nahm es auf eigene Faust mit den Mächtigen auf. Wenn Frauen ihre Stimme erheben, sind sie oft schutzlos und allein.

Die Missachtung vor der UNO im Jahr 2006 machte deutlich, dass die neue Regierung von Joseph Kabila mich als Gegner und nicht als Verbündeten im Kampf um die Würde und Sicherheit unserer Mitbürgerinnen betrachtete. Diese Botschaft wurde mir in den folgenden Jahren immer deutlicher und bedrohlicher vermittelt.

Nach meiner ersten Rede bei der UNO arbeitete ich die meiste Zeit im Krankenhaus als Arzt und Chirurg, aber ich bemühte mich auch gezielt, häufiger zu reisen und Reden zu halten. Ich war mehr und mehr angewidert und entsetzt: über unsere eigene Regierung, über unsere Nachbarn, über die Unternehmen, die unser Elend ausnutzten, über die internationale Gemeinschaft, die nicht energischer eingriff. Bei jeder Frau, die wir behandelten, wusste ich, dass es Tausende andere gab, die es nie in ein Krankenhaus schaffen würden.

Ich fühlte mich von den Westmächten im Stich gelassen – die USA und Großbritannien schützten weiterhin Ruanda –, aber auch von der Afrikanischen Union, dem Zusammenschluss afrikanischer Staaten. Ihr Schweigen und ihre Zögerlichkeit sind ein Schandfleck für diese Organisation, die eher einem Club von Führungskräften ähnelt, die nur die eigenen Interessen im Auge haben. Anstatt sich für ein Ende des Abschlachtens von Afrikaner*innen einzusetzen, schützen sie sich gegenseitig.

Meine Lobbyarbeit trug erste Früchte in Form von persönlicher Anerkennung im Ausland. Im Jahr 2008 erhielt ich den Menschenrechtspreis der Vereinten Nationen und den Olof-

Palme-Preis, einen schwedischen Menschenrechtspreis, die ich beide im Namen meiner Patientinnen annahm. Vor allem freute ich mich, dass ihre Stimmen langsam Gehör fanden.

In diesem Jahr begann ich auch mit einer Doktorarbeit, zunächst an der Universität von Gent in Belgien und dann an der Université libre de Bruxelles (ULB, Freie Universität Brüssel). Ich wollte das, was ich durch bittere Erfahrung gelernt hatte, weitergeben, hoffte, dazu beitragen zu können, Leid in anderen Teilen der Welt zu verhindern und das Bewusstsein in medizinischen Kreisen zu schärfen. Das Thema meiner Doktorarbeit – die Behandlung von niedertraumatischen urogenitalen und intestinalen Genitalfisteln – ist die schmerzliche Zusammenfassung meiner im Laufe der Jahre erworbenen Kenntnisse.

Im Jahr 2011 hatten wir einen Fall, der mich außerordentlich empörte und mir die Einsicht vermittelte, dass ich noch mehr tun musste. Es war ein Wendepunkt, der meine Entwicklung vom Arzt zum Aktivisten beschleunigte. Mein Auftrag, über den Kongo zu sprechen, bekam eine neue Dringlichkeit.

Eine Frau kam mit ihrem etwa elfjährigen Kind ins Krankenhaus. Die Mutter kam mir irgendwie bekannt vor. Sie hinkte, wahrscheinlich aufgrund einer Kinderlähmung, die sie sich in ihrer Kindheit zugezogen hatte. Sie stammten aus Mwenga, einem Gebiet südwestlich von Bukavu.

Sie bestätigte meine Befürchtungen: Sie war im Jahr 2000 in Panzi behandelt worden. Sie gehörte zu den ersten Patientinnen, die wir in den Jahren nach der Eröffnung der Station wegen Vergewaltigungsverletzungen behandelt hatten. Sie war in ihrem Haus überfallen und dann von ihrem Mann verlassen worden.

Sie war ins Krankenhaus gekommen, um ihre Verletzungen behandeln zu lassen – Genitalverletzungen, Läsionen und eine

Infektion, aber sie war auch schwanger mit dem Kind eines ihrer Vergewaltiger. Sie war höchst traumatisiert und brauchte die beste psychologische Unterstützung, die wir zu diesem Zeitpunkt bieten konnten.

Wie viele Frauen in ihrer Lage entsetzte sie die Vorstellung, ein Kind zu gebären, das sie täglich an ihr Leiden erinnern würde. Sie brachte eine Tochter zur Welt, die sie Wakubenga (was so viel wie »die Verschmähte« bedeutet), doch sie lehnte sie ab und weigerte sich, sie zu stillen.

Viele Mütter in ihrer Lage können ihr Kind nicht annehmen. Die Qual, täglich an die Empfängnis erinnert zu werden, und die widersprüchlichen Gefühle sind einfach zu viel. Und sie wissen, dass das Kind auch noch ihre begrenzten Mittel aufzehren wird. In einer Gesellschaft, die sie stigmatisiert und ausgrenzt, haben sie kaum eine Chance, das Kind gut zu verheiraten oder eine gute Arbeit für es zu finden.

Ich hatte schon Patientinnen, die ihre Babys vor der Tür meiner Praxis ablegten. Und immer wieder werden Säuglinge am Sicherheitstor vor dem Krankenhaus ausgesetzt. Andere kommen weinend an und gestehen, dass sie ihr Kind an das Ufer eines Flusses gebracht hatten und kurz davor standen, es dort ins Wasser zu werfen.

Wir haben heute ein Spezialteam, das Mütter und Kinder in dieser Situation unterstützt. Ein Großteil dieser Arbeit wird von unseren fantastischen *mamans chéries* bewältigt, den zu Sozialarbeiterinnen umgeschulten Krankenschwestern, die die einzelnen Patientinnen begleiten. Sie unterstützen die Mütter und arbeiten auch mit den Familien der Patientinnen zusammen. Manchmal suchen sie sie persönlich auf, um Spannungen mit Ehemännern und Eltern zu lösen.

Im Durchschnitt entbinden wir jährlich etwa 3000 Kinder im Krankenhaus. In manchen Jahren waren bis zu 15 Prozent, also etwa 450 Kinder, durch Vergewaltigung gezeugt worden. Unser Fachzentrum, Maison Dorcas, bietet jetzt Unterkunft, Betreuung und psychologische Unterstützung für diese neuen Mütter.

Im Laufe der Zeit und mit Unterstützung des Personals erkannte die Mutter von Wakubenga, dass ihr Kind ebenso unschuldig war wie sie selbst und dass sie beide Opfer ihrer Angreifer waren. Durch die Zurückweisung hätte sie das Elend und das Leid, das sie empfand, nur noch vergrößert. Es erfordert außergewöhnliche Kraft, um an diesen Punkt zu gelangen: die Kraft, bedingungslos zu lieben. Der Mehrheit der Frauen, die nach einer Vergewaltigung in Panzi entbunden haben, ist es gelungen, ihre Kinder anzunehmen.

Aber nicht allen gelingt das. Manche gehen einfach weg, oder sie nehmen sie an, vernachlässigen sie dann aber absichtlich, wenn sie aufwachsen. Die Kinder werden von Eltern, Geschwistern und Gleichaltrigen gemieden, bekommen oft keine Schulbildung und werden öffentlich verflucht. Wir hatten eine Frau, die ihr Kind in seiner Gegenwart als *Interahamwe* bezeichnete, eine weit verbreitete Bezeichnung für ruandische Extremisten.

Wir haben keine Ahnung, wie viele Kinder dieses Schicksal teilen, aber ich bezeichne sie als »tickende Zeitbombe«, Kinder, die durch Gewalt ins Leben kamen und zu Erwachsenen werden, die nie Liebe oder Zuneigung erfahren haben. Eine im Jahr 2008 in der Stadt Shabunda durchgeführte Untersuchung ergab, dass von einer halben Million Einwohner 3000 Kinder aus Vergewaltigungen stammten.

Gut ein Jahrzehnt nachdem wir Wakubenga und ihre Mutter aus Panzi entlassen hatten, kehrten die beiden zurück. Wakubenga war noch kein Teenager. Und zu meinem Entsetzen erfuhr ich, dass auch sie aufgrund einer Vergewaltigung schwanger war.

Es war fast zu barbarisch und pervers, um es begreifen zu können: Ein Kind, das aus einer Vergewaltigung hervorgegangen war, war selbst vergewaltigt worden und erwartete nun ein Kind. Das Problem wurde zu einem Mehrgenerationenproblem.

Im gleichen Jahr 2011 wurde ich zu einem weiteren Kongress über sexuelle Gewalt bei der UN in New York eingeladen, dieses Mal am Rande der Generalversammlung, der jährlichen Zusammenkunft der führenden Politiker der Welt. Ich war vom Büro der Sonderbeauftragten des Generalsekretärs für sexuelle Gewalt in Konflikten eingeladen worden, ein UN-Mandat, das 2009 eingerichtet worden war und von einer mutigen und dynamischen Schwedin, Margot Wallström, geleitet wird. Auf meiner Reise nach New York ging mir der Fall von Wakubenga nicht aus dem Kopf.

Dieses Mal würde es anders sein als 2006. Fünf Jahre zuvor hatte ich den kongolesischen Botschafter aufgesucht, weil ich dachte, dass er mir helfen könnte. Inzwischen wusste ich, dass ich von meiner eigenen Regierung nur Widerstand erwarten konnte, und war umso mehr überrascht, als mich ein Kabinettsminister aufsuchte.

Kurz nach meiner Ankunft traf ich einen alten Freund, der schon Jahre zuvor den Kongo verlassen hatte, um eine leitende Position bei der UNO in New York aufzunehmen. Wir tranken etwas in meinem Hotel in Midtown und tauschten Neuigkeiten aus. Ich erzählte ihm von Wakubenga und meiner Verzweiflung über die Passivität der internationalen Gemeinschaft. Als er sich verabschiedete, wünschte er mir Glück für meine Präsentation.

Aber später am Abend rief er mich wieder an. Er hatte eine

Nachricht aus dem Büro des damaligen Gesundheitsministers des Kongo, eines Verbündeten von Präsident Kabila, erhalten, der ihn und mich zum Essen einlud. Ob ich die Einladung annehmen wolle?

Ich war, gelinde gesagt, überrascht, aber angesichts meiner angespannten Beziehungen zur Regierung stimmte ich zu. Ich dachte, es könnte eine Gelegenheit sein, reinen Tisch zu machen, insbesondere mit einem Minister, der aufgrund seines Ressorts vielleicht mehr Verständnis aufbrachte als seine Kabinettskollegen. Ich sagte zu, und für den nächsten Abend wurden wir in seinem Hotel erwartet.

Er wohnte im Fünf-Sterne-Hotel Waldorf Astoria, wie viele ausländische Delegationen, wenn die Generalversammlung tagt. Als ich ankam, wimmelte es in der Eingangshalle von Menschen, Angestellte, Diplomaten und Geschäftsleute eilten durch die Eingangstüren ein und aus, livriertes Personal geleitete die Gäste in draußen wartende schwarze Limousinen.

Ich machte mich auf den Weg zu dem separaten Speisezimmer, wo das Essen serviert werden sollte. Dort wurde ich zu einem Tisch geführt, an dem der Minister und mein Freund bereits Platz genommen hatten. Es war eine sehr vertrauliche Umgebung: Wir waren nur zu dritt.

Ich erinnere mich an die förmlichen Höflichkeiten, die zu Beginn ausgetauscht wurden. Ich erwähnte die beeindruckende Geschäftigkeit an der Rezeption und unsere luxuriöse Umgebung. Für den Minister schien das nichts Besonderes zu sein. Ich überlegte, dass oben in einer der Suiten vielleicht Präsident Kabila war.

Nachdem der Kellner unsere Bestellung aufgenommen hatte, kam der Minister zur Sache.

»Nun, Doktor, was machen Sie hier in New York?«, fragte er.

»Ich nehme einen Preis der Clinton Foundation entgegen«, erklärte ich. Das stimmte zwar, war aber auch eine bewusste Weglassung. Die Clinton Foundation wollte mir bei einer Zeremonie nach der Generalversammlung tatsächlich ihren Global Citizen Award verleihen. Ich hielt es für unklug, gleich auf die Rede vor der UNO zu sprechen zu kommen.

»Ach gut. Ist das alles? Ich habe gehört, dass Sie auch vor der UNO sprechen werden?«, sagte er, Unwissenheit vortäuschend. »Um wie viel Uhr?«

»Der Sonderbeauftragte hat mich eingeladen, morgen über die Situation in Süd-Kivu zu sprechen«, antwortete ich. »Ich habe vor …«

Ich wollte ihm gerade erzählen, was ich sagen wollte, wollte ihm die neuesten Patientenzahlen für Panzi geben und sogar den Fall von Wakubenga ansprechen. Ich nahm an, das ihn das interessierte und dass er sichergehen wollte, dass ich seine Regierung nicht öffentlich angreifen würde. Er unterbrach mich mitten im Satz.

»Der Präsident wird morgen seine Rede vor der Generalversammlung halten. Ich habe Sie hierhergebeten, um Ihnen einen Rat zu erteilen«, sagte er, hielt inne und beugte sich zu mir hinüber. »An Ihrer Stelle würde ich auf die Rede verzichten.«

Er hatte ruhig, aber bestimmt gesprochen. Ich musterte sein Gesicht, wollte sichergehen, dass ich die Botschaft richtig verstanden hatte. Er sah mich drohend an.

»Sollten Sie doch sprechen, ist Ihnen hoffentlich klar, dass wir unmöglich Ihre Sicherheit in der Heimat gewährleisten können«, fuhr er finster fort und wedelte mit seiner Hand durch die Luft, als zeige er auf unser Tausende von Kilometern entferntes

Land, in eine ganz andere Welt als das mit teuren Teppichen ausgelegte Speisezimmer.

Ich hatte das Gefühl, als ob mir plötzlich etwas im Hals stecken geblieben wäre. Mir stockte der Atem. Drohte er mir wirklich hier, beim Abendessen in einer ruhigen Ecke des Waldorf Astoria?

»Aber Herr Minister, meine … meine Rede ist fest eingeplant«, stammelte ich. »Mehrere Staatsoberhäupter haben ihre Teilnahme angekündigt. Wir müssen das Bewusstsein dafür schärfen. Das ist etwas, das wir …«

»Lassen Sie mich etwas deutlicher werden. Wenn Sie reden, haben Sie eine Entscheidung getroffen, denn Sie werden danach nicht mehr in den Kongo zurückkehren können. Es wäre zu gefährlich für Sie«, fügte er hinzu. »Haben Sie verstanden?«

Ich spürte, wie sich eine Schlinge zuzog. Tagelang hatte ich mir vorgestellt, vor der UNO zu sprechen und die Diplomaten und Politiker mit ihren Kopfhörern vor mir zu sehen. Diesmal fühlte ich mich mutiger, selbstbewusster, bereit, meiner Frustration und meinem Ärger Ausdruck zu verleihen. Nun war es, als würde eine Tür vor mir zufallen.

»Ich verstehe Ihre Bedenken«, antwortete ich. »Aber vielleicht könnte ich Ihnen meine Rede vorher schon zu lesen geben? Ich könnte einige Änderungen vornehmen. Ich bin mir sicher, wir finden einen Weg, wie wir uns einigen können.« Ich wusste, dass ich damit klein beigab, aber ich sah nur die Möglichkeit zu verhandeln. Er war nicht interessiert.

Es war ganz offensichtlich, dass er nur geschickt worden war, um eine Nachricht zu überbringen. Ich sah keine Möglichkeit, ihn umzustimmen. Er war unempfänglich für jedes Argument, jeden Gewissensappell. Er sprach mit der Überlegenheit, die ein

Minister in der Gesellschaft eines anmaßenden Provinzarztes zur Schau stellt, und so nahm er mich sicherlich auch wahr.

Das Essen wurde serviert, lautlos wurde ein Teller vor mich hingestellt. Ich starrte auf meinen Salat und hatte plötzlich keinen Appetit mehr. Ich spürte den überwältigenden Wunsch, zu gehen und einen Ort zu finden, wo ich in Ruhe nachdenken konnte, was ich als Nächstes tun wollte.

Der Rest der Mahlzeit verging wie im Nebel. Der Minister nahm seinen freundlichen Smalltalk wieder auf. Weder die Drohung, die er gerade ausgesprochen hatte, noch mein offensichtliches Unbehagen schienen ihm peinlich zu sein oder ihn zu beunruhigen. Er hatte seine Mission erfüllt. Als er mit dem Hauptgericht fertig war, entschuldigte er sich und ging.

Ich kehrte zurück in mein Hotel. Mir schwirrte der Kopf vor lauter Fragen. Sollte ich, konnte ich mich ihm widersetzen? Es war ungeheuerlich, mich so einzuschüchtern. Aber wie sollte ich mein Leben, meine Arbeit in der Heimat fortsetzen? Und Madeleine und die Kinder? Ich würde auch sie in Gefahr bringen.

Im Hotel fasste ich einen Entschluss. Dies war eine Warnung, die ich ernst nehmen musste. Es war keine nächtliche Morddrohung am Telefon. Es war ein Minister, der sich wie ein Mafioso verhielt, der keine Anstalten machte, seine Identität oder seine Absicht zu verbergen.

Ich rief Margot Wallström an und erzählte ihr, was geschehen war. Ich erklärte, dass ich unter diesen Umständen absagen müsse. Sie sagte, sie verstehe meine Entscheidung, und fragte mich, ob ich mich im Hotel sicher fühlte. Sie versprach, den Generalsekretär Ban Ki-moon zu informieren.

Am nächsten Tag bekam ich Besuch von mehreren Mitarbeitern des Außenministeriums, die mich zu den Ereignissen befragten. Sie boten mir Personenschutz an, was ich ablehnte. Ich erklärte, dass ich meine Rede abgesagt hätte und nach Hause zurückkehren wolle.

Ich blieb noch in New York, um bei einem Festakt im Hilton Hotel den Preis der Clinton Foundation entgegenzunehmen. Er wurde vom ehemaligen US-Präsidenten Bill Clinton in Anwesenheit wohlhabender Spender*innen und amerikanischer Promis überreicht. Ich meiner kurzen Rede stellte ich unsere Arbeit vor und rief dazu auf, den Konflikt im Kongo endlich zur Kenntnis zu nehmen. Aber meine Gedanken waren ganz woanders.

Ich wollte nach Hause zu Madeleine. Ich war innerlich aufgewühlt und fühlte mich erschöpft. Auf der Rückreise spielte ich im Flugzeug immer wieder das Gespräch im Waldorf Astoria durch. Die Reise kam mir vor wie eine Ewigkeit.

Die Bedrohung und Einschüchterung von Überlebenden sexueller Gewalt kommt von vielen verschiedenen Seiten: von den Vergewaltigern, von den Familien der Vergewaltiger, von führenden Persönlichkeiten der Gemeinschaft und sogar von den eigenen Familien. Diejenigen, die trotz dieses Drucks ihre Stimme erheben, brauchen unsere Unterstützung. Sie fordern unseren Respekt ein. Sie verdienen Anerkennung für die Stärke, die sie demonstrieren, indem sie sich weigern, sich einschüchtern zu lassen.

Madeleine erwartete mich, als ich endlich wieder in Bukavu ankam. Ich hatte Schuldgefühle, sie solchen Gefahren auszusetzen. Vielleicht war es unklug oder übertrieben optimistisch gewesen, dass ich mich, vom eigenen gerechten Zorn geblendet, in New York hatte zu Wort melden wollen.

Sie beruhigte mich auf ihre gewohnt unaufgeregte und verständnisvolle Art. Es gebe andere Gelegenheiten, im Ausland die

Stimme zu erheben, sagte sie. Ich hatte klein beigegeben, aber nur, um meine Arbeit fortzusetzen.

Es gab in der Tat noch andere Gelegenheiten. Meine Bewunderung für das junge Mädchen, bei dessen Bericht der General in Ohnmacht gefallen war, und für die Frauen, die ihre Erfahrungen mit Jan Egeland geteilt hatten, behielt ich erst einmal für mich, ebenso meine Empörung über das Schicksal von Wakubenga.

Im folgenden Jahr wurde ich erneut zur UNO eingeladen. Ich sollte an einer Podiumsdiskussion mitwirken, an der auch die erste weibliche Präsidentin Chiles, Michelle Bachelet, und der damalige britische Außenminister William Hague teilnahmen. Ich hatte den Mut, die Einladung anzunehmen.

Es folgte ein weiterer Attentatsversuch. Ich denke immer noch an die Schüsse, die Schreie in der Dunkelheit, den zerschmetterten Körper eines lieben Freundes, der sein Leben opferte, um meines zu retten. Ein weiteres ungelöstes Verbrechen, ein weiterer Versuch, sexuelle Gewalt totzuschweigen.

7

DER KAMPF FÜR GERECHTIGKEIT

Anfang 2014 hielt ich es nicht länger aus. In den vorausgegangenen zwei Jahren hatten wir viele Kinder mit entsetzlichen Verletzungen im Krankenhaus aufgenommen. Alle stammten aus demselben Dorf: Kavumu, dreißig Kilometer von Bukavu entfernt. Erst waren es ein paar Einzelfälle gewesen, aber in den folgenden Jahren kamen Dutzende weiterer Fälle hinzu.

Sie waren alle unter ähnlichen Umständen überfallen worden. Mitten in der Nacht brachen Männer in die Häuser ihrer Familien ein und verabreichten ihren Opfern ein starkes Schlafmittel. Sie wurden gekidnappt, vergewaltigt und dann blutüberströmt und verwirrt am Morgen zurückgebracht. Jeder dieser verheerenden Fälle steht für eine zerstörte Kindheit. Das Ausmaß der Verletzungen und Narben bedeutete, dass die meisten von ihnen als Erwachsene niemals normale sexuelle Beziehungen haben oder Kinder gebären würden.

In den ersten fünf Monaten des Jahres 2014 behandelten wir fünfzehn sehr junge Mädchen. Der Gipfel war eine Vierjährige, die mit schweren rektovaginalen Verletzungen eingeliefert wurde. Es war abscheulich, erschütternd und jenseits jeglichen Vorstellungsvermögens.

Ich operierte sie zusammen mit meinem Freund und langjährigen Partner Guy-Bernard Cadière. Er ist Chirurg, kommt aus Belgien und ist auf laparoskopische Eingriffe spezialisiert – eine Art abdominale Schlüssellochchirurgie – sowie auf die Behandlung von Fisteln. Er kommt regelmäßig mit einem Team der Universitätsklinik Brüssel nach Bukavu. Er sammelt Spenden für unsere Arbeit, steht uns mit Rat und Tat zur Seite und unterstützt die Ausbildung unserer Chirurgen in der Anwendung minimalinvasiver Techniken.

Es gibt nur weniges, was einen Chirurgen schockieren kann. Das Innere des Körpers birgt keine Geheimnisse für uns, aber als wir das Mädchen operierten, kamen uns die Tränen. Während wir die Verletzungen untersuchten, überlegten wir laut, wie sie ihm zugefügt worden waren. Während der Operationen wechselten unsere Gefühle zwischen schockiertem Schweigen und brennender Wut.

Als wir fertig waren, streifte ich meine Handschuhe ab, zog mich um und ging nachdenklich in mein Büro, ich empfand nur noch Wut, Übelkeit und Abscheu. Wie viele andere Mädchen würden verstümmelt werden, bevor diesen Verbrechen ein Ende gesetzt wurde?

Als ich mich einigermaßen beruhigt hatte, beschloss ich, selbst nach Kavumu zu reisen. Ich wollte mit eigenen Augen sehen und von der Dorfgemeinschaft hören, was dort geschah. Warum waren die Familien nicht in der Lage, ihre Kinder zu schützen? Was unternahmen die Eltern, wenn ihre Kinder geraubt und missbraucht wurden?

Ich kämpfte wieder einmal mit einem Gefühl der Machtlosigkeit. Es war, als würde ich immer nur Scherben aufsammeln, zerbrochene Körper zusammennähen und dabei selbst traumatisiert werden, ohne dass jemals ein Ende der Gewalt abzusehen war. Ich musste persönlich mit den Müttern sprechen, den Vätern zuhören.

In Zusammenarbeit mit mehreren Hilfsorganisationen hielten wir eine Woche später ein Treffen in einem örtlichen Gemeindezentrum ab. Ich reiste mit meiner Blauhelm-Eskorte an. Wir luden den obersten Staatsanwalt von Bukavu ein, der seine Teilnahme ebenso zusagte wie ein hoher Offizier der kongolesischen Streitkräfte und ein Vertreter der Polizei. Der Gouverneur der Provinz und der Innenminister der Region sagten ebenfalls ihre Teilnahme zu, machten aber in letzter Minute einen Rückzieher.

Wie groß das Interesse war, lässt sich an der Zahl der Teilnehmenden ablesen: Ungefähr 500 Menschen drängten sich in dem stickigen Raum. Einige saßen zu zweit auf einem Stuhl, andere standen hinten an der Wand. Aus Platzmangel standen manche sogar vor der Tür.

Die Atmosphäre war von Anfang an aufgeladen. Es waren überwiegend Frauen anwesend, viele fächelten sich in der Schwüle Luft zu. Sie sprachen aufgeregt miteinander, als wir unsere Plätze einnahmen, einige warfen dem Staatsanwalt und der Polizei anklagende Blicke zu.

Jahrelang aufgestaute Frustration entlud sich, als sie das Mikrofon bekamen und zum Reden aufgefordert wurden. Sie schilderten, wie die Dorfgemeinschaft in ständiger Angst lebte. Wenn sie schlafen gingen, wüssten sie nicht, ob beim Aufwachen ein Kind fehlen oder ob sie von bewaffneten Männern aufgeschreckt werden würden, die auf der Suche nach einem neuen Opfer die schwachen Türen ihrer Häuser aufbrachen.

Einige Frauenrechtsaktivistinnen forderten die anwesenden

Männer auf, mehr zu tun. »Habt ihr kein Mitleid?«, rief eine von ihnen. »Es geht hier nicht um Vergewaltigung, es geht um das Abschlachten unserer Kinder!«

Der Staatsanwalt ergriff das Wort und erklärte der Menge, dass ihm die Hände gebunden seien, wenn die Eltern nicht Strafanzeige erstatteten. »Sie müssen das anzeigen«, forderte er sie auf. »Wenn Sie keine Beschwerde einreichen, ist es für mich sehr schwierig, etwas zu unternehmen.« Empörtes Stimmengewirr ertönte. Einige Mütter rollten mit den Augen.

Nachdem er geendet hatte, stand der Staatsanwalt in ihrer Schusslinie. Er wurde als »Monsieur hundert Dollar« verspottet, weil er im Ruf der Bestechlichkeit stand. Die Schuldigen wurden nie belangt, sagte der Gemeindeorganisator unter Beifall. Und wenn, dann könnten sie sich freikaufen. »Sie machen weiter, weil sie damit durchkommen. Sie wissen, dass sie keinen Ärger bekommen«, erklärte er.

Es ging aber nicht nur um Vergewaltigungen. Es gab auch Morde, Brandanschläge und Schlägereien in der Umgebung von Kavumu. Ein ortsansässiger Aktivist, der begonnen hatte, die Vergewaltigungen zu untersuchen, war vor den Augen seiner Tochter in seinem Haus erschossen worden. Ein Zeichen für die weit verbreitete mangelnde Sicherheit war, dass sogar ein nahe gelegenes Armeelager angegriffen worden war.

Mehrere Personen deuteten an, sie wüssten, wer hinter dieser Mordserie stünde, aber niemand war bereit, Namen zu nennen. »Wenn wir etwas sagen, werden wir auch getötet«, sagte der Gemeindeorganisator. »Diese Nacht könnte meine letzte sein, nur weil ich heute hier gesprochen habe«, fügte er hinzu.

Der Staatsanwalt und der Polizeivertreter versuchten, sich zu verteidigen. Schließlich machten sie eine Miliz aus der Gegend dafür verantwortlich und sagten, sie würden ihre Mitglieder verhaften. Aber ihre Worte klangen leer. Jedes Mal, wenn sie sich verteidigen wollten, spottete die Menge über ihre Rechtfertigungen.

Es stellte sich heraus, dass das Problem nicht fehlender Mut der Dorfbewohner und noch weniger fehlende Wachsamkeit der Eltern war. Die Väter und Mütter berichteten, dass sie ganze Nächte hindurch wach blieben. Sie schliefen in Schichten, um abwechselnd auf ihre Kinder aufzupassen, viele waren erschöpft. Ich war beeindruckt, mit welcher Vehemenz viele der Mütter ihre Stimme erhoben.

Das Problem war das völlige Fehlen eines funktionierenden Justizsystems. Dieses Dorf in der Region von Bukavu war ein Mikrokosmos unserer Welt. Mit seinen Holzhütten und Lehmstraßen scheint es bei oberflächlicher Betrachtung weit weg zu sein. Doch das Problem, dem die Mütter dieser Mädchen gegenüberstanden, war ein Problem, mit dem Frauen überall konfrontiert sind: Selbst wenn sie ihre Stimme erheben und die gegen sie begangenen Verbrechen anzeigen, werden sie von der Strafjustiz oft im Stich gelassen.

Sexueller Missbrauch geschieht im Verborgenen, aber er gedeiht auch, wenn Männer ungestraft handeln können. Aristoteles, der Vater der westlichen Philosophie, schrieb, dass der Mensch bei seiner Vollendung das beste Lebewesen sei, aber abgetrennt von Gesetz und Recht das schlechteste. Nach allem, was ich gesehen habe, kann ich dem nur zustimmen.

In Kavumu gab es keine Gesetze, der Mensch zeigte sich von seiner schlechtesten Seite. Aber letztendlich habe ich erlebt, wie mächtig das Justizsystem sein kann, wenn genügend Mittel und Entschlusskraft aufgebracht werden.

Am Ende der Versammlung kamen mehrere Frauen und der Gemeindeorganisator, der sich öffentlich geäußert hatte, zu mir. Mit gedämpften Stimmen, damit die Menschen um sie herum sie nicht hören konnten, sagten sie mir, wer eigentlich verantwortlich für die Verbrechen war.

Die in dem Gebiet aktiven Milizionäre wurden von einem lokalen Abgeordneten kontrolliert, einem Mitglied des Provinzparlaments in Süd-Kivu. »Frederic Batumike. Er ist zu allem fähig. Niemand wagt es, ihn zu belangen«, sagte eine der Frauen.

Nach dem Treffen verstärkten wir unsere Bemühungen, einer der abscheulichsten Verbrechensserien ein Ende zu setzen. Insgesamt sind zwischen 2012 und 2015 mindestens 46 Mädchen zwischen achtzehn Monaten und zehn Jahren in Kavumu vergewaltigt worden.

Wir schlossen uns einer breiten Koalition von Akteuren an, zu der auch die in New York ansässige Menschenrechtsorganisation Physicians for Human Rights (Ärzte für Menschenrechte) gehörte, mit der ich seit über zehn Jahren zusammenarbeitete, sowie die Organisation TRIAL International mit Sitz in Genf, die sich auf die Unterstützung von Opfern in Gerichtsverfahren konzentriert. Die Zusammenarbeit von einem spezialisierten Anwalts- und Ärzteteam war unbedingt erforderlich.

Im Jahr 2009 gründete unsere Panzi-Stiftung einen neuen Rechtsdienst als Teil unseres Programms zur »ganzheitlichen Betreuung« von Überlebenden. Dies war eine logische Weiterentwicklung unserer Arbeit und ergänzte die medizinische Versorgung, die psychologische Betreuung und die sozialen und ökonomischen Eingliederungsprogramme, die von City of Joy und Maison Dorcas durchgeführt wurden.

Wir haben festgestellt, dass viele der Überlebenden, die an

diesen Programmen teilnehmen, ihre Traumata überwinden, ihr Selbstvertrauen wieder aufbauen und bereit sind, sich der Stigmatisierung durch ihresgleichen zu stellen. Das wiedererlangte Selbstwertgefühl hilft ihnen, Wiedergutmachung und Gerechtigkeit zu suchen, nicht nur für sich selbst, sondern damit auch andere diesem Schicksal entgehen.

Wenn ich erlebe, dass Frauen, trotz geringer Erfolgsaussichten und der Gefahr, eingeschüchtert zu werden, bereit sind, Anzeige zu erstatten, weiß ich, dass die Arbeit unserer Teams Wirkung zeigt: Es erfordert Kraft, Selbstachtung und den Glauben an die eigenen Rechte, alles Dinge, die wir fördern wollen.

Die juristische Abteilung des Krankenhauses, die »Rechtsklinik«, wurde von der energischen Anwältin Thérèse Kulungu gegründet. Thérèse kommt aus dem Westen des Kongo, aber sie ist freiwillig 1500 Kilometer quer durchs Land geflogen, um sich uns anzuschließen. Zuvor war sie noch nie in Bukavu gewesen, hatte aber aus der Zeitung von unserer Arbeit erfahren.

Ihr Engagement wurde von allen ihren Nachfolger*innen aufgegriffen und übernommen. Heute berät ein Team von sechs Anwält*innen die Überlebenden bezüglich ihrer Rechte. Sie unterstützen sie beim Einreichen der Klage und begleiten sie bei den Gerichtsverfahren. Sie arbeiten mit Anwält*innen und Gemeindevertreter*innen in der gesamten Region zusammen und klären die Menschen und vor allem die Frauen über das Strafrechtssystem auf.

Es ist eine wichtige und oft gefährliche Arbeit, die von mehreren ausländischen Partnern unterstützt wird, darunter die Eastern Congo Initiative, die von dem Schauspieler Ben Affleck und der Politikerin Whitney Williams gegründet wurde.

Die Zusammenarbeit zwischen der Rechtsklinik und den

Ärzt*innen des Krankenhauses, die von den Physicians for Human Rights in der Erstellung gerichtsmedizinischer Gutachten geschult wurden, war für die Beweisführung gegen die Täter in Kavumu von entscheidender Bedeutung. Wir sammelten detaillierte Aussagen von den Opfern und ihren Familien, nahmen Videointerviews auf und machten Fotos.

Ich trug dazu bei, die Medienberichterstattung im Kongo und international anzuschieben. Die belgische Reporterin Colette Braeckman berichtete in Europa über uns, während die amerikanische Journalistin Lauren Wolfe für die US-amerikanische Zeitschrift *Foreign Policy* eine ausführliche und bewegende Geschichte über Kavumu mit dem Titel »A Miserable Mystery in Congo« (Ein elendes Geheimnis im Kongo) verfasste.

Der Druck auf die kongolesischen Behörden, etwas Konkretes zu unternehmen, wuchs. Zu diesem Zeitpunkt hatte die Regierung Kabila bereits eine Sonderbeauftragte für sexuelle Gewalt ernannt, was eher Augenwischerei als ein echter Schritt zur Lösung des Problems war. Als wir wegen Kavumu mit ihr in Kontakt traten, sagte sie, sie könne nichts tun, da Batumike als Abgeordneter des Parlaments von Süd-Kivu, das für das Gebiet um Kavumu zuständig ist, Immunität genieße.

Die Staatsanwaltschaft und die Polizei wurden Anfang des Jahres 2016 angewiesen, ihre bis dahin mangelhaften Ermittlungen zu verstärken. Ihre Bemühungen hielten nicht lange an. Der Schwung geriet bald ins Stocken, als auch sie zu dem Schluss kamen, dass Batumike strafrechtlich nicht verfolgt werden konnte.

Glücklicherweise erwies sich die Militärjustiz als ein effizienterer Verbündeter und weniger anfällig für Korruption. Im März übernahmen die Ermittler des Militärgerichts in Bukavu die Zuständigkeit für die Verfahren und machten dabei geltend, dass die Vergewaltigungsserien ein Verbrechen gegen die Menschlichkeit darstellten, für dessen Verfolgung sie zuständig seien.

Drei Monate später wurde Batumike zusammen mit Dutzenden von anderen Männern verhaftet. Bei seiner Festnahme zu Hause fand die Polizei eine veraltete, aber immer noch funktionierende halbautomatische Colt-Pistole mit dem Stempel »U.S. Army«, die zweifellos von dem riesigen Schwarzmarkt für ausgemusterte Waffen stammte. Nun konnte er wegen des Besitzes einer Kriegswaffe angeklagt werden.

Die Ermittler fanden auch Telefonaufzeichnungen, die seine wiederholten Kontakte mit mehreren Milizionären bewiesen, die bei der Vergewaltigung eines jungen Mädchens erwischt worden waren. Sie deckten weitere Verbindungen zwischen ihm und den operativen Führern seiner bewaffneten Gruppe auf, die sich Jeshi la Yesu (Armee Jesu) nannte. Mit diesen Beweisen konnte ihm nachgewiesen werden, dass er die Kontrolle über diese Männer hatte.

Als er und 17 andere im Dezember 2017 vor einem hohen Militärgericht angeklagt wurden, kam die ganze Geschichte ihrer Terrorherrschaft ans Licht. Sie hatte damit begonnen, dass Batumike die Ermordung eines deutschen Auswanderers anordnete, der eine Plantage in der Region Kavumu besaß. Der Abgeordnete hatte daraufhin erfolglos versucht, sich das Land anzueignen. Als ihm das Grundstück verweigert wurde, beauftragte er eine Gruppe von mit Kalaschnikows bewaffneten Männern, das Gebiet einfach zu besetzen.

Mit Hilfe der Milizionäre wurden all jene schikaniert und zum Schweigen gebracht, die als politische Gegner des Chefs galten, auch der ermordete Gemeindeorganisator, der die Ermittlungen aufgenommen hatte. Batumike hatte seine Position, seinen Einfluss und sein Geld eingesetzt, um polizeiliche und gerichtliche Ermittlungen gegen seine Gefolgsleute zu verhindern.

Die Ermittlungen brachten auch Klarheit über die Verbrechen an den Kindern. Das Gericht kam zu dem Schluss, dass die Milizionäre unter dem Einfluss eines Hexendoktors standen, der ihnen Tränke verschrieb, die sie vor ihren Feinden schützen sollten. Für diese Mixturen wurde das Blut aus dem Jungfernhäutchen einer Jungfrau benötigt.

Rituelle Quacksalberei und Aberglaube haben eine lange Tradition im Kongo, auch wenn sie normalerweise nicht mit sexueller Gewalt verbunden sind. So wurde angeblich die Simba-Rebellion gegen Mobutu in den Sechzigerjahren davon beeinflusst: Den jungen Kämpfern wurde Schwarzpulver aus gemahlenen Löwen- und Gorillaknochen verabreicht, und sie trugen magische Amulette, von denen sie glaubten, dass sie feindliche Kugeln in Wasser verwandelten.

Während des dreiwöchigen Prozesses führte das Militärgericht Anhörungen in Kavumu durch. Dutzende von Zeug*innen und Opfern sagten aus, viele hinter Wandschirmen und mit sprachverändernder Technologie zum Schutz ihrer Identität – eine Ausstattung, die im Kongo leider sehr rar ist. Entscheidend für das Gericht waren die Aussagen der Mütter. Fast alle erzählten von ihrem Entsetzen und ihrem Kummer und ihrem sehnlichen Wunsch, dass die Männer bestraft würden. Schließlich wurde Batumike zu lebenslanger Haft verurteilt, und elf weitere Mitglieder der Miliz verurteilte man wegen Verbrechen gegen die Menschlichkeit. Es war das erste Mal, dass ein amtierender Abgeordneter im Kongo für die Verbrechen seiner Miliz für schuldig befunden wurde, und die erste Verurteilung wegen sexueller Gewalt als Verbrechen gegen die Menschlichkeit vor einem inländischen Gericht. Im Berufungsverfahren wurden die Urteile später bestätigt.

Wir waren hocherfreut. Nach fünf Jahren des Terrors konnten die Menschen in Kavumu endlich ein neues Kapitel aufschlagen. Die Eltern konnten wieder in Ruhe neben ihren Kindern schlafen. Die Vergewaltigungen hörten so plötzlich auf, wie sie begonnen hatten.

Seitdem habe ich kein Kind aus Kavumu mehr operiert. Es gibt keinen stärkeren Beweis für die Wirkung eines funktionierenden Rechtssystems.

Anwält*innen, Ärzt*innen und Psycholog*innen des Krankenhauses riskieren weiterhin gefährliche und beschwerliche Einsätze in den von Massenvergewaltigungen betroffenen Gebieten im Osten des Kongo, um Zeugenaussagen aufzunehmen und Strafanzeigen vorzubereiten.

Einmal saß ein Team mehrere Tage lang auf einer Dschungelstraße fest und wartete auf Hilfe, nachdem sein Fahrzeug eine Panne gehabt hatte. Manchmal müssen sie mit Booten flussaufwärts fahren und dann einen ganzen Tag lang über Dschungelpfade wandern, um entlegene Dörfer aufzusuchen. Überall treffen sie auf Überlebende sexueller Gewalt, die davon träumen, dass ihre Angreifer verurteilt werden, die die Chancen dafür aber gering einschätzen und um ihre eigene Sicherheit fürchten.

Ende 2019 erzielte unser Team einen weiteren großen Erfolg, als es zur Strafverfolgung eines unter dem Namen Kokodikoko bekannten Warlords in der Region Shabunda beitrug. Er führte eine der vielen sogenannten Mai-Mai-Milizen an. Diese Gruppen verteidigen angeblich die lokale Bevölkerung gegen militante ruandische Kämpfer, sind in Wirklichkeit aber brutale Mafiosi, die am Rohstoffgeschäft und an Erpressungen beteiligt sind.

Militärische Ermittler, die von der UNO unterstützt wurden, flogen per Hubschrauber ein, um Kokodikoko am Schauplatz vieler seiner Verbrechen vor Gericht zu stellen, wobei eine Kirche und ein öffentliches Gebäude als provisorische Gerichtssäle dienten. In dem Gebiet waren 175 Vergewaltigungsfälle registriert worden. Gemeinsam mit unseren NGO-Partnern und der UNO beteiligten wir uns an Zeugenschutzmaßnahmen, um zu gewährleisten, dass die Frauen in Sicherheit kamen, wenn sie aussagten.

Insgesamt meldeten sich fünfzig Opfer, darunter acht, die von den Milizionären entführt und als Sexsklavinnen in einer Höhle festgehalten worden waren. Sie wussten, dass ihnen Vergeltungsmaßnahmen drohten, sollten sie jemals identifiziert werden. Aber sie wussten auch, dass sie für etwas Größeres als Gerechtigkeit für sich selbst kämpften. Ihre Bereitschaft, im Interesse der Gerechtigkeit ihre Erfahrungen wiederaufleben zu lassen, hat dazu beigetragen, andere zu schützen.

Kokodikoko, ein ehemaliger Polizist, der zum Gangster wurde, war anfangs arrogant und behandelte das Gericht mit Herablassung. Er trat angeberisch auf und prahlte damit, dass der Prozess ihn im ganzen Kongo und im Ausland berühmt machen würde. Er schien sich in der Aufmerksamkeit der Medien zu sonnen. Doch als sich die Beweise gegen ihn häuften, verlor er allmählich seine Unverfrorenheit.

Das Gericht hörte, wie er einmal einen Mann zu Tode getreten hatte und wie er Frauen, die er gefangen genommen hatte, erst selbst vergewaltigte und sie dann an seine Männer auslieferte. Irgendwann begann Kokodikoko, die Richter mit herausquellenden Augen und wutverzerrtem Gesicht anzuschreien.

Die Zeugenaussagen, unterstützt durch die Arbeit des Panzi-

Teams, waren wieder einmal ausschlaggebend für die Verurteilung zu lebenslangen Freiheitsstrafen von ihm und zwei weiteren Kämpfern wegen Verbrechen gegen die Menschlichkeit. Als er nach dem Urteilsspruch in Handschellen abgeführt wurde, schluchzte er unkontrolliert.

Zum ersten Mal wurde auch der kongolesische Staat verurteilt, weil er seiner Pflicht nicht nachgekommen war, Bürgern, die um Hilfe baten, Schutz zu gewähren. Die Regierung wurde zur Zahlung von Schadenersatz an die Opfer angewiesen.

Dies sind unsere Erfolgsgeschichten. Sie zeigen, dass Gerechtigkeit mit Hilfe einer Koalition williger Partner aus Medizin, Justiz und Verwaltung sowie eines kompetenten und reaktionsfähigen Gerichts erreicht werden kann. Beide Prozesse waren eine Botschaft an Kommandeure, Politiker und einfache Soldaten, dass sie eines Tages einen Preis für ihr Tun würden zahlen müssen. Diese Siege wären ohne den Mut der Überlebenden nicht möglich gewesen.

Aber leider sind sie die Ausnahme.

Seit mehr als zwei Jahrzehnten lautet die Botschaft an die Kriegsverbrecher im Kongo, dass sie weder das Gesetz noch Sanktionen fürchten müssen, wenn sie weiterhin massakrieren, foltern, vergewaltigen und plündern. In vielen Fällen ist ein solches Verhalten der Weg zur Macht. Im Kongo gibt es ein Sprichwort, nach dem man tausend Menschen getötet haben muss, um General in der Armee zu werden. Es ist nach wie vor ein Land, in dem fast vollständige Straffreiheit herrscht.

Die Fallzahlen in unserer Rechtsklinik sind erschütternd hoch und die Ergebnisse sind oft entmutigend. In einem aktuellen Fall hat ein hoher Beamter in Bukavu ein Mädchen nach einer Party in seinem Auto vergewaltigt. Trotz überwältigender Beweislast stellte er seinen Freispruch sicher – Berichten zufolge gegen eine Zahlung von 10 000 Dollar.

Selbst in Städten wie Bukavu ist das zivile Justizsystem von dieser Art von Korruption durchsetzt, gerade bei der Bearbeitung von Einzelfällen. Verurteilungen treffen meist nur die Armen; die Mächtigen können sich fast immer ihre Freiheit erkaufen. In den entlegenen Gebieten des Ostkongo funktionieren Polizei und Justiz nur selten, selbst in von der Regierung kontrollierten Gebieten. Wo Rebellengruppen das Sagen haben, sind Gerichtsverfahren nicht möglich.

Zunächst leugnete die Regierung, dass es eine Vergewaltigungskrise gab, dann wurde sie gegenüber denjenigen feindselig, die versuchten, das Problem anzugehen, wie ich es erlebte, als ich im Waldorf Astoria bedroht wurde. Es gab Bekanntmachungen, parlamentarische Untersuchungen und Arbeitsgruppen, die sich mit dem Problem der sexuellen Gewalt befassten, aber die notwendigen Reformen haben nie stattgefunden: Finanzausstattung und Unterstützung des nationalen Justizsystems, gekoppelt mit Verbesserungen unserer nicht funktionierenden Sicherheitskräfte.

Die Verurteilungen von Batumike und Kokodikoko waren nur möglich, weil die Militärjustiz außergewöhnlich reaktionsschnell war und weil ausnahmsweise das humanitäre Völkerrecht Anwendung fand, das in den letzten zweieinhalb Jahrzehnten drastisch erweitert worden ist.

Dank dieser Fortschritte bietet das internationale Recht theoretisch Schutz für Frauen in Konfliktregionen überall auf der Welt. Doch auch bei diesem Fortschritt liegt das Problem in der Umsetzung. Das jüngste Wiederaufleben des Nationalismus weltweit untergräbt auch manche dieser wertvollen Errungenschaften.

Nach dem Zweiten Weltkrieg wurden internationale Gerichtshöfe eingerichtet, um Kriegsverbrecher vor Gericht zu stellen – in Nürnberg für die Gräueltaten der Nazis in Europa und in Tokio für die Verbrechen in Asien. Dabei kamen umfangreiche Beweise über die systematische Anwendung von Vergewaltigungen zutage, aber sie wurden nicht als Verbrechen gegen die Menschlichkeit geahndet. In den Nürnberger Prozessen wurden Vergewaltigungen gar nicht verfolgt.

In den Neunzigerjahren machten die ersten internationalen Gerichtshöfe seit Nürnberg und Tokio einen großen Schritt nach vorn. Vor dem Internationalen Strafgerichtshof für das ehemalige Jugoslawien, der seit 1993 in Den Haag tagte, legten die Ankläger zum ersten Mal dar, dass Vergewaltigung als Kriegsverbrechen und als Verbrechen gegen die Menschlichkeit betrachtet werden könne.

In einem bahnbrechenden Urteil vom Februar 2001 verurteilte das Gericht drei serbische Militärs und Paramilitärs, die nichtserbische und muslimische Frauen in der Nähe der Stadt Foca im heutigen Bosnien und Herzegowina vergewaltigt hatten. Sie wurden zu Haftstrafen zwischen zwölf und 28 Jahren Gefängnis wegen Vergewaltigung als Verbrechen gegen die Menschlichkeit und wegen sexueller Sklaverei verurteilt.

Der Internationale Strafgerichtshof für Ruanda, der im Jahr 1995 in Tansania in Ostafrika eingesetzt wurde, schuf auch eine neue Rechtsgrundlage, wie Vergewaltigungen nach internationalem Recht strafrechtlich verfolgt werden können. Im Fall von Jean-Paul Akayesu, einem Hutu-Bürgermeister, der die Tötung von bis zu 2000 Menschen in seinem Gebiet angeordnet hatte, wurde zum ersten Mal Vergewaltigung als Völkermordhandlung definiert.

Interessanterweise kam in der ersten Anklage gegen Akayesu keine Vergewaltigung vor. Die Ankläger hatten das weit verbreitete Auftreten von Vergewaltigungen entweder nicht erkannt oder ignoriert. Die einzige weibliche Richterin, Navi Pillay aus Südafrika, war maßgeblich für die Zulassung neuer Beweise gegen ihn zuständig, nachdem eine Überlebende im Zeugenstand erschütternd über die Gruppenvergewaltigung und den Missbrauch von Tutsi-Frauen in Akayesus Bezirk ausgesagt hatte. Pillay ordnete an, die Anklage zu ändern. Ein Zeichen dafür, dass sie als Frau sensibler war für die Auswirkungen von Sexualverbrechen und aufmerksamer als ihre männlichen Kollegen, die darüber hinweggegangen waren.

Akayesu wurde 1998 zu lebenslanger Haft verurteilt.

Diese wegweisenden Urteile – dass vorsätzliche Vergewaltigung als militärische Taktik ein Verbrechen gegen die Menschlichkeit und ein Kriegsverbrechen darstellt und als Völkermord betrachtet werden kann – wurden in den Gründungsvertrag des Internationalen Strafgerichtshofs aufgenommen. Die Gründung des Internationalen Strafgerichtshofs (IStGH), der seinen Sitz ebenfalls in Den Haag in den Niederlanden hat, stellt einen Höhepunkt in der Entwicklung des humanitären Völkerrechts dar. Sie war ein Meilenstein für die Menschlichkeit, ein Werk der weltweiten Zusammenarbeit und die Bekundung, dass die abscheulichsten Kriegshandlungen nicht länger geduldet werden würden.

Der IStGH wurde geschaffen, um die schwersten Verbrechen in der Welt verfolgen zu können – Kriegsverbrechen, Verbrechen gegen die Menschlichkeit und Völkermord –, soweit die Gräueltaten nach seiner Gründung im Jahr 2002 begangen wurden. Er wurde ermächtigt, Ermittlungen in Ländern einzuleiten, die entweder nicht bereit oder nicht in der Lage sind, entsprechende Straftaten zu verfolgen. Die Botschaft an Warlords, Diktatoren und andere Menschenrechtsverletzer war, dass sie nirgendwo in Sicherheit sind. Selbst gescheiterte Staaten waren nicht mehr gesetzlose Territorien.

Der Kongo gehörte zu den mehr als 120 Unterzeichnern des Gründungsvertrags. Auf dieser Rechtsgrundlage konnten unsere Militärgerichte die Strafverfolgung von Batumike und Kokodikoko durchführen. Ohne das humanitäre Völkerrecht würde ich vielleicht immer noch kleine Kinder aus Kavumu operieren müssen.

Im Jahr 2004 übergab die Regierung den Konflikt im Ostkongo an den Internationalen Strafgerichtshof, woraufhin der Chefankläger Luis Moreno-Ocampo ordnungsgemäß eine Untersuchung einleitete. Wo das nationale Justizsystem versagt hatte, Verbrecher zu bestrafen, konnten internationale Staatsanwälte es vielleicht besser machen.

Der Kongo war eines von acht Ländern, alle in Afrika, in denen der IStGH in den ersten zehn Jahren seiner Tätigkeit Ermittlungen eingeleitete. Die Entscheidung Moreno-Ocampos, sich auf Afrika und nicht auf andere Teile der Welt zu konzentrieren, wurde von einigen Kritikern – vor allem Menschen, die ein ideologisches oder persönliches Interesse daran hatten, seine Arbeit zu untergraben – als Fehler angesehen.

Es gab vereinzelte Erfolge. Im Jahr 2012 wurde Thomas Lubanga, ein Milizenführer, der im Bundesstaat Ituri im Ostkongo aktiv war und Verbindungen nach Uganda hatte, wegen Verbrechen gegen die Menschlichkeit verurteilt, weil er Kindersoldaten im Alter von elf Jahren für seine Gruppe rekrutiert hatte. Es war die erste erfolgreiche Verurteilung durch das Gericht und ein

Grund zum Feiern. Aber die Staatsanwälte ignorierten umfangreiche Belege für Sexualverbrechen, die das relativ milde Urteil von 14 Jahren Haft hätten erhöhen können. Er ist inzwischen wieder auf freiem Fuß.

Im Jahr 2014 wurde ein weiterer in Ituri aktiver Milizenführer, Germain Katanga, wegen eines Massakers in einem Dorf zu zwölf Jahren Haft verurteilt. Leider wurde er vom Vorwurf der Vergewaltigung und sexuellen Sklaverei freigesprochen.

Im Juli 2019 gab es einen dritten Sieg: Der IStGH verurteilte Bosco Ntaganda, einen ehemaligen General der kongolesischen Armee, der sich einer Rebellenbewegung angeschlossen hatte. Er führte zwei von Tutsi dominierte und von Ruanda unterstützte Milizen an. Das Gericht erfuhr, wie seine Männer Babys ausweideten, Frauen als Sexsklavinnen hielten und Zivilisten enthaupteten. Er wurde für achtzehn Kriegsverbrechen, darunter Vergewaltigung, zu dreißig Jahren Freiheitsstrafe verurteilt.

Aber diese Verurteilungen waren wie die Erfolge der Militärgerichte bei uns auf lokaler Ebene: ein Machbarkeitsnachweis, eine Manifestation, dass das System zu Ergebnissen führen kann. Sie waren jedoch völlig unzureichend, um die erforderliche Abschreckungswirkung zu haben.

Es gibt Hunderte von Männern wie diese drei hochrangigen Verurteilten, die die Männer, Frauen und Kinder im Ostkongo mit Terror überzogen haben. Einige von ihnen sind in der Armee oder arbeiten als Geschäftsleute im Kongo, oder sie leben, wie Laurent Nkunda, von der Justiz unbehelligt in Ruanda.

Und der IStGH ist seit seiner Gründung immer wieder angegriffen worden, unter anderem von den USA, die gemeinsam mit China und Israel öffentlich gegen die Schaffung dieses wichtigen supranationalen Gremiums gestimmt haben.

Als mächtigste Demokratie der Welt sollten die USA immer ein Verfechter der Rechtsstaatlichkeit sein. Sie waren die treibende Kraft hinter den multilateralen internationalen Institutionen, die nach dem Zweiten Weltkrieg geschaffen wurden. Doch die USA sind, im Gegensatz zu all ihren westlichen Partnern, dem IStGH nie beigetreten, was sie in eine Reihe mit meist autoritären Staaten stellt, die ihn ablehnen, weil sie Angst vor Transparenz haben und fürchten, für ihre Handlungen zur Verantwortung gezogen zu werden.

Nachdem der Chefankläger des Gerichtshofs im Jahr 2019 eine Untersuchung von Kriegsverbrechen in Afghanistan, einem Mitglied des IStGH, einleitete, reagierte die Regierung von US-Präsident Donald Trump mit Wut. Die Untersuchung wird sich mit Verbrechen der afghanischen Regierung und der Taliban befassen, aber auch mit den gut dokumentierten Fällen von Folter und den sexuellen Missbrauchsvorwürfen gegen die US-Streitkräfte während und nach der Invasion des Landes im Jahr 2003. Trump kündigte Sanktionen gegen den Chefankläger und einen weiteren hohen Beamten an.

Mehrere afrikanische Länder, darunter Uganda, Gambia und Südafrika, haben mit ihrem Rückzug aus dem IStGH gedroht und versucht, eine Verschwörung des Gerichtshofs gegen den Kontinent zu konstruieren, weil er sich gleich zu Anfang auf Afrika konzentrierte.

Ich bestreite nicht, dass es Gründe gibt, die Wirksamkeit des IStGH oder seine Vorgehensweise in Frage zu stellen. Mit über einer Milliarde Dollar an Haushaltsmitteln hat er seit 2002 nur neun Verurteilungen erwirkt und zum Zeitpunkt der Abfassung dieses Buches nur 35 Haftbefehle ausgestellt. Mehrere hochkarätige Strafverfahren wurden verpfuscht und schlecht gehandhabt.

Aber diese Misserfolge sollten uns darüber zum Nachdenken bringen, wie wir diese Institution reformieren und verbessern können. Wir sollten nicht in Pessimismus und Verzweiflung verfallen oder den Schluss zu ziehen, dass das Projekt zum Scheitern verurteilt ist. Viele Menschen tun sich schwer darin, die Bedeutung von multilateralen Institutionen wie dem Internationalen Strafgerichtshof zu begreifen. Sie erscheinen ihnen kompliziert und weit entfernt von ihrer Wirklichkeit. Und sie sind ständigen Angriffen von nationalistischen Politikern ausgesetzt.

Sie sind nicht perfekt und müssen fortlaufend aktualisiert und verbessert werden. Aber ihre Regeln und Vorschriften bieten Schutz. Für die westlichen Länder mit ihren gut abgesicherten Rechtssystemen mag der IStGH irrelevant erscheinen, doch für die kongolesische Mutter, die täglich in einem Waldlager vergewaltigt wurde oder deren Kinder vor ihren Augen abgeschlachtet wurden, ist der IStGH die einzige Hoffnung auf Wiedergutmachung. Sie ist das menschliche Gesicht hinter den mühsamen juristischen Auseinandersetzungen und langwierigen Prozessen in den Gerichtssälen von Den Haag.

Ohne die Angst, für ihr Handeln bezahlen zu müssen, werden Männer nie davon abgehalten werden, den Körper einer Frau als Objekt zu betrachten, das in Konfliktregionen beschlagnahmt, missbraucht und weggeworfen wird. Einen Rebellen oder Heerführer wird man kaum dazu bringen, seine Soldaten zu erziehen und zu disziplinieren. Und ich habe keine Hoffnung, dass der ständige Strom von Opfern, die mit zerfetzten und verstümmelten Körpern im Panzi-Krankenhaus ankommen, versiegen wird.

Die Tatsache, dass die Verbrechen im Kongo vollkommen straffrei begangen wurden, erklärt, warum sie auch heute noch vorkommen. Und es erklärt auch, warum der ehemalige Kindersoldat, der in meinem Büro so schamlos über seine Vergangenheit sprach, keine Angst hatte, seine Verbrechen zu gestehen.

Aus diesem Grund fordere ich in allen meinen öffentlichen Reden, wenn ich im Namen der misshandelten Frauen im Kongo einen Preis entgegennehme, dass die internationale Gemeinschaft etwas unternimmt. Es ist mir unverständlich, warum es keine ernsthafte Initiative gibt, um die Urheber des kongolesischen Leids vor Gericht zu bringen.

Aufgrund der Völkermorde im ehemaligen Jugoslawien und in Ruanda wurden internationale Ad-hoc-Gerichte eingerichtet, die insgesamt mehr als 250 der schlimmsten Verbrecher anklagten. Der Sondergerichtshof für Sierra Leone, der im Jahr 2002 eingesetzt wurde, untersuchte den Bürgerkrieg in dem westafrikanischen Land in den Neunzigerjahren und sprach den ehemaligen Präsidenten Charles Taylor wegen Kriegsverbrechen schuldig.

Im Jahr 2003 wurde mit internationaler Unterstützung ein Strafgerichtshof eingesetzt, der die Führer der Roten Khmer in Kambodscha anklagte, die in den Siebzigerjahren für den Tod von mehr als 1,5 Millionen Menschen innerhalb von vier Jahren verantwortlich waren.

Die Zahl der Todesopfer im Kongo in zwei Jahrzehnten ist gigantisch. Wie so oft fehlen uns auch hier exakte Daten. Anhand der Übersterblichkeitszahlen hat das gemeinnützige International Rescue Committee berechnet, dass allein im ersten Jahrzehnt des 21. Jahrhunderts von 1998 bis 2008 bis zu fünf Millionen Menschen direkt durch Kämpfe oder durch kriegsbedingte Krankheiten und Unterernährung ums Leben gekommen sind. Doch abgesehen von den begrenzten Ermittlungen des IStGH und vereinzelten Militärprozessen im Kongo wurde nicht ernsthaft versucht, die Verursacher unseres Elends vor Gericht zu stellen.

Das liegt nicht am Mangel an Beweisen. Das Büro des UN-Hochkommissars für Menschenrechte hat eine detaillierte Studie über Kriegsverbrechen veröffentlicht, die von 1993 bis 2003 begangen wurden. Dies ist der Zeitraum, in dem Rebellen, die von den Armeen Ruandas, Ugandas und Burundis unterstützt wurden, den Kongo mit zwei Kriegen überzogen. Über 1200 Augenzeugen wurden von einem Team von mehr als zwanzig Menschenrechtsexperten befragt.

Das Ergebnis ist der sogenannte *Mapping Report*[1], eine umfangreiche, detaillierte Untersuchung, die mehr als 500 Seiten umfasst. Darin werden 617 schwere Menschenrechtsverletzungen aufgeführt, die als Verbrechen gegen die Menschlichkeit und möglicherweise als Völkermord eingestuft werden können. Die Autoren ringen oft um die richtigen Worte, um zu beschreiben, was sie als »unaussprechliche Grausamkeit« bezeichnen.

Einige der Vorfälle haben mich persönlich betroffen: Der Überfall auf mein Krankenhaus in Lemera wird auf Seite 75 beschrieben, ein Massaker in meinem Heimatdorf Kaziba kommt 60 Seiten später zur Sprache.

Kurz darauf beschreibt der Bericht das Massaker, die Massenvergewaltigung und die Verstümmelungen im Dorf Kasika, ein Racheakt für einen Angriff auf Rebellen und ruandische Offiziere im August 1998.

Eine der ermordeten Frauen war die schwangere Frau des Stammeshäuptlings. Ich hatte sie nur wenige Wochen zuvor untersucht und ihr mitgeteilt, dass sie Zwillinge erwartete. Ihr Körper war aufgeschlitzt und die Babys aus dem Mutterleib gerissen worden. Die Ermittler fanden heraus, dass in der gleichen Region, mitten in der Stadt Mwenga, fünfzehn Frauen vergewaltigt, nackt durch die Straßen getrieben und dann lebendig begraben worden waren. Keine Seite des Berichts ohne unfassbare Gräuel.

Die für diese bahnbrechende Arbeit verantwortliche UN-Kommissarin war Navi Pillay, ehemalige südafrikanische Richterin, die dem Internationalen Strafgerichtshof für Ruanda angehörte und einen entscheidenden Beitrag zur Definition von Vergewaltigung als Kriegsverbrechen geleistet hat. Für mich zählt sie zu den vielen starken Frauen, die mich inspiriert haben.

Sie wuchs in einer von Armut geprägten indischen Einwandererfamilie in Durban auf und schloss sich später der Anti-Apartheid-Bewegung an. Dank ihrer Entschlossenheit und ihres scharfen Verstands wurde sie die erste nicht-*weiße* Richterin am Obersten Gerichtshof ihres Landes. Gänzlich unparteiisch, bescheiden und kompromisslos versucht sie, die Wahrheit aufzudecken, und hat sich dabei viele mächtige Feinde gemacht.

Der *Mapping Report* war der erste Versuch, die Verantwortlichen für das Chaos im Kongo zu benennen. Bei der Veröffentlichung im Jahr 2010 stellte sie klar, dass die anhaltenden Massenvergewaltigungen und die Gewalt mit dem Versagen der Justiz zusammenhingen. »Die Kultur der Straflosigkeit in der Demokratischen Republik Kongo, die bis heute anhält, hat die Entstehung und Weiterentwicklung bewaffneter Gruppen befördert, ebenso die Anwendung von Gewalt zur Lösung von Streitigkeiten und zur Bewahrung der Kontrolle über die Bodenschätze«, erklärte sie.

Für ihre Bemühungen, diese Verbrechen aufzuklären, wurde ihr eine zweite volle Amtszeit als Kommissarin verweigert, und sie wurde von Staaten, die den Bericht ablehnten, allen voran

Ruanda, an den Pranger gestellt. Vor der Veröffentlichung wurde der Presse ein Entwurf zugespielt, was zur Folge hatte, dass sich die Medienberichte hauptsächlich mit der Rolle der ruandischen Truppen bei den Gräueltaten befassten sowie mit Andeutungen, dass das Abschlachten von Hutu-Flüchtlingen durch die ruandischen Truppen auf kongolesischem Gebiet als Völkermord zu werten sei.

Die ruandische Regierung lehnte dies »kategorisch« ab und sagte, es handele sich um einen Versuch, »die Theorie des doppelten Völkermordes zu bestätigen«, nach der ein zweiter Völkermord an den Hutu im Kongo stattgefunden habe. Präsident Paul Kagame, ein ehemaliger Militärkommandant, drohte, die von Ruanda zur Verfügung gestellten 3000 Friedenssoldaten von den UN-Einsätzen abzuziehen. Generalsekretär Ban Ki-moon stattete dem Land einen eiligen Besuch ab, um die Wogen wieder zu glätten.

Schließlich wurde die endgültige Version des Berichts deutlich abgemildert. Jetzt tauchte häufiger das Wort »angeblich« auf, um Zweifel aufkommen zu lassen. Und kaum war er freigegeben worden, verschwand er irgendwo im UN-Hauptquartier in einer Schublade, wo dieses kolossale Werk bis heute, mehr als zehn Jahre später, zur Irrelevanz verdammt ist.

Der Bericht enthält eine Reihe von Empfehlungen, unter anderem, dass die Regierung eine vertrauenswürdige »Wahrheits- und Versöhnungseinrichtung« schaffen soll, die es dem Land ermöglichen würde, sich seiner Vergangenheit zu stellen und zu heilen. Außerdem wurde die Einsetzung eines aus kongolesischen und internationalen Richtern zusammengesetzten Sondergerichts vorgeschlagen, das die schwersten Verbrecher gegen die Menschlichkeit vor Gericht stellen sollte. Damals gab es Vorschläge, den Zuständigkeitsbereich des Internationalen Strafgerichtshofs für Ruanda auch auf die Verfolgung von Verbrechen im Kongo auszuweiten.

Nichts davon wurde jemals umgesetzt. Präsident Joseph Kabilas Bestreben, den Bericht zu ignorieren, lässt sich einfach erklären: Er hatte in der Rebellengruppe seines Vaters an der Seite ruandischer Soldaten gedient, deren Verbrechen im Bericht dokumentiert sind. Auch die Weltmächte waren nicht bereit, die Arbeit des Mapping-Berichts fortzuführen. Die USA und insbesondere Großbritannien unterstützten Ruanda weiterhin. Nachdem die USA kritisiert wurden, den Völkermord nicht vorausgesehen und verhindert zu haben, haben sie zig Millionen Dollar an humanitärer Hilfe nach Ruanda gepumpt, um den Wiederaufbau des Landes nach 1994 zu finanzieren.

Es ist nach wie vor äußerst heikel und sogar gefährlich, den Bericht und seine Empfehlungen auf internationaler Ebene auch nur anzusprechen. Nachdem ich mich Ende 2020 anlässlich des zehnten Jahrestags zu dem Bericht geäußert hatte, wurde ich zum Ziel einer bösartigen Verleumdungskampagne in staatlichen ruandischen Medien und erhielt eine Reihe neuer Morddrohungen.

Die internationale Gemeinschaft schaut im Kongo weiterhin weg. Es gibt zahlreiche weitere UN-Berichte, zum Beispiel über die Ausbeutung der kongolesischen Bodenschätze, doch es mangelt an sinnvollen Maßnahmen, die über die Entsendung von immer mehr Blauhelmen hinausgehen, um der Gewalt Einhalt zu gebieten. Seit 1999 ist im Kongo eine UN-Friedenstruppe stationiert, die mit der Ausbreitung des Konflikts stetig vergrößert wurde. Mittlerweile beläuft sich die Truppenstärke auf etwa 16 000 und kostet mehr als eine Milliarde US-Dollar pro Jahr, bezahlt aus UN-Mitteln, für die die USA den größten Beitrag zahlen. Es handelt sich um die größte Friedensmission in der Geschichte der Vereinten Nationen.

Die Polizisten und Soldaten, die im Kongo Dienst tun, geben ihr Bestes, sie arbeiten professionell und mutig. Ich bin ihnen dankbar, dass sie mich beschützen. Doch sie befinden sich im Kongo in einem aussichtslosen Kampf, denn es sind zu wenige, um mehr zu bewirken, und ihr Reglement verhindert, dass sie den Kampf mit den Rebellengruppen aufnehmen. Nur die Gerichtsbarkeit und die öffentliche Verantwortlichkeit können dem Kongo dauerhafte Stabilität bringen, und statt einfach Friedenstruppen zu finanzieren, könnte die internationale Gemeinschaft ihr ganzes Gewicht in die Waagschale werfen, um die Täter vor Gericht zu bringen. Insgesamt ist das jährliche Budget für die Friedensmission achtmal so hoch wie das Budget für den Internationalen Strafgerichtshof inklusive seiner zahlreichen Ermittlungen in mehreren Ländern. Hier sind die Prioritäten eindeutig falsch gesetzt.

Die internationale Gemeinschaft hat die ihr zur Verfügung stehenden Hebel – rechtliche, wirtschaftliche und diplomatische – nie richtig eingesetzt, um den Konflikt im Kongo zu beenden. Überall im Land gibt es Menschen, die bereit sind auszusagen und die den Tag herbeisehnen, an dem das Gesetz die Herrschaft der Waffen ablöst. Die Frauen, die in meinem Krankenhaus behandelt werden, sind keine gebrochenen oder verstummten Opfer, die durch die ihrem Körper zugefügten Verletzungen zum Schweigen gebracht wurden. Sie sind mutige, starke Überlebende, die bereit sind, ihre Stimme zu erheben, um andere zu schützen.

Aber es muss ein funktionierendes Justizsystem geben, das

sie anhört, ihre Peiniger hinter Gitter bringt und die Botschaft aussendet, dass das Zeitalter der Straffreiheit vorbei ist. Natürlich sollte der kongolesische Staat dabei voranschreiten. Seit 2019 haben wir einen neuen Präsidenten, der Reformen versprochen hat. Doch sollte der Kongo dazu nicht in der Lage sein, muss der IStGH einschreiten, der zu diesem Zweck geschaffen wurde.

Bisher habe ich mich mit den Mechanismen befasst, mit deren Hilfe Vergewaltiger in Kriegsgebieten vor Gericht gestellt werden, wenn den Staaten die Mittel dafür fehlen. Betrachten wir nun, wie sexuelle Gewalt in friedlichen Ländern strafrechtlich verfolgt wird. Sind Frauen in Ländern mit funktionierenden Gerichten und Polizeiapparaten besser geschützt?

Leider sieht die Realität dort nicht viel anders aus.

Die gemeinnützige US-Organisation Rape, Abuse & Incest National Network (RAINN) schätzt, dass von 1000 sexuellen Übergriffen nur 230 bei der Polizei angezeigt werden.[2] Eine groß angelegte Erhebung auf der Grundlage von Interviews mit 40 000 Frauen durch die Agentur der Europäischen Union für Grundrechte kam im Jahr 2014 zu dem Schluss, dass in den damals 28 Ländern nur 14 Prozent der Sexualstraftaten der Polizei angezeigt wurden.[3] In der Sozialerhebung über Viktimisierung in Kanada aus demselben Jahr wurde festgestellt, dass nur 5 Prozent der Fälle zur Anzeige kamen.[4]

Sexualstraftaten sind die am seltensten angezeigten Straftaten überhaupt. Erhebungen haben wiederholt gezeigt, dass sie im Gegensatz zu anderen Formen der Gewalt in den Industrieländern nicht rückläufig sind. Hinzu kommt, dass von der verschwindend kleinen Minderheit der den Strafverfolgungsbehörden gemeldeten Fälle nur ein Bruchteil zu einer Verurteilung führt. Die Anzahl der Fälle, die nicht zu einem Schuldbekenntnis oder einer Verurteilung führen, wird auch als »Schwund« bezeichnet.

Seit Jahrzehnten ermutigen feministische Gruppen und Regierungen die Opfer sexueller Gewalt, sich zu melden und die an ihnen begangenen Straftaten anzuzeigen. Damit habe ich mich im letzten Kapitel befasst. Es ist unerlässlich, das Schweigen und die Tabus zu brechen, wenn Vergewaltigungen ernsthaft bekämpft werden sollen.

Obwohl in den meisten Ländern immer mehr Frauen diesen Rat befolgen, hat tragischerweise die Zahl der erfolgreichen Strafverfolgungen nicht im gleichen Maße zugenommen. Immer mehr Frauen sind bereit, sich zu melden. Die *#MeToo*-Bewegung hat diesen Trend erheblich verstärkt.

Zwei Forscher der Universität Yale haben untersucht, wie viele Fälle in den sechs Monaten nach den ersten öffentlichen Anschuldigungen gegen Harvey Weinstein in den dreißig höchstentwickelten Ländern der Welt zur Anzeige kamen. Die Daten zeigen einen Anstieg der gemeldeten sexuellen Übergriffe von durchschnittlich 13 Prozent.[5]

Nur in Großbritannien ist die Zahl der Strafverfolgungen in den letzten Jahren in absoluten Zahlen zurückgegangen. Der Crown Prosecution Service für England und Wales hat im Jahr 2018 in nur 1758 Vergewaltigungsfällen Anklage erhoben, das sind 38 Prozent weniger als im Jahr zuvor.[6]

In Frankreich führte *#MeToo* zu einem sprunghaften Anstieg der Strafverfahren: 11 Prozent im Jahr 2017, 19 Prozent im Jahr 2018 und 12 Prozent im Jahr 2019, so die Zahlen des Innenministeriums. Dennoch ist der Trend bei der Zahl der Verurteilungen in den letzten zehn Jahren rückläufig. Zwischen 2007 und 2017 ist die Zahl der wegen Vergewaltigung verurteilten Personen um 40 Prozent gesunken.[7]

RAINN schätzt, wie gesagt, dass in den USA nur 230 von 1000 Vergewaltigungen den Strafverfolgungsbehörden gemeldet werden. Von den angezeigten Fällen führen 46 zu einer Verhaftung und nur fünf zu einer Verurteilung. Das bedeutet, dass in 995 von 1000 Vergewaltigungsfällen der Täter ungestraft davonkommt.

Eine Analyse der *New York Times* ein Jahr nach *#MeToo* im Oktober 2017 ergab, dass insgesamt 201 Männer in herausgehobenen Positionen nach öffentlichen Anschuldigungen zurücktreten mussten. Mehr als die Hälfte von ihnen (124) wurde durch Frauen ersetzt, was dazu beitrug, das große Ungleichgewicht zwischen den Geschlechtern in hochrangigen Positionen abzuschwächen. Das ist ein Fortschritt. Aber die Zahl der Strafverfolgungen ist immer noch sehr gering.

Außer einer Handvoll der berühmtesten Namen – Weinstein, der Schauspieler Bill Cosby, der Sänger R. Kelly – bekamen nur sehr wenige den Arm des Gesetzes zu spüren. Laut einer Analyse der Nachrichtenseite Axios im März 2020 waren es nur elf Personen.

Voraussetzung dafür, dass mehr Frauen ihre Stimme erheben und ihre Gewalterfahrungen zur Anzeige bringen, ist das Vertrauen, dass sich diese Entscheidung auch lohnt. Die Gesetzgebung selbst ist dabei meist nicht das Problem. Die Fortschritte in der Gesetzgebung einzelner Länder zu Sexualdelikten reichen viel weiter zurück als die jüngsten Änderungen des internationalen Rechts, aber sie haben alle dieselbe Schwachstelle: Sie bieten nur theoretischen Schutz.

Das Problem sind die systembedingten Vorurteile, die im

Strafrechtssystem die Frauen benachteiligen. Dies lässt sich zum Teil darauf zurückführen, wie Vergewaltigungen in der Vergangenheit strafrechtlich verfolgt wurden.

In frühen Zivilisationen wurde Vergewaltigung mit Ehebruch oder Unzucht gleichgesetzt. Erst ab dem Mittelalter gab es in Europa Gesetze, die Vergewaltigung als eine eigenständige Straftat definierten, aber nur, wenn die »Ehre« der Frau angegriffen worden war. Diese Vorstellung galt für fast alle Rechtssysteme.

Daher konnten nur Frauen, die von vornherein ehrbar waren – was zum Beispiel Arme, Prostituierte und Angehörige von Minderheiten ausschloss –, Opfer einer Vergewaltigung werden. Und die ausschließlich männlich besetzten Gerichte verlangten von den Frauen den Beweis ihrer Ehrbarkeit.

Die sexuelle Vorgeschichte des Opfers wurde daher zu einem relevanten Beweismittel, ebenso wie jede Andeutung, dass es den Angreifer irgendwie ermutigt hatte. Von den Frauen wurde erwartet, dass sie sich gegen den Angriff wehrten, denn es wurde angenommen, dass alle »ehrbaren« Frauen versuchen würden, ihre Angreifer abzuwehren, um ihren Ruf zu schützen. Das Fehlen von Verletzungen oder von Beweisen, dass sie um Hilfe geschrien hatten, wurde daher als unglaubwürdig disqualifiziert.

Unverheiratete Frauen mussten nachweisen, dass sie vor dem Übergriff noch Jungfrauen gewesen waren. Frühere sexuelle Erfahrung disqualifizierten sie als Opfer. In den meisten europäischen Ländern des 18. und 19. Jahrhunderts wurden oft völlig unzuverlässige sogenannte Jungfräulichkeitstests durchgeführt, bei denen zwei Finger in die Vagina eingeführt wurden, um ihre Elastizität zu prüfen.

Außerdem wurden die Klägerinnen von vornherein als verdächtig angesehen, weil die – männlichen – Richter annahmen, dass Frauen von Natur aus dazu neigten, Geschichten über sexuelle Übergriffe gegen Männer zu erfinden, um sie zur Heirat zu zwingen oder eine Schwangerschaft zu erklären, oder weil sie angeblich einfach schwachsinnig waren und zur Hysterie neigten.

Im England des 17. Jahrhunderts wurde dies mit der sogenannten *cautionary instruction* zur gängigen Norm, ein Warnhinweis, der den Geschworenen vor der Verhandlung vorgelesen wurde und sie darüber informierte, dass der Vorwurf der Vergewaltigung leicht zu erheben und schwer zu verteidigen sei. Diese Rechtsbelehrung verbreitete sich im gesamten britischen Empire und war bis vor Kurzem noch Bestandteil der Rechtssysteme von Australien, den USA, Kanada, einer Reihe afrikanischer Staaten und Irland. Bis in die 1970er- und 1980er-Jahre informierten die Richter die Geschworenen immer noch darüber, dass Vergewaltigung eine Anklage ist, die »leicht zu erheben und, einmal erhoben, schwer zu verteidigen ist«.

Dieser kurze geschichtliche Abriss über die Bewertung und Verfolgung von Vergewaltigung ist wichtig, will man die Vorurteile und Probleme verstehen, die heute in westlichen Rechtssystemen anzutreffen sind. Der Begriff der Ehre existiert immer noch – ein abgestumpftes, abgenutztes Konzept aus einer anderen Zeit. Dies mag erklären, warum Staatsanwälte keine Fälle übernehmen wollen, es sei denn, die Frau ist ein »perfektes Opfer«, d.h., sie weist keinerlei »disqualifizierende« Merkmale auf, und warum Richter kaum bereit sind, eine Verurteilung auszusprechen.

Aufsehenerregende Fälle der letzten Jahre, in denen den Frauen die Schuld gegeben und die Verantwortung für die Übergriffe zugeschoben wurde, machen deutlich, dass alte Gewohnheiten und Einstellungen nur schwer zu überwinden sind. Als dem Sportschwimmer Brock Turner von der Stanford University im Jahr 2016 der Prozess gemacht wurde, wurde sein Opfer, Chanel Miller, von seinem Verteidiger zu ihrer Kleidung, ihrer Beziehung zu ihrem Freund und ihrer sexuellen Vergangenheit befragt.

Im Vergewaltigungsprozess gegen zwei Rugbyspieler vor einem nordirischen Gericht Anfang 2018 wurde im Gericht die Tanga-Unterwäsche der Klägerin gezeigt, was von Aktivistinnen als Taktik gesehen wurde, sie zu diskreditieren und Zweifel an ihrem Charakter zu wecken. Obwohl Zeugen aussagten, dass sie auf dem Heimweg geschluchzt habe, und trotz eines ärztlichen Gutachtens über eine Risswunde an ihrer Vagina, wurden die beiden Sportler freigesprochen.

Bei der Strafverfolgung von vier Männern, die sich selbst als »Wolfsrudel« bezeichneten, wurden in Spanien im Jahr 2018 von einem Richter »Beweise« zugelassen, die ein Privatdetektiv im Auftrag eines der Angeklagten gesammelt hatte. Es handelte sich dabei um Bilder, auf dem das jugendliche Opfer nach dem Angriff mit Freunden lächelte, als ob dies bewiese, dass es nicht traumatisiert war.

Alle diese Fälle lösten Proteste aus, sowohl wegen der Behandlung der Opfer als auch wegen der abschließenden Ergebnisse. Sie zeigten, dass selbst in Ländern, in denen Gewaltopfer gesetzlich gut geschützt sind, der Sexismus und die Doppelmoral, die in der jahrhundertelangen Diskriminierung von Opfern sexueller Übergriffe wurzeln, weiterhin wirksam sind.

In anderen Ländern werden Opfer immer noch gezwungen, sich »Jungfräulichkeitstests« zu unterziehen, weil angeblich nur sexuelle Reinheit sie zu verlässlichen Zeuginnen macht. Laut UN Women müssen sich Klägerinnen in mehr als zwanzig Ländern solchen Tests unterziehen, obwohl es für dieses Verfahren keine medizinische Grundlage gibt. In Indien war der »Zwei-Finger-Test« Teil von Vergewaltigungsermittlungen, bis er im Jahr 2013 vom Obersten Gerichtshof Indiens verboten wurde.

Die Vorstellung, dass Frauen zum Lügen neigen, ist nach wie vor tief verwurzelt, obwohl es keine Anhaltspunkte dafür gibt, dass falsche Vergewaltigungsvorwürfe ein weit verbreitetes Problem sind. Dies gehört zu jenen Vergewaltigungs-»Mythen«, gegen die Feministinnen seit Jahrzehnten kämpfen. Doch alle – seien es die Polizei, die Staatsanwälte, Richter und Geschworenen – suchen immer nach der angeblich heuchlerischen Frau.

Die seltenen Fälle, in denen falsche Anschuldigungen bewiesen oder zugegeben wurden, ziehen das Interesse der Medien auf sich. Dennoch deuten alle Untersuchungen darauf hin, dass es sich um eine verschwindend geringe Minderheit handelt. Laut dem in den USA ansässigen National Sexual Violence Resource Center beziffern drei in den USA durchgeführte, viel zitierte Studien die Zahl der »falschen« Fälle zwischen 2 und 10 Prozent. Eine groß angelegte Studie des britischen Innenministeriums untersuchte im Jahr 2005 3527 Vergewaltigungsfälle, die zur Anzeige gekommen waren, und kam zu dem Schluss, dass nur 9 Prozent der Klagen »sich als falsch erwiesen«.[8]

In Anbetracht der in der Geschichte wurzelnden Vorurteile gegenüber Opfern sexueller Gewalt wird verständlich, warum nach einem halben Jahrhundert enormer Fortschritte in der Gesetzgebung die Zahl der Anzeigen und Verurteilungen immer noch so schockierend gering ist.

Seit den 1970er-Jahren sind die Gesetze gegen sexuelle Übergriffe und Belästigung dank der Bemühungen feministischer

Organisationen erheblich erweitert worden. Sexistische Ausdrücke, die sich auf Ehre, Keuschheit oder Sittsamkeit einer Frau beziehen, wurden gestrichen. Heute ist die Vergewaltigung in der Ehe eine Straftat, die Vorstellung, dass mit dem Ehevertrag eine dauerhafte sexuelle Einwilligung verbunden ist, ist damit überwunden.

Der Begriff der Vergewaltigung wurde ebenfalls erweitert und umfasst nun das ungewollte Eindringen in jede beliebige Körperöffnung, nicht nur in die Vagina, was theoretisch auch männlichen Opfern Schutz bietet. Die unerwünschte Penetration mit Fingern oder anderen Gegenständen kann auf die gleiche Weise geahndet werden wie die Penetration mit dem Penis.

Sogenannte Vergewaltigungsschutzgesetze machen es heute schwieriger, die Opfer aufgrund ihrer sexuellen Vergangenheit zu diskreditieren. Körperliche Verletzungen als Beweis für eine Anschuldigung sind nicht mehr erforderlich. Es wird akzeptiert, dass viele Opfer einfach aus Angst erstarren oder gegen ihren Willen zum Sex gezwungen werden können. Und die Opfer müssen die Übergriffe nicht mehr unmittelbar nach der Tat den Behörden melden – ein weiterer diskriminierender Aspekt früherer Vergewaltigungsgesetze.

Heute beruht die fortschrittlichste Gesetzgebung der Welt auf Zustimmung. Geschworene oder Richter müssen nicht mehr prüfen, ob physische Gewalt vorlag. Es wird lediglich verlangt, dass beide Partner aus freien Stücken zustimmen müssen und dass bestimmte Personen – zum Beispiel bewusstlose oder schutzbedürftige Personen oder Personen, die bedroht oder genötigt werden – nicht in der Lage sind, ihre Zustimmung zu geben.

Im Jahr 2018 machte Schweden Schlagzeilen, als es mit einem

neuen Vergewaltigungsgesetz voranging, das von beiden Partnern eine ausdrückliche Zustimmung zum Sex, entweder verbal oder physisch fordert. Dies ist das »Ja heißt Ja«-Modell, im Gegensatz zu anderen Gesetzen, die verlangen, dass ein Partner seine Zustimmung verweigern muss (»Nein heißt Nein«), damit die Penetration als Vergewaltigung gewertet wird.

Dies führte von konservativer Seite zu manch übertriebenen Äußerungen. Sie spotteten, dass Liebende in Schweden nun Verträge unterzeichnen müssten, bevor sie ins Bett gingen, oder erst eine Diskussion darüber führen müssten, ob beide einverstanden sind, bevor sie sich ihrer Leidenschaft hingäben. Worauf es bei diesem Gesetz aber wirklich ankommt, ist die Botschaft, die es aussendet: dass beide Partner, vor allem aber die Frauen, ihre Zustimmung in allen Phasen aktiv zeigen oder verbalisieren müssen. Das Problem ist, dass der Begriff »Zustimmung« von vielen Menschen immer noch missverstanden wird.

In anderen Ländern ist die Verbesserung der Frauenrechte ins Stocken geraten oder hat nie stattgefunden. Wir haben es nicht mit dem einfachen Schema rückständige Entwicklungsländer versus fortschrittlichere westliche Länder zu tun. Malta zum Beispiel, ein kleines, aber wohlhabendes EU-Mitgliedsland im Mittelmeerraum, betrachtete Vergewaltigung noch bis ins Jahr 2018 als eine »Straftat gegen die Familienordnung«. Im Kongo existiert seit 2006 ein vorbildliches Gesetz gegen Vergewaltigung, aber wie bei so vielen kongolesischen Gesetzen ist das Problem die Umsetzung.

In einer umfassenden, im Jahr 2018 veröffentlichten Untersuchung der Rechtsverordnungen zu sexueller Gewalt in 82 Ländern hob die in den USA ansässige Frauenrechtsorganisation

Equality Now hervor, dass es in mindestens neun Ländern, darunter der Irak, Kuwait und die Philippinen, immer noch möglich ist, der Strafe zu entgehen, wenn der Täter das Opfer heiratet. Ähnliche Gesetze im Libanon, in Jordanien und Tunesien wurden erst im Jahr 2017 geändert.

In so unterschiedlichen Ländern wie Singapur, Indien und Sri Lanka konnten verheiratete Frauen von ihren Ehemännern nicht vergewaltigt werden, weil Vergewaltigung in der Ehe kein anerkannter Straftatbestand war. In Dutzenden von anderen Ländern herrschten altmodische Rechtsbegriffe vor oder wurden vom Gericht Beweise verlangt, was eine Verurteilung nahezu unmöglich machte. Im Senegal in Westafrika galt Vergewaltigung nicht als schwere Straftat, erst ab Januar 2020 wurde sie als Verbrechen und nicht mehr als Vergehen eingestuft.

Der erste Schritt zur Bekämpfung der weltweiten Vergewaltigungsepidemie ist eine klare Gesetzgebung, die sich auf das Konzept der Zustimmung stützt und die Frauen als autonome, unabhängige Individuen anerkennt. Strenge Gesetze gegen sexuelle Gewalt mit langen Haftstrafen für Vergewaltiger wirken abschreckend und sind, wenn sie zur Anwendung kommen, auch eine Möglichkeit, Männer und Frauen über ihre Rechte und Pflichten aufzuklären.

Doch das ist nur der Anfang, wie das kongolesische Gesetz aus dem Jahr 2006 zeigt. Wenn es nicht als Teil eines viel umfassenderen, finanzielle Mittel und Bildung erfordernden Reformprogramms betrachtet wird, wird das Gesetz allein nie eine spürbare Wirkung erzielen.

Viel kann getan werden. Die radikalsten Aktivisten haben vorgeschlagen, den Grundsatz der »Unschuldsvermutung« für Fälle sexueller Gewalt umzukehren, danach würde der Beschuldigte als schuldig gelten, solange er seine Unschuld nicht beweisen kann. Dies werde mit Sicherheit zu Fehlurteilen führen, aber vielleicht in geringerem Maße als gegenwärtig, wo die meisten Vergewaltiger frei herumlaufen.

Ich kann den Reiz solcher Argumente nachvollziehen, stimme ihnen aber nicht zu. Wir müssen prüfen, wie wir das derzeitige System verbessern können, damit es gerechter und ausgewogener auf Vergewaltigungsvorwürfe reagiert, anstatt grundlegende Rechtsprinzipien zu kippen.

Vor allem sollte man sich darauf konzentrieren, geschultes Personal bereitzustellen, das den Opfern hilft, sich zu orientieren, wenn sie Rat oder Hilfe suchen. Diese ersten Gespräche finden in der Regel entweder in einem Krankenhaus oder einer Polizeistation statt und sind absolut entscheidend dafür, ob sich eine Frau zur Anzeige entschließt. Krankenpfleger*innen, Ärzt*innen und Polizist*innen müssen wissen, wie man Beweise findet und sichert, die für eine künftige Strafverfolgung verwendbar sind. Dies beinhaltet die Feststellung der DNA unter den Fingernägeln, auf der Haut oder im Körperinneren sowie die Untersuchung der Person auf Anzeichen von Verletzungen, die auf eine Vergewaltigung hindeuten. Sie müssen eine detaillierte schriftliche Erklärung abgeben und ein ärztliches Attest erstellen, das vor Gericht zugelassen ist.

Im Panzi-Krankenhaus machen wir all dies ganz automatisch, wenn wir eine neue Patientin aufnehmen, aber diese Routinen und Praktiken sind in medizinischen Einrichtungen und bei Polizeikräften, die nicht für die besonderen Anforderungen im Umgang mit sexueller Gewalt sensibilisiert sind, nicht üblich. Es ist ein grundlegender kultureller Wandel erforderlich, insbesondere an Arbeitsplätzen, wo Ignoranz, Sexismus und Frauenfeindlichkeit an der Tagesordnung sind. Es handelt sich dabei um eine verfahrensrechtliche und administrative Tätigkeit, die aber auch eine wichtige psychologische und soziale Dimension hat.

Es ist wichtig, dass Polizeibeamte oder Krankenschwestern, die ein Opfer sexueller Gewalt in Empfang nehmen, Verständnis zeigen für die Verletztheit und möglicherweise die Scham über das, was ihm widerfahren ist. Eine ungeschickte Frage (»Sind Sie sicher, dass es so war …«) oder eine gefühllose Haltung (»Warum haben Sie zugestimmt, sich mit ihm zu treffen?«) kann beim Opfern das Gefühl verstärken, dass es in irgendeiner Weise für das erlittene Unrecht verantwortlich ist.

Das medizinische Personal und die Strafverfolgungsbehörden müssen auch über Traumafolgen informiert sein, die oft das detaillierte Erinnerungsvermögen und die Fähigkeit beeinträchtigen, Ereignisse in einer chronologischen Reihenfolge zu erzählen. Viele Patientinnen haben mir berichtet, dass sie das Bewusstsein verloren haben oder einfach erstarrt sind und die Erfahrung von fast außerkörperlicher Art gewesen ist, was sie sich nur noch verschwommen an den Angreifer erinnern lässt. Solche Phänomene dürfen kein Misstrauen hervorrufen.

Die Bereitstellung speziell ausgebildeter Polizistinnen, die im Umgang mit sexuellen Übergriffen geschult sind, kann dazu beitragen, die Zahl der Anzeigen und Verurteilungen von Sexualdelikten zu erhöhen. Frauen sprechen im Allgemeinen lieber mit einer anderen Frau über intime sexuelle Erfahrungen, was für die weltweit männlich dominierten Polizeiapparate ein Problem darstellt.

Die Idee von integrierten Zentren (»One Stop«) für Opfer sexueller Gewalt, wo Polizei, medizinisches Personal und psychologische Berater*innen rund um die Uhr zur Verfügung stehen, hat ebenfalls an Bedeutung gewonnen. Die ersten Zentren dieser Art wurden in den USA in den 1970er-Jahren gegründet und sind seither zahlreicher geworden. In Großbritannien und in Kanada gibt es ähnliche öffentlich finanzierte Initiativen, während Belgien und Frankreich dabei sind, eigene Varianten nach demselben Konzept auszubauen. Auch die indische Regierung hat die Einrichtung von Krisenzentren für Vergewaltigungsopfer vorangetrieben als Antwort auf die Gruppenvergewaltigung in Neu-Delhi im Jahr 2012, die landesweit Proteste ausgelöst hatte.

Sie sind ein wichtiges Hilfsmittel für die betroffenen Menschen und spielen eine wichtige Rolle bei der Verbreitung von Wissen in der Bevölkerung und in den Strafverfolgungsbehörden. Aber diese Einrichtungen sind nur von Vorteil, wenn sie weithin bekannt gemacht werden. Das andere Problem ist Präsenz: In der Regel sind sie nur in großen Ballungsräumen zu finden und zudem häufig unterfinanziert.

Die längerfristige Lösung besteht darin, die Polizei und das medizinische Personal von den ländlichen Gebieten bis zu den Großstädten zu sensibilisieren, damit sie einer Frau, die sexuelle Gewalt zur Anzeige bringt, mit Achtsamkeit begegnen. Da sich der Mythos hartnäckig hält, Frauen würden dazu neigen, Anschuldigungen wegen sexueller Übergriffe aus Rache zu erfinden, bleiben die Strafverfolgungsbehörden oft untätig oder führen schlampige Ermittlungen durch, bei denen Beweise übersehen werden. Dies geschieht immer noch und fast überall. Vielen Polizeibeamten ist das entweder egal, oder sie unterstützen aktiv die Kultur der Gewalt gegen Frauen.

Aufgrund meines Expertenwissens werde ich gelegentlich als Berater zu medizinischen Fällen im Ausland hinzugezogen, die eine besonders komplexe rekonstruktive Operation erfordern. So habe ich vor einigen Jahren eine Patientin in Belgien operiert, die an einer traumatischen Fistel litt, die ihr durch eine Gruppenvergewaltigung zugefügt worden war und die trotz mehrerer Operationen wieder aufgetreten war.

Wir konnten sie erfolgreich operieren, aber ich war schockiert, als ich im Nachhinein erfuhr, welche Erfahrungen sie mit der Polizei gemacht hatte. Als sie auf der Polizeiwache das Verbrechen anzeigen wollte, wurde sie wie eine Betrunkene behandelt. Man brachte sie in eine Ausnüchterungszelle. Erst später bemerkten die Beamten, dass sie blutete, und brachten sie ins Krankenhaus.

Die Stadt Detroit ist ein tragisches Beispiel dafür, was passieren kann, wenn die Polizei die Untersuchung von Sexualverbrechen nicht ernst nimmt. Im Jahr 2009 wurden in einem heruntergekommenen städtischen Lagerhaus mehr als 11000 sogenannter Rape-Kits entdeckt, die speziell für die Spurensicherung und DNA-Entnahme nach einem Sexualverbrechen verwendet werden. Sie waren für die weiteren Ermittlungen nie herangezogen worden.

Die Erfindung des ersten Rape-Kit, einer Auswahl von Fläschchen und Tupfern zum Sammeln forensischer Beweise, geht laut einer kürzlichen Recherche der *New York Times* auf eine völlig in Vergessenheit geratene Frauenrechtlerin im Chicago der 1970er-Jahre namens Marty Goddard zurück.

Marty war entsetzt über die mangelhaften Ermittlungen bei Vergewaltigungsfällen und die routinemäßige Vernichtung von Beweisen durch die Polizeibeamten. Das Ausbildungshandbuch der Chicagoer Polizei belehrte damals neue Beamte darüber, dass »viele Vergewaltigungsanzeigen unberechtigt sind« und dass »ein tatsächliches Vergewaltigungsopfer im Allgemeinen den Eindruck einer Person vermittelt, die entehrt worden ist«.[9]

Die Entdeckung der liegen gebliebenen Rape-Kits löste einen Skandal aus und führte in den letzten zehn Jahren zu Hunderten von Untersuchungen. In der forensischen Datenbank des FBI gab es mehrere tausend Treffer. Infolgedessen wurden mehr als 800 mutmaßliche Vergewaltiger identifiziert, was bis Ende 2019 zu fast 200 Verurteilungen führte.[10] Mehrere dieser identifizierten Täter hatten in den Jahren, in denen die Rape-Kits mit ihrer DNA unbeachtet geblieben waren, weitere Frauen vergewaltigt.

Wenn Frauenrechtlerinnen von der Notwendigkeit eines »systemischen« Wandels des Strafrechts sprechen, meinen sie: Wenn nicht das gesamte System geändert wird, sodass jeder Teil funktioniert, werden keine Ergebnisse erzielt werden. Ein schwaches Glied in der Kette kann die Chancen einer Frau auf Gerechtigkeit zunichtemachen und andere dazu verdammen, zukünftige Opfer zu werden.

Nehmen wir das Beispiel Detroit: Die Stadt unterliegt dem strengen, auf Zustimmung basierenden Vergewaltigungsgesetz des Bundesstaats Michigan, das sexuelle Übergriffe mit bis zu lebenslänglicher Haft bestraft; die Polizei war mit Rape-Kits zur Beweissicherung ausgestattet worden; Tausende von Frauen befolgten den Rat der Frauenrechtlerinnen, erstatteten Anzeige und gaben DNA-Spurenproben ab.

Bedenken Sie, wie viel Arbeit nötig ist, um an diesen Punkt zu kommen. Jahrzehntelange Bemühungen von Gesetzgebern und Gruppen der Zivilgesellschaft waren dem vorausgegangen. Aber ihre Anstrengungen waren umsonst, weil Polizeibeamte an vorderster Front sich nicht die Mühe machten, die Beweismittel zu sichten und richtig zu ermitteln.

Leider haben die meisten Frauen auf der Welt keinen Zugang zu solchen Rape-Kits und müssen sich mit Polizeibeamten auseinandersetzen, die nicht darin geschult sind, wie man Beweise in einem Vergewaltigungsfall sichert, oder die dies sogar ablehnen. Und wenn das Opfer nicht innerhalb von 72 Stunden nach der Tat medizinisch untersucht wird, sind alle physischen Beweise, die erhoben werden könnten, mit großer Wahrscheinlichkeit nicht mehr sicherzustellen.

Aus einem verständlichen Impuls heraus löschen viele Opfer alle Erinnerungen an die Begegnung mit ihrem Vergewaltiger. Ich habe schon erlebt, dass Frauen ihre Kleidung verbrannt haben, andere haben mir erzählt, dass sie danach ständig geduscht haben, um den Geruch des Angreifers loszuwerden.

Auch die Verjährungsfristen in Fällen sexueller Gewalt erfordern unsere Aufmerksamkeit. Sie variieren von Land zu Land und manchmal selbst innerhalb eines Landes. Die Idee, die Verfolgung einer Straftat zeitlich zu begrenzen, soll einen Ausgleich schaffen zwischen der Notwendigkeit, die Gesetze einzuhalten, und der Gefahr, dass jemand aufgrund von Erinnerungen angeklagt wird, die im Lauf der Zeit verblasst sind oder sich verändert haben.

In den meisten Ländern gibt es jedoch keine Verjährungsfrist für Mord, der als das schwerste aller Verbrechen gilt. Warum sollen Vergewaltigungen anders behandelt werden, obgleich wir um ihre verheerenden Auswirkungen wissen? In den USA gibt es beispielsweise im Bundesstaat Alaska keine Verjährungsfristen für Vergewaltigung, während in Massachusetts eine Frist von fünfzehn Jahren gilt.[11]

Sexualverbrechen unterscheiden sich von anderen Straftaten. Es kann Jahre dauern, bis sich ein Opfer sicher genug für eine

Anzeige fühlt, insbesondere wenn der Missbrauch in der Kindheit stattgefunden hat oder von einem Familienmitglied verübt worden ist. Diese Faktoren sprechen für lange Verjährungsfristen.

Und warum sollten unmittelbar nach der Tat entnommene DNA-Proben veraltet sein, wenn eine Übereinstimmung zwanzig oder sogar dreißig Jahre später festgestellt wird?

Das Ausmaß sexueller Gewalt, in Kriegszeiten wie in Friedenszeiten, sowie die Schwierigkeit der Beweissicherung und der Zeugenermittlung verleiten manche Menschen zu der Annahme, dass es sich um ein unausrottbares Problem handelt. Die Pessimisten sagen oft, dass es unmöglich sei, Sexualverbrechen zu verfolgen, denn in den meisten Fällen stehe Aussage gegen Aussage – bei Verbrechen, die gewöhnlich hinter verschlossenen Türen stattfinden.

Sie irren sich. Es gibt eine Vielzahl von gesetzlichen Möglichkeiten, wie die Beweissicherung und die Ermittlungen verbessert werden können. Es erfordert allerdings nachhaltige Anstrengungen und finanzielle Mittel, das bestreite ich nicht.

Stellen wir uns ein Verbrechen vor, das überwiegend von Frauen an Männern verübt würde. Nehmen wir einmal an, es gäbe massenhafte schmerzhafte und gewalttätige Penisattacken, die Männern schwere psychische Qualen und manchmal auch körperliche Verletzungen zufügten.

Das Problem griffe immer mehr um sich, Tausende von Männern würden Anzeige erstatten, doch die Polizei hätte kein Interesse an Ermittlungen. Einige Fälle kämen vor Gericht, aber die angeklagten Frauen würden alle freigesprochen werden. Die Männer hätten sich selbst verletzt, würden Richter oder Geschworene schlussfolgern. Nachdem immer mehr solcher Übergriffe bekannt würden, würden sich die Männer ihnen schutzlos ausgeliefert fühlen.

Kaum vorstellbar, dass dies kein riesiger Skandal wäre. Es würde zu Demonstrationen kommen. Politiker würden sich gegenseitig übertreffen mit Versprechungen von »exemplarischer Gerechtigkeit« für die Schuldigen, härteren Strafen und zusätzlichen Mitteln für Aufklärung und Ermittlungen. Die Zeitungen würden mit Schlagzeilen zum Handeln aufrufen. In Kapitel 3 habe ich vom Fall eines jungen Patienten aus dem Jahr 2008 erzählt, dem der Penis abgeschnitten worden war. In Anbetracht der Tatsache, dass meine Klinik voll von verletzten Frauen war, zeigte das außerordentliche Interesse der Presse an seinem Fall umso deutlicher die geschlechtsspezifische Voreingenommenheit in der Medienberichterstattung.

Das Ausmaß von Sexualverbrechen gegen Frauen in der ganzen Welt ist ein echter Skandal und nicht erfunden. Es geschieht jetzt, in diesem Moment. Ursache sind der Sexismus und der mangelnde Wert, der dem Leben von Frauen beigemessen wird. Der Schutz der Frauen müsste in jedem Land oberste Priorität haben.

Und wenn jemand daran zweifelt, dass Gerechtigkeit möglich ist, verweise ich auf unseren Fall gegen Batumike in Kavumu. Staatsanwaltschaft und Polizei behaupteten stur, dass er unangreifbar sei, dass man nichts gegen ihn unternehmen könne. Er sitzt jetzt hinter Gittern und wird dort, so Gott will, für den Rest seines Lebens bleiben.

Wir brauchen mehr solcher Siege, nicht nur im Kongo, auch in Myanmar, im Sudan, in Syrien, im Irak, im Jemen und in Afghanistan. Wir müssen die Rechtsstaatlichkeit weltweit fördern und brauchen mehr internationale Gerichte und die Zusammenarbeit zwischen den Nationen. Wir müssen die Weinsteins dieser Welt hinter Gitter bringen.

Werden Vergewaltiger und Sexualstraftäter bestraft, wird vermittelt, dass sexuelle Gewalt inakzeptabel ist. Verurteilungen haben eine erzieherische Wirkung und schrecken ab. Überall, wo Männer sich wie »die schlimmsten aller Tiere« verhalten, auf dem Schlachtfeld oder im Schlafzimmer, muss ihnen klar sein, dass sie riskieren, vor Gericht zu landen.

8

ANERKENNUNG UND GEDENKEN

Man kann gar nicht genug betonen, wie wichtig es ist, den Umgang von Strafjustiz und internationalen Rechtsprechungsorganen mit Beschwerden über sexuelle Gewalt zu verbessern. Es gibt noch viel zu tun, damit die Justiz entschlossener reagiert, sensibler gegenüber den Opfern ist und die Vergewaltiger effizienter hinter Gitter bringt. Doch in Fällen, in denen es nahezu unmöglich ist, die Angreifer zu identifizieren oder Beweise zu sichern – in einem Kriegsgebiet zum Beispiel –, müssen wir Wege finden, wie die Opfer mit anderen Mitteln Anerkennung finden oder entschädigt werden können.

Im Jahr 2010 reiste ich in eine Region, von der ich schon so viel gehört hatte, in der ich bis dahin aber noch nie gewesen war. Wie oft hatten mir meine Patientinnen, oft unter Tränen, bei den Visiten am Krankenbett oder in meinem Sprechzimmer davon erzählt. In meiner Vorstellung verband ich diese Gegend mit den schlimmsten Formen von Missbrauch, Armut und behördlicher Versäumnisse, die das Leben des Ostkongo prägen.

Seit der Eröffnung unseres Krankenhauses in Panzi im Jahr 1999 war ein ständiger Strom von Mädchen und Frauen aus der Region Shabunda zu uns gekommen. Einige von ihnen hatten die 300 Kilometer lange Reise aus eigener Kraft bewältigt, andere waren von Angehörigen oder Hilfsorganisationen halb bewusstlos oder sterbend zu uns gebracht worden. Sie alle haben bei den Mitarbeitenden des Krankenhauses und auch bei mir Spuren hinterlassen, wenn auch nicht immer so tiefe wie Wamuzila, von der ich in Kapitel 4 erzählt habe, oder das Mädchen, das den Generalstabsarzt im Jahr 2006 in Ohnmacht fallen ließ, worüber ich in Kapitel 6 geschrieben habe.

Die Menschen in Shabunda, überhaupt alle Menschen im Osten des Kongo, sind von der Armee im Stich gelassen worden, denn sie hat es nicht geschafft, die ständig Angst und Schrecken verbreitenden bewaffneten Gruppen zu vernichten. Auch die Justiz hat sie im Stich gelassen, denn Vergewaltiger und Mörder können weiter ihr Unwesen treiben, ohne Strafverfolgung fürchten zu müssen. Und sie werden vom Staat im Stich gelassen, der es versäumt, grundlegende Infrastruktur wie Wasser und Strom bereitzustellen, oder die einzige Straße, die die Region mit der Außenwelt verbindet, in Stand zu halten.

Das gesamte Gebiet ist etwa so groß wie der Staat Vermont oder etwas kleiner als Belgien und hat schätzungsweise eine Million Einwohner. Es ist von dichtem Äquatorialwald bedeckt, der den größten Teil der Landesfläche ausmacht. Als ich mit einem UN-Hubschrauber von Bukavu aus dorthin flog, sah ich staunend auf das Blätterdach hinab.

Aus der Luft betrachtet, sieht unser Dschungel aus wie ein gigantisches Feld aus Brokkoliköpfen, die, so weit das Auge reicht, dicht zusammenstehen, ein unermessliches Grün, unter dem sich der Erdboden verbirgt. Ich stellte mir das Unterholz unter dieser dicken Schicht aus nach dem Licht strebenden Blättern und Zweigen vor, die gesprenkelten Schatten, die durch Lianen gehauenen Wege, das Zwitschern der Vögel. In dieser Art von Wildnis bin ich früher oft gewandert, heute habe ich kaum noch Zeit dafür.

Es war unschwer zu erkennen, warum Shabunda zu einem bedeutenden Rückzugsgebiet für die Guerillagruppen geworden war, die die Region und seine Bewohner seit Ende der Neunzigerjahre terrorisieren: Der unwirtliche Wald mit seinen Höhlen und Felsen bietet perfekte Verstecke für diejenigen, die bereit sind, Entbehrungen wie schlechte Ernährung, Moskitos und Schlangenbisse zu ertragen.

Ich wusste, dass sich unter dem Blätterdach die Rebellenlager befanden, dass dort jene Männer hausten, die vielleicht gerade wieder einen nächtlichen Überfall mit viel Blutvergießen planten. Wie viele Frauen wurden in dem Moment, als ich über den Dschungel flog, mit einer Waffe bedroht?

Als wir uns dem Hauptort von Shabunda näherten, bemerkte ich Anzeichen für die illegalen Aktivitäten, die die Kampfhandlungen anheizen. Ab und zu tat sich das dichte Blattwerk auf, als hätte eine große Tatze die Wildnis aufgekratzt, und brachte tiefrote Schlammspuren und Erdhügel zum Vorschein. Die Bäume waren gerodet worden, doch nicht in einem großen Zug, sondern mit Tausenden von Machetenhieben und handgezogenen Sägen, uralte Waldflächen, die mit Hilfe von Seilen niedergerissen worden waren.

Auf den freigelegten Teilen des Bodens sah ich Männer und Jungen bei der Arbeit, winzige, fast nackte Gestalten, die in enge Gruben krochen oder die Oberfläche der Erde aufhackten, ausgerüstet mit Schaufeln und Plastikschalen, auf der Suche nach den Bodenschätzen Coltan, Gold oder Zinn. In welchen Produkten, in welchen Teilen der Welt würden die Früchte ihrer

Arbeit landen? Sie blickten mit ausdrucklosen Gesichtern nach oben.

An anderen Stellen, an den flachen Bach- und Flussufern, waren kleine Gruppen von Menschen zu sehen, die gebückt knöcheltief im schlammig-braunen Wasser standen, um im Sediment nach Gold zu wühlen. Ich zeigte sie meinen Mitreisenden, gestikulierte mit der Hand und versuchte, über den Lärm der Rotoren hinwegzuschreien.

Ich befand mich auf einer vom Büro des UN-Hochkommissars für Menschenrechte finanzierten Erkundungsmission. Sie wurde von der stellvertretenden Kommissarin Kang Kyung-wha aus Südkorea geleitet und umfasste die ehemalige finnische Verteidigungsministerin Elizabeth Rehn sowie einen hohen UN-Beamten aus New York und die Frauenrechtsaktivistin Jessica Neuwirth, die im Laufe unserer gemeinsamen Arbeit zu einer guten Freundin werden sollte. Wir waren gebeten worden, Opfer von sexueller Gewalt im Kongo zu treffen und ihre Ansprüche in Bezug auf Wiedergutmachung zu prüfen.

Wir hatten den Auftrag, die Leistungsfähigkeit des Justizsystems zu bewerten, von dem ich wusste, dass es fast nicht existierte, vor allem aber der Frage nachzugehen, wie die Opfer auf andere Weise für ihr Leid entschädigt werden könnten.

Meine oft erschütternde Arbeit hat mir eine wichtige Wahrheit offenbart: Nicht nur das Justizsystem lässt die Überlebenden von sexueller Gewalt im Stich, die Regierungen verstärken diesen Mangel noch, indem sie es versäumen, Wege zu finden, die Opfer anzuerkennen und ihr Leiden zu lindern.

Wir landeten auf einer Staubpiste im Hauptort der Region Shabunda, der ebenfalls Shabunda heißt. Fast alle von der Bevölkerung benötigten Waren kommen auf dieser holprigen Piste an, die gerade lang genug ist, dass kleine Flugzeuge mit Getränken, Küchenutensilien, Batterien oder Medikamenten landen können. Dies hat zur Folge, dass eine Flasche Wasser oder Cola in Shabunda so viel kosten kann wie in einer westlichen Metropole.

Wir wurden festlich empfangen. Als der Hubschraubermotor abebbte, hörten wir den Gesang von Dutzenden von Menschen, hauptsächlich Frauen. Sie drängten sich nach vorne, als wir unter den sich immer langsamer drehenden Rotorblättern aus dem Hubschrauben stiegen.

Ich umarmte so viele von ihnen, wie ich konnte. Es war ein emotionales Wiedersehen mit ehemaligen Patientinnen, von denen ich viele persönlich operiert hatte. Einige Gesichter erkannte ich wieder. Ich hatte noch nie einen Fuß hierhergesetzt, aber das breite Lächeln und die Umarmungen gaben mir das Gefühl, nach Hause zu kommen.

Auch ein hochrangiger lokaler Beamter und der Kommandeur des örtlichen Bataillons der UN-Friedenstruppen waren zur Begrüßung gekommen. Sie informierten uns über die aktuelle Sicherheitslage und erklärten, dass die Gegend um die Stadt, in der etwa 20 000 Menschen leben, sicher sei; doch jenseits dieser Grenze seien die Armee und die UN nicht in der Lage, die Sicherheit der Einwohner*innen zu gewährleisten.

Im vorausgegangenen Monat hätten die Angriffe wieder zugenommen, erfuhren wir. Die Blauhelmsoldaten würden versuchen, die betroffenen Ortschaften aufzusuchen, oft aber sei es sehr schwierig, überhaupt dorthin zu gelangen. Weite Gebiete waren über die Straße einfach nicht zugänglich, und es war zu gefährlich, sie aus der Luft zu erreichen.

Begleitet von einer Gruppe einheimischer Frauen, dem Beamten und einer Eskorte von Blauhelmsoldaten, wurden wir zu einem Denkmal in der Stadtmitte geleitet, das zu Ehren der Überlebenden dieser Region errichtet worden war. Es bot einen ebenso unerwarteten wie inspirierenden Anblick: Auf einem Betonsockel war eine in Bronze gegossene Frau in halb hockender Stellung zu sehen. Ein Arm der Figur war nach hinten ausgestreckt, ihre Hand berührte den Boden, als wollte sie sich abstützen; die andere Hand war an ihre Stirn gepresst, der Kopf war zurückgeneigt, das Gesicht dem Himmel zugewandt. Ihre Züge trugen den gequälten Ausdruck einer Person, die mit einem plötzlichen, unvorhergesehenen Schmerz fertigwerden muss. Die Haltung zeigte sie von körperlichen Qualen gezeichnet, aber doch schien sie stark genug zu sein, sich wieder aufzurichten.

Der Anblick war verstörend, aber das, was er einfing und symbolisierte, war von ungeheurer Kraft. Unsere Begleiter erklärten, dass die Statue nach Osten zu den Nachbarländern des Kongo gerichtet war, insbesondere nach Ruanda, das für die Menschen Wurzel ihres Unglücks und ihrer Angst war.

Anschließend wurden wir zu einem Gebäude geführt, wo ein Treffen mit Überlebenden arrangiert war, die bereit waren, mit uns über ihre Erfahrungen zu sprechen. Insgesamt hielten wir auf unserer Erkundungstour an sieben verschiedenen Orten in der Region Versammlungen ab, und jeder Halt war eine Lektion über die Barbarei des Konflikts und den Mut seiner Opfer.

Obwohl keine der Frauen gedrängt wurde, von ihren Erfahrungen zu berichten, und wir lediglich wissen wollten, welche Bedürfnisse sie haben, erzählten alle unaufgefordert ihre persönliche Geschichte und wiederholten immer wieder, dass die Welt erfahren sollte, was geschieht.

Wir sprachen mit einem Ehepaar, das im Jahr 2005 in seinem Dorf von Mai-Mai-Milizionären überfallen worden war. Die

Frau war von einer Gruppe vergewaltigt worden und hatte tiefe rosafarbene, entstellende Narben an ihrem Bein, wo man sie verbrannt hatte. Ihr Ehemann, der ihr zur Hilfe kommen wollte, war beinahe zu Tode geprügelt worden und hatte dabei zwölf Zähne und fast sein ganzes Gehör verloren.

Er erzählte, dass Freunde und Familie ihn nach dem Überfall gedrängt hatten, seine Frau zu verlassen, aber er hatte ihr und ihren sechs Kindern beistehen wollen, denn er verstand, dass es nicht ihre Schuld war. Damit gaben sie ein seltenes und ermutigendes Beispiel für ein Paar ab, das sich gemeinsam dem Unglück entgegenstellt. Nur wenige Frauen konnten auf ihre Ehepartner zählen.

Auf allen sieben Versammlungen betonten die Überlebenden, dass Frieden und Sicherheit in der Region die wichtigste Antwort auf ihr Leid sei, damit anderen ihr Schicksal erspart bliebe. »Am meisten macht mir Sorgen, dass unsere Feinde immer noch da sind« sagte uns eine von ihnen. »Auch wenn uns individuell geholfen wird, wird es kein Ende unserer Probleme geben, solange unsere Feinde noch in der Nähe sind.« Andere machten praktische Vorschläge wie zum Beispiel die Einrichtung von Wasserstellen in unmittelbarer Nähe der Dörfer, damit die Mädchen nicht so weit gehen müssten, um Wasser aus Brunnen oder Bächen zu holen. Auch die Justiz war ein wichtiger Punkt, obwohl nur wenige die Hoffnung hegten, ihre Peiniger vor Gericht zu sehen.

Unsere letzte Begegnung an diesem Tag hinterließ einen besonders tiefen Eindruck bei mir. Sie führte mir vor Augen, wie sich das Versäumnis, sexuelle Gewalt in Konfliktregionen öffentlich anzuerkennen, auf die Opfer auswirkt. Unser letztes Interview brachte uns in Kontakt mit der ältesten Gesprächspartnerin aus Shabunda, einer 61-jährigen Witwe, die verschleppt und sechs Tage lang im Dschungel vergewaltigt worden war.

Sie war eine temperamentvolle Frau von kräftiger Statur. Ihr Kleid war aus einem schön gemusterten *pagne,* ihr Kopf trotzig erhoben. Sie erzählte uns zuerst, was sie durchgemacht hatte, und als sie fertig war, fragte ich sie, womit man ihr helfen könne.

»Ich brauche nichts«, antwortete sie. Ihre Augen blitzten empört. »Nur eines. Wir Frauen haben Respekt verdient. Wir bringen Kinder zur Welt, wir erziehen sie, wir arbeiten. Trotzdem werden wir erniedrigt. Ich wurde von Kindern erniedrigt, die so alt waren wie meine Enkelkinder. Nichts kann diese Schande beseitigen, nichts. Nur eins möchte ich: dass der Präsident hierherkommt und sich öffentlich entschuldigt. Ich möchte, dass er kommt und unser Leiden und die Verbrechen gegen uns anerkennt. Das würde meine Wunden lindern und ich würde mich von den Menschen hier wieder respektiert fühlen«, sagte sie.

Ich sah sie mit tiefer Bewunderung an. So viel Weisheit und Kraft lag in ihren Worten. Wie fast alle Überlebenden, die wir trafen, verlangte sie keine Rache. In der überwältigenden Mehrheit der Fälle wollten die Frauen Frieden, Schulen für ihre Kinder oder neue Kirchen, um die Gemeinschaft wieder zusammenzubringen.

Diese ältere Witwe jedoch hatte etwas Wesentliches hervorgehoben, das den Frauen, die unter sexueller Gewalt leiden, oft vorenthalten wird: Anerkennung. Sie wollte anerkannt werden und für das Versagen, dass niemand sie vor der Gewalt schützte, eine Entschuldigung hören. Sie forderte das nicht nur für sich selbst: Sie forderte es für alle anderen, die weiterhin im Stillen litten.

Doch diese Art der Anerkennung wird so selten gewährt. Im Kongo hat Präsident Kabila während seiner Amtszeit von 2001 bis 2019 das Gegenteil getan. Er leugnete und verschleierte; er bedrohte Leute wie mich, die versuchten, auf die Krise aufmerksam zu machen. Er verweigerte die Finanzierung öffentlicher Entschädigungsprogramme für diese Frauen.

Die Statue der Überlebenden in der Stadtmitte war ein Stück der Anerkennung der Frauen von Shabunda. Es war das erste Mal, dass ich eine öffentliche Ehrung für die Frauen sah, die Opfer der Kongokriege geworden waren. So etwas gibt es in Bukavu nicht.

Unsere Gesprächspartnerinnen sagten, dass sie die Statue bewunderten, dass sie ihnen half, das Gefühl der Scham, das einige von ihnen immer noch empfanden, zu überwinden. Allein das Vorhandensein des Denkmals vermittelte die Botschaft, dass die Frauen Bewunderung und Anteilnahme verdienten, und nicht die Stigmatisierung, unter der sie so oft litten.

Ich fragte mich, wie viele Statuen oder Ehrungen für Vergewaltigungsopfer anderer Konfliktregionen auf der Welt errichtet worden sind. In fast jedem französischen und britischen Dorf gibt es ein Denkmal für die gefallenen und verwundeten Soldaten der furchtbaren Schlachten des Ersten und Zweiten Weltkriegs. In jährlichen Zeremonien würdigen Politiker ihre Tapferkeit. Wir sollen niemals ihre Opfer vergessen, heißt es – und das zu Recht.

Aber wer erinnert sich an die Hunderttausende, vielleicht Millionen von Frauen, die ebenfalls Opfer waren, die von deutschen, russischen oder alliierten Soldaten vergewaltigt oder zum Sex gezwungen wurden, um sich selbst oder ihre Familien zu retten? Wer erinnert sich an die Kinder, die aus diesen erzwungenen Beziehungen hervorgegangen sind?

Missbrauch auf individueller Ebene zu vertuschen, den Frauen zu sagen, sie sollten kein Aufsehen erregen, ihre Erfahrungen seien etwas Schändliches, ist ein Automatismus, der auch auf institutioneller und staatlicher Ebene funktioniert. Frauen erleben Krieg und Konflikte anders als Männer. Sie sind selten aktiv an Kriegshandlungen beteiligt und sind fast nie die Urheber von Konflikten, trotzdem müssen sie einen hohen Tribut leisten.

Ein Teil des Problems besteht meines Erachtens darin, wie wir bewaffnete Konflikte dokumentieren, denn dies beeinflusst, wie wir uns dann an sie erinnern. Die ersten Kriegsberichte kommen aus der Feder von Journalisten. Das Ungleichgewicht zwischen den Geschlechtern in den Medien weltweit, in der Vergangenheit bis heute, ist daher mit dafür verantwortlich, dass Frauen oft buchstäblich aus der Geschichte herausgeschrieben werden.

Seit 1995 überprüft das Global Media Monitoring Project die weltweiten Print- und Rundfunkmedien auf die Darstellung von Frauen. Bisher wurden fünf Studien durchgeführt, die letzte im Jahr 2015. Sie zeigen kaum Veränderungen in diesem Zeitraum von 20 Jahren. Nur 24 Prozent der in Nachrichten erscheinenden Personen – also Menschen, die interviewt werden oder von denen die Nachrichten handeln – sind weiblich.

Die meisten im Journalismus Tätigen weltweit sind Männer, und ihre Dominanz ist besonders ausgeprägt in den Redaktionsleitungen, die die Nachrichteninhalte bestimmen. Im speziellen Bereich der Kriegsberichterstattung haben sie fast ein Monopol. Reporterinnen sind bei Einsätzen in Kriegs- und Krisengebieten zusätzlichen Belästigungen und Übergriffen ausgesetzt, aber ihre eigene Perspektive und ihre Fähigkeit, mit anderen Frauen zu sprechen und ihr Vertrauen zu gewinnen, sind oft entscheidend, um deren Geschichten festzuhalten.

Haben die Journalist*innen ihre Arbeit getan, sind es meist wieder Männer, die dann die Geschichtsbücher schreiben. An den meisten Universitäten sind die Fachbereiche für Geschichte vorwiegend männlich besetzt, und die bekannten Historiker – die die richtungweisenden Studien und die Bestseller über geopolitische Konflikte herausgeben – sind größtenteils ebenfalls Männer.

Die Darstellung von Kriegen fokussiert sich in der Regel auf die strategischen Entscheidungsträger, auf die Kampfhandlungen, den technischen Fortschritt, die Verluste und Verwundungen der Truppen und individuelle Heldentaten. In all diesen Bereichen sind die Politiker, Strategen, Kommandeure und Soldaten Männer. Auch in Filmen und Schulbüchern werden Kriege so dargestellt, Frauen tauchen höchstens im Zusammenhang mit Kollateralschäden auf.

Vor einigen Jahren las ich ein Buch, das von Rochelle G. Saidel, einer amerikanischen Wissenschaftlerin und der Gründerin des Remember the Women Institute mitherausgegeben worden ist und das dazu beigetragen hat, meine Sichtweise auf den Zweiten Weltkrieg zu verändern. Ihr Interesse an sexuellem Missbrauch während des Holocausts wurde Ende der Siebzigerjahre aufgrund eines an ihrem damaligen Wohnort Albany im US-Bundesstaat New York stattfindenden Strafverfahrens gegen Nazi-Kriegsverbrecher geweckt.

Sie sprach mit mehreren Zeuginnen, die von der US-Regierung aus Israel eingeflogen worden waren, um gegen Vilis Hāzners auszusagen, der als Offizier in Hitlers Waffen-SS an Deportationen beteiligt gewesen war. Die Erzählungen motivierten sie zu ihrer Forschung über sexuelle Gewalt während des Holocaust, über die kaum je gesprochen wurde.

Sie recherchierte in Archiven, begutachtete Schriften und Dokumente und führte Interviews mit Überlebenden. Sie besuchte das Frauen-Konzentrationslager Ravensbrück in Ostdeutschland. Dann kooperierte sie mit Dr. Sonja Hedgepeth, einer Wissenschaftlerin, die auf dem gleichen Gebiet forschte. Es gab keine Dokumente über sexuelle Gewaltverbrechen während des Holocaust, aber nicht, weil sie nicht vorgekommen waren. Die Rassengesetze der Nazis untersagten ausdrücklich Beziehungen und körperliche Kontakte mit Juden. Infolgedessen wurde fast nichts aufgezeichnet. Dennoch gab es in den Gefangenen- und Zwangsarbeitslagern ein florierendes System von Bordellen und sexueller Sklaverei. Als immer mehr Beweise für weit verbreiteten sexuellen Missbrauch ans Licht kamen, veranstalteten Saidel und Hedgepeth Workshops mit dem Ziel, die Wahrnehmung für die Erfahrungen jüdischer Frauen zu schärfen. Während einer dieser Veranstaltungen in Yad Vashem, dem World Holocaust Remembrance Center in Jerusalem, befand sich unter den Zuhörern ein damals hoch angesehener israelischer Wissenschaftler.

Als Saidel während ihres Vortrags von Massenvergewaltigungen sprach, stand er auf und unterbrach sie sichtlich verärgert. »Es gab keine Vergewaltigungen von jüdischen Frauen während des Holocausts. Wo sind die Belege?«, rief er.[1] Sie erkannten, dass sie mit ihrem Thema eines der letzten Tabus dieser schmachvollen Epoche des 20. Jahrhunderts berührt hatten.

Die beiden Wissenschaftlerinnen wollten in einem Buch die orthodoxe Ansicht widerlegen, dass sexuelle Gewalt während des Holocausts nicht existiert habe. Bisher hatte die Geschichtsschreibung diesen Umstand geleugnet oder ignoriert und damit den Frauen die Anerkennung vorenthalten, die sie verdienten. Das Ergebnis ihrer Arbeit wurde im Jahr 2010 unter dem Titel *Sexual Violence Against Jewish Women During the Holocaust* veröffentlicht.

Dass so wenig über den sexuellen Missbrauch jüdischer Frauen geschrieben worden ist, hat denselben Grund wie die Tatsache, dass so wenig über sexuelle Gewalt in der ganzen Welt bekannt ist. Die Überlebenden fürchteten, einen zu hohen Preis dafür zahlen zu müssen und von ihrer Umgebung stigmatisiert zu werden, wenn sie sich äußerten.

Viele waren zum Zeitpunkt des Missbrauchs junge Frauen, die sich nach dem Ende des Krieges sorgten, als Vergewaltigungsopfer schlechtere Heiratsaussichten zu haben. Aber sie standen auch unter einem zusätzlichen Druck, der für den Holocaust bezeichnend ist: Wegen des unvorstellbaren Ausmaßes des Tötens und der Folterungen hatten sie das Gefühl, die Thematisierung sexueller Gewalt könnte von dem unsäglichen Leid der anderen ablenken. Sexualverbrechen durch Nazi-Soldaten oder Mitgefangene hätten sie nur anprangern können, weil sie das Glück hatten, noch am Leben zu sein, im Unterschied zu den sechs Millionen Juden, die ermordet worden waren.

Ein weiterer Grund, warum sich viele Überlebende nicht geäußert haben, betrifft die zuvor erwähnte Unterrepräsentation von Frauen in den Bereichen Medien und Geschichtsschreibung: Bis Rochelle Saidel und Sonja Hedgepeth kamen, hatte sich niemand die Mühe gemacht, die Opfer ausfindig zu machen und sie zu überreden, ihre Erinnerungen weiterzugeben.

Keiner der (fast ausschließlich männlichen) Reporter, Historiker und Staatsanwälte, die dazu beigetragen haben, das ganze Ausmaß der Konzentrationslager und des staatlich organisierten Tötens aufzudecken, haben jemals nach Beweisen für sexuelle Gewalt gesucht. Dieser Tatbestand tauchte nie auf, weil nie danach gefragt wurde oder nie auf eine Art und Weise gefragt wurde, die den Betroffenen die sehr persönlichen Schilderungen ermöglichte. Wie ich bereits im letzten Kapitel erwähnt habe, wurde bei den Nürnberger Prozessen für Nazi-Verbrecher niemand wegen Vergewaltigung oder Sexualverbrechen angeklagt.

Die emotionalen Kosten der Verdrängung für die Überlebenden lassen sich anhand eines Interviews ermessen, das Saidel mit einer Sozialarbeiterin in einem Pflegeheim für Holocaust-Überlebende in Toronto führte. Die Sozialarbeiterin berichtete ihr, dass sterbende Frauen sich oft etwas von der Seele reden müssten, bevor sie ihren letzten Atemzug tun.

»Ich muss Ihnen etwas sagen«, flüstern sie, während sie ihr Leben aushauchen. »Ich wurde vergewaltigt, aber erzählen Sie es nicht meiner Familie.«[2]

Es bricht mir das Herz, wenn ich über diese Frauen lese. Ihr ganzes Leben lang haben sie ihren Schmerz, ihre inneren Verletzungen geheim gehalten, weil sie sich entweder schämten oder meinten, der Aufmerksamkeit und des Mitgefühls nicht würdig zu sein. Erst auf dem Sterbebett haben sie sich von der Last der Geheimhaltung befreit.

Die Arbeit von Saidel und Hedgepeth hat Einfluss auf die Haltung zu diesem Thema. Sie werden bei ihren Vorträgen und Seminaren nicht mehr von männlichen Wissenschaftlern unterbrochen. Im Jahr 2018 organisierten sie eine bahnbrechende Ausstellung, *VIOLATED: Women in Holocaust and Genocide* (Missbraucht: Frauen in Holocaust und Völkermord) in der Ronald Feldman Galerie in New York, wo Kunstwerke gezeigt wurden, die sexuellen Missbrauch während des Zweiten Weltkriegs, in Ruanda und in Bosnien thematisierten.

Das Eingeständnis, dass es sexuelle Gewalt gegeben hat, hat nicht von der abscheulichen Realität der Ghettos oder der Gaskammern abgelenkt. Es hat zu einer umfassenderen Darstellung des Geschehens beigetragen. Für die armen Frauen im Pflegeheim in Toronto, deren letzte Worte ein geflüstertes Geständnis waren, kam diese Anerkennung zu spät, aber sie können ein Anstoß sein, über die geschlechtsspezifischen Vorurteile zu reflektieren, die in der Geschichtsschreibung der gesamten Menschheitsgeschichte vorherrschen.

Im Jahr 2018 flog ich um die halbe Welt, um eine andere Gruppe von Frauen zu treffen, deren Kampf um Anerkennung sie zu Heldinnen in ihrem Land und weit darüber hinaus gemacht hat. Ihnen ist es in besonderem Maße gelungen, öffentlich zu vermitteln, welchen Schaden sexuelle Gewalt in Konflikten anrichtet und wie wichtig es ist, Reue zu zeigen. In meinen Gesprächen fand ich einen Widerhall dessen, was ich von der Witwe in Shabunda gehört hatte, deren größter Wunsch eine Entschuldigung von Präsident Kabila gewesen war.

Ich spreche von den »Trostfrauen« Südkoreas, die jene schätzungsweise 200 000 Mädchen und jungen Frauen repräsentieren, die für die kaiserliche japanische Armee während ihrer Militärkampagnen in Asien vom Beginn des 20. Jahrhunderts bis zu ihrer Niederlage im Jahr 1945 zwangsprostituiert und als Sexsklavinnen verschleppt worden sind. Ich bevorzuge ihren koreanischen Namen *Halmoni*, der übersetzt »Großmütter« bedeutet.

Ihre Geschichte von zerbrochenen Leben und jahrzehntelangem Schweigen erweckt Mitleid, aber ihre Kampagne für eine formelle Entschuldigung und die Übernahme von Verantwortung durch den japanischen Staat verdient unsere tiefe Bewunderung. Sie führen diesen Kampf mit stiller Würde und eiserner Entschlossenheit bis in ihre letzten Lebensjahre, motiviert von dem Wunsch persönlicher Heilung, aber auch von der Überzeugung, dass sie anderen damit helfen.

Infolge ihrer Kampagne, die zu erheblichen diplomatischen Spannungen mit Japan geführt hat, ist Südkorea vielleicht eines der Länder, das für das Thema sexuelle Gewalt in Konfliktregionen am meisten sensibilisiert ist. Ihr Leiden wurde wiederholt von ihrer eigenen Regierung anerkannt, und ihnen sind Denkmäler und ein Museum gewidmet.

Das Museum für Kriegsgeschichte, Frauen- und Menschenrechte war eine meiner ersten Stationen in Seoul und das erste Museum dieser Art, das ich je besucht habe. Es ist ein schlichtes Gebäude in einer Seitenstraße, dessen Bau Jahre dauerte, weil man sich um den Standort gestritten hat. Mehrere koreanische Veteranenverbände lehnten den ursprünglichen Plan ab, das Museum in einem Park zu errichten, in dem die »Märtyrer« des Unabhängigkeitskampfes geehrt werden, als ob vergewaltigte Frauen die Erinnerung an die Befreiungsbewegung beschmutzen würden.

Was dem Museum an Größe fehlt, macht es an Wirkung wett. Auf zwei Stockwerken und in einem schwach beleuchteten, leeren Betonkeller, der die düsteren, belastenden Bedingungen vermitteln soll, unter denen viele Frauen gehalten wurden, erfahren die Besucher die wahren Schrecken, die den verschleppten und dann in staatlich sanktionierten Bordellen gefangenen Frauen widerfuhren.

Eine Wand mit reliefartig gearbeiteten Gesichtern und Händen einiger Großmütter beeindruckte mich besonders. Es sieht aus, als würden sie sich durch die Betonoberfläche pressen. Sie symbolisieren die Schwierigkeit, den Schleier des Schweigens zu durchbrechen und mit ihren Erfahrungen an die Öffentlichkeit zu gehen. Eine weitere Wand besteht aus Ziegelsteinen, auf denen jeweils ein Bild und eine Nachricht einer Überlebenden angebracht sind und Leerstellen für die, die sich nicht mehr zu Wort melden konnten.

Ich blieb vor dem Foto einer unglücklich aussehenden, spindeldürren jungen Frau stehen, die von einem japanischen Arzt in weißem Arztkittel untersucht wird. Ich fragte mich, wie dieser Arzt seine Ausbildung und die Ethik meines Berufsstands in den Dienst einer solch abscheulichen Grausamkeit hatte stellen können. Nach der Verschleppung musste sich jede Frau regelmäßig erniedrigenden Untersuchungen auf Geschlechtskrankheiten unterziehen.

Mit einem Gefühl der Empörung und Demut machte ich mich auf den Weg zu einem Wohnheim in der Hauptstadt, wo eine kleine Gruppe von Großmüttern zusammenlebt und betreut wird. Ich lernte die 91-jährige Kim Bok-Dong kennen, eine gebrechliche, aber elegante Dame mit grauem Haar, das ihr sanftes Gesicht umrahmte. Sie sprach leise und gefasst über ihre Erlebnisse und über ihre Hoffnungen für die ihr noch verbleibende Zeit.

Kim war 14 Jahre alt, als während der japanischen Besetzung Südkoreas Soldaten bei ihr zu Hause in Yangsan im Süden des Landes auftauchten. Ihren Eltern wurde gesagt, dass sie im Rahmen der Kriegsanstrengungen Fabrikarbeit leisten müsse, eine Forderung, der sie sich nicht widersetzen konnten. Da sich Japan damals im Krieg mit China befand, wurden die Koreaner zwangsweise zum Militär eingezogen.

Kim wurde von zu Hause weggeholt und fand sich als Jüngste in einer Gruppe von Frauen wieder, die alle zwischen achtzehn und zwanzig Jahre alt waren. Sie wurden auf einen Lastwagen verfrachtet und zu einem nahe gelegenen Hafen gebracht, von wo aus sie wie Vieh mit verschiedenen Schiffen weitertransportiert wurden, bis in die Provinz Guangdong in Südchina, die ebenfalls unter japanischer Besatzung stand. Auf dem Weg dorthin hatte sie keine Ahnung, wohin sie gebracht wurde. Sie fühlte sich wie jede 14-Jährige – unsicher und heimwehkrank –, und sie wusste nichts von den Absichten ihrer Entführer.

Nach ihrer Landung in Guangdong wurde sie in eine japanische Militäreinrichtung gebracht, ein ehemaliges Fabrikgebäude. Dort wurde sie ärztlich untersucht und dann zur Arbeit eingesetzt. Sie wurde geschlagen von dem ersten Soldaten, der sie vergewaltigte. Es war eine entsetzliche Erfahrung.

Zusammen mit zwei anderen Frauen wollte sie sich umbringen. Ihre Mutter hatte ihr zum Abschied etwas Geld geschenkt, das sie während der Reise nach China hatte verstecken können. Bei einer Reinigungskraft im Lager tauschte sie es gegen eine Flasche mit Putzalkohol. Als sie sich zwang, ihn hinunterzuschlucken, verbrannte ihr Mund, und sie wurde ohnmächtig.

Das Nächste, woran sie sich erinnerte, war, dass sie in einem Militärlazarett aufwachte, wo Ärzte ihr den Magen ausgepumpt hatten. Infolge dieses Erlebnisses litt sie für den Rest ihres Lebens unter Verdauungsproblemen.

»Ich war allein in einem Zimmer, und sie kamen einer nach dem anderen herein. Sie warfen kaum einen Blick auf dich, es störte sie auch nicht, wenn wir Schmerzen hatten«, erzählte sie mir von ihren Erfahrungen. »Und kaum war einer fertig, kam schon der Nächste.« Acht Jahre lang lebte sie so, bis zu ihrem 22. Lebensjahr.

Nach Guangdong wurde sie nach Hongkong und zu anderen Militärstützpunkten rund um den Pazifik transportiert. Sie landete in Singapur, wo sie nach der Befreiung durch amerikanische und britische Truppen freikam und endlich ein Schiff besteigen konnte, um nach Hause zurückzukehren.

Vor ihrer Familie hielt sie den Schein aufrecht, dass sie in einer Fabrik gearbeitet hätte, und wagte nicht, die Wahrheit zu sagen. Erst nachdem sie sich wiederholt geweigert hatte zu heiraten und ihre Mutter sie immer mehr drängte, hatte sie den Mut, es ihr zu sagen. Ihre Mutter starb kurz darauf an einem Herzinfarkt. Kim nimmt an, dass er mit ihrem Kummer zusammenhing.

Sie heiratete nie und sprach mit niemandem über ihre Kriegserfahrungen. Sie war einsam. Sie trank und rauchte stark. Erst in ihren Sechzigern, nach vier Jahrzehnten, brach sie endlich ihr Schweigen, ermutigt von Frauenrechtsgruppen in Südkorea, die eine Kampagne gestartet hatten.

Erst im Jahr 1991, 46 Jahre nach dem offiziellen Ende des Zweiten Weltkriegs, äußerten sich die ersten »Trostfrauen« in Korea öffentlich zu ihrem Schicksal. Kim Hak-Sun, die Frau, die das Schweigen brach, beschloss öffentlich auszusagen, getrieben von ihrer Wut und den unkontrollierbaren Weinkrämpfen, die sie jedes Mal bekam, wenn die japanische Regierung leugnete, dass ein System der sexuellen Sklaverei existiert hatte.

Ihre Entscheidung, die Stimme zu erheben und eine Klage gegen Japan einzureichen, spornte Dutzende anderer Frauen aus Korea, von den Philippinen, aus China, Australien und den Niederlanden an, ihre eigene Geschichte zu erzählen. Es war wie ein *#MeToo*-Moment des Vor-Internet-Zeitalters, und jede neue Zeugenaussage ermutigte weitere, sich zu melden. Insgesamt waren es über 200 Frauen, ein winziger Bruchteil der Gesamtzahl der Betroffenen.

Unter ihnen auch Kim Bok-Dong. Sie sagte im Jahr 1992 aus.

Im selben Jahr schloss sie sich den Protestierenden an, die sich jeden Mittwoch um die Mittagszeit vor der japanischen Botschaft in Seoul trafen und eine vollständige formale Entschuldigung und Entschädigung forderten. Die Proteste werden bis heute von Kindern und Enkelkindern der Überlebenden fortgesetzt. Sie tragen Transparente und gelbe Schmetterlinge, ein Symbol für Gewaltfreiheit. Gegenüber der Botschaft steht die Bronzestatue eines jungen Mädchens in traditioneller koreanischer Kleidung; es sitzt allein und aufrecht auf einem Stuhl und ballt entschlossen seine Fäuste. Sein Blick ist teilnahmslos auf das Botschaftsgelände gerichtet. Neben ihm steht ein leerer Stuhl, der andere einlädt, sich in ihre Lage zu versetzen.

»Wir wollen, dass sie uns als Opfer anerkennen«, sagte Kim leise und blickte mich durch ihre Brillengläser an. »Ich bleibe nur deshalb am Leben, weil ich ihre Entschuldigung hören möchte. Ich möchte sie im Namen all derer hören, die vor mir gestorben sind.«

Mehr als 25 Jahre nachdem sie an die Öffentlichkeit gegangen war, sagte sie, dass sie es leid sei, weiterhin Kampagnen zu führen und vor Journalisten und auf Versammlungen über die Vergewaltigungen zu sprechen. Sie hätte nie erwartet, dass der Kampf so lange dauern würde.

Im Jahr 1993, nach ersten Untersuchungen, gab der oberste Kabinettssekretär der damaligen japanischen Regierung eine schriftliche Erklärung ab, in der er die Existenz von »Troststationen« einräumte und »aufrichtige Entschuldigung und Bedauern« zum Ausdruck brachte. Dies wurde jedoch von Kim und anderen als unzureichend zurückgewiesen. Sie drängten weiterhin auf eine offizielle Entschuldigung und Entschädigung von Seiten des Staates.

Selbst heute noch behaupten einige Politiker der nationalistischen Rechten Japans, dass die Frauen sich freiwillig prostituiert hätten. Im Jahr 2007 finanzierten über vierzig Parlamentarier eine ganzseitige Anzeige in der Washington Post, in der fälschlicherweise behauptet wurde, dass »niemals ein historisches Dokument gefunden wurde«, das beweise, dass Frauen gegen ihren Willen zur Prostitution gezwungen wurden. Im Jahr 2014 ließ die japanische Regierung die ursprüngliche Entschuldigung neu prüfen und riss damit die Wunden der überlebenden Großmütter wieder auf.

Die Frage ist immer noch nicht geklärt, was zum Teil auf das Vorgehen von Südkoreas ehemaliger Präsidentin Park Geun-Hye zurückgeht, die inzwischen wegen Bestechung und Machtmissbrauch inhaftiert wurde. Sie handelte im Jahr 2015 eine sogenannte »endgültige und unwiderrufliche« Einigung mit der japanischen Regierung aus, in der Tokio sich zu einer Entschuldigung und zur Zahlung von einer Milliarde Yen (damals etwa zehn Millionen Dollar) an eine Stiftung zur Unterstützung von Überlebenden verpflichtete. Im Gegenzug verlangte Japan die Entfernung der Statue vor seiner Botschaft in Seoul. Doch obwohl das Abkommen in ihrem Namen geschlossen wurde, war keines der überlebenden Opfer von Präsidentin Park konsultiert worden. Sie fühlten sich verraten und zugunsten der Verbesserung diplomatischer Beziehungen übergangen. Sie lehnten die Abmachung ab, die daraufhin von Parks Nachfolger auf Eis gelegt wurde.

Im Januar 2019, fünf Monate nach unserem Kennenlernen, starb Großmutter Kim in Seoul. Sie hatte schon während meines Besuchs an einer Krebserkrankung gelitten. Sie hielt bis zu ihrem letzten Atemzug an dem Traum fest, eine vollständige Entschuldigung zu erhalten, und wollte das Entschädigungsgeld in einen Fonds für die Ausbildung von Mädchen investieren, da sie einen großen Teil ihrer eigenen Schulausbildung verpasst hatte. Mit ihren letzten Worten drückte sie noch einmal ihren Abscheu über ihre Behandlung aus.

Nicht nur Japan tut sich schwer, mit dem Erbe und der Verantwortung für seine Kriegshandlungen umzugehen. Die Sieger des Zweiten Weltkriegs haben ihre eigenen blinden Flecken.

Im Jahr 2014 unterzeichnete der russische Präsident Wladimir Putin ein Gesetz, das die »Verbreitung falscher Informationen über die Tätigkeit der UdSSR während des Zweiten Weltkriegs« unter Strafe stellt. Damit geht ein Risiko ein, wer die Massenvergewaltigungen durch Rotarmisten in Deutschland anspricht, die offiziell geleugnet werden.

Die Geschichte der sexuellen Gewalt, die von den alliierten Streitkräften im besiegten Japan verübt wurde – Amerikanern, britischen, australischen und indischen Truppen als Teil der britischen Commonwealth-Besatzungsmacht –, bleibt ein weiteres wenig bekanntes Kapitel des Krieges. In etwas mehr als einer Woche, zwischen dem 30. August und 10. September 1945, wurden allein in der südlich von Tokio liegenden Provinz Kanagawa 1336 Vergewaltigungen von den alliierten Truppen begangen.[3]

Aus Angst gründete die japanische Regierung ein landesweites Bordellsystem, den sogenannten »Freizeit- und Vergnügungsverband«. Prostituierte und verschleppte Frauen wurden gezwungen, den ausländischen Truppen »zu Diensten« zu sein. Obwohl der Besuch von Prostituierten für Angehörige der alliierten Streitkräfte offiziell verboten war, drückten die Kommandeure ein Auge zu.

Das Büro des Generalstabsrichters für das europäische Einsatzgebiet stellte fest, dass nach der Landung der Alliierten in der Normandie 1944 »die Zahl der gewalttätigen Sexualverbrechen mit der Ankunft unserer Truppen in Frankreich enorm zugenommen hat«.

Ich will damit nicht behaupten, dass alle Soldaten Vergewaltiger sind oder dass wir aufhören sollten, ihre Opfer und mutigen Taten in den Kriegen zu würdigen. Das wäre abwegig und falsch. Aber wir dürfen nicht vergessen, dass es tapfere Soldaten und rücksichtslose Soldaten gibt. Und missbrauchte Frauen verdienen es, dass man sich ihrer erinnert, sich um sie kümmert und dass sie entschädigt werden, genau wie verwundete Veteranen oder Kriegsgefangene. Ihre Verletzungen sind äußerlich vielleicht nicht sichtbar, aber sie können ein Leben lang anhalten.

Von den Großmüttern in Korea sind nur noch knapp zwei Dutzend am Leben, um die Flamme ihrer Bewegung weiterzutragen. Der Kampf von Großmutter Kim war nicht vergebens, wie verbittert und desillusioniert sie sich am Ende ihres Lebens auch gefühlt haben mag. In den USA sind mindestens zehn Statuen und Denkmäler den »Trostfrauen« gewidmet, oft trotz offizieller Einwände Japans. Auch in Vietnam und auf den Philippinen gibt es öffentliche Mahnmale.

In diesen Mahnmalen und in den wöchentlichen Protesten lebt der Geist von Großmutter Kim weiter, ebenso in dem bewegenden Dokumentarfilm *My Name Is Kim Bok Dong* aus dem Jahr 2019 und in dem nach ihr benannten, jährlich verliehenen Preis, mit dem Frauen ausgezeichnet werden, die ihrem Beispiel folgen.

Die Preisträgerin des Jahres 2019 ist Vasfije Krasniqi-Goodman, eine bemerkenswerte Frau, die eine Frauenrechtsgruppe im Kosovo leitet und Mitglied von SEMA ist, unserem globalen Netzwerk von Überlebenden sexueller Gewalt in Kriegen. Im Jahr 1999 war Vasfije 16 Jahre alt, die jüngste Tochter einer großen Familie, die in einen Krieg verwickelt war, in dem sich der Kosovo mit seiner mehrheitlich muslimischen und ethnisch von Albanern geprägten Bevölkerung vom christlichen, serbisch dominierten Jugoslawien loslöste.

Eines Tages kam ein serbischer Polizist auf den Hof der Familie und fragte nach ihrem Vater und ihrem Bruder. Sie waren nicht da. Da befahl der Polizist ihr, ihm zu folgen, riss sie aus den Armen ihrer Mutter und drohte, die Angehörigen, die eingreifen wollten, zu erschießen.

Es gab nur einen Grund, warum er es auf sie abgesehen hatte: Sie war Muslima. Eine Hand des Polizisten war verbunden, er war kurz zuvor von albanischen Freischärlern angeschossen worden. Er und ein anderer, älterer Mann vergewaltigten sie.

Es dauerte 19 Jahre, bis Vasfije ihre Stimme erhob. Und damit wurde sie die erste kosovarische Frau, die ihre Angreifer öffentlich anklagte. Seitdem ist sie eine Fürsprecherin für die schätzungsweise 20 000 Frauen geworden, die das gleiche Schicksal erlitten haben. Die meisten von ihnen leiden im Stillen. Sie schämen sich oder haben Angst, stigmatisiert zu werden.

Der Polizist und der ältere Mann, die Vasfije vergewaltigten, sind, wie so viele, ihrer Strafe entgangen. Obwohl ihre Familie ihre Entführung bezeugt hatte, hob der Oberste Gerichtshof des Kosovo die im Jahr 2014 in einer unteren Instanz gefällten Schuldsprüche aufgrund einer juristischen Formalität auf. Für die während des Krieges im Kosovo oder in Serbien begangenen Vergewaltigungen ist bis heute niemand verurteilt worden.

Aber aus ihrer Wut und Enttäuschung schöpfte Vasfije die Energie, die sie in ihrem Kampf antreibt. Im Namen von anderen

Opfern sprach sie vor dem UN-Menschenrechtsrat, vor dem US-Repräsentantenhaus und auf einer Reihe von Konferenzen. Sie ist jetzt ein gewähltes Mitglied des Parlaments der Republik Kosovo mit dem Schwerpunkt Frauenrechte.

Und dank der Überzeugungsarbeit von Frauengruppen und der nachdrücklichen Unterstützung der Präsidentin des Landes hat der Kosovo einen wegweisenden Entschädigungsfonds für Vergewaltigungsopfer eingerichtet. Er sieht eine lebenslange monatliche Vergütung von bis zu 275 US-Dollar vor, das sind etwa 90 Prozent des durchschnittlichen Gehalts von kosovarischen Frauen. Das Verfahren ist bürokratisch und verlangt von den Frauen, dass sie ihre Anspruchsberechtigung nachweisen. Dies kann frustrierend sein und die Traumatisierung neu aufbrechen lassen. Ich habe mehrere verzweifelte Überlebende getroffen, deren Anträge abgelehnt worden waren.

Trotzdem stellt das Programm einen echten Fortschritt dar: Es ist die öffentliche Anerkennung der durch Vergewaltigung verursachten Verletzungen und überhaupt der Existenz von Vergewaltigungsopfern. Und es berücksichtigt die Notwendigkeit, ihrer zu gedenken und sich um sie zu kümmern, wie um andere, die während der Kämpfe verwundet wurden. Es fördert auch den seelischen Heilungsprozess und kompensiert teilweise das Versagen der Justiz bei der Strafverfolgung der Täter.

Trotz seiner stark patriarchalischen Kultur kämpft der Kosovo gegen die Stigmatisierung und hilft den Überlebenden auch auf andere Weise. Im Zentrum der Hauptstadt Pristina steht ein fünf Meter hohes Denkmal: die Heroinat (Heldinnen). Es besteht aus 20000 Metallstiften, an denen militärisch anmutende Orden hängen, auf denen jeweils das Gesicht einer Frau abgebildet ist, ein Orden für jedes Vergewaltigungsopfer des Krieges. Bei meinem Besuch Ende 2019 legte ich dort Blumen nieder und freute mich, dass es zu einer Touristenattraktion geworden ist.

Es ist vielleicht ein Zeichen des Fortschritts, ein Silberstreif am Horizont der vielen Kriege, die unseren Planeten weiterhin entstellen, dass es Überlebenden sexueller Gewalt jetzt leichter fällt, ihre Stimme zu erheben und für sich und andere Anerkennung zu fordern.

Oma Kim und die anderen koreanischen Tabubrecherinnen benötigten über vier Jahrzehnte, bis sie ihre Stimme erheben und über ihre Erfahrungen während des Zweiten Weltkriegs sprechen konnten. Vasfije brauchte 19 Jahre, um sich gegen das erstickende Schweigen zu wehren, das die Vergewaltigungen während des Kosovokriegs umgab. Aber als die Terrorgruppe Islamischer Staat ab 2014 ein System der sexuellen Versklavung von Jesidinnen errichtete, meldeten sich die Frauen fast unmittelbar, nachdem sie ihren Peinigern entkommen waren, sprachen mit Journalisten und informierten die Welt aus den Flüchtlingslagern im Nordirak.

Besonders erwähnenswert ist Nadia Murad, die zum Gesicht des Leidens der jesidischen Frauen wurde. Nach nicht einmal einem Jahr wurde sie von Samantha Power, der amerikanischen UN-Botschafterin, eingeladen, vor dem UN-Sicherheitsrat in New York zu sprechen.

Die Geschwindigkeit, mit der ihr Beachtung geschenkt wurde, war ein Zeichen dafür, dass sich unsere institutionellen Mechanismen zur Erkennung und Verurteilung massenhafter sexueller Gewalt verbessert haben.

Nadia erzählte vor der UNO, wie ihre sechs Brüder von IS-Kämpfern erschossen wurden, wie sie selbst verkauft, gedemütigt, vergewaltigt und geschlagen wurde. Sie sprach eindrücklich und kraftvoll, wenngleich ihre zitternden Hände zeigten, wie schwer es ihr fiel, solch persönliche Offenbarungen in einem Raum voller Fremder in ungewohnter Umgebung zu machen. Nachdem sie geendet hatte, brachen die sonst abgestumpften Diplomat*innen in Applaus aus.

Wie Großmutter Kim beschwor sie in der Öffentlichkeit und vor Journalisten immer wieder die schmerzhaften Erinnerungen an ihr friedliches Familienleben im Irak vor dem Krieg, die Ermordung ihrer Brüder und Angehörigen und intime Details über ihre Erlebnisse in den Händen der IS-Kämpfer.

Wir sollten niemals vergessen, welche Opfer Frauen wie Nadia, Vasfije, Oma Kim oder meine hoch geschätzten ehemaligen Patientinnen im Kongo, Tatiana Mukanire, Bernadette und Jeanne, gebracht haben, die ihre Stimme für andere erheben.

Im Jahr 2018 würdigte das Nobelkomitee Nadias heldenhafte Aufklärungsarbeit mit der Verleihung des Friedensnobelpreises und benannte mich als ihren Co-Preisträger. Der Preis bot uns beiden die denkbar größte Plattform, um über sexuelle Gewalt zu sprechen. Die Ehrung ist Teil des ermutigenden Trends, die Dringlichkeit des Themas anzuerkennen, auch wenn in Konfliktregionen wie dem Kongo, Libyen, Syrien, Myanmar oder Nigeria Vergewaltigungen weiterhin nahezu straffrei bleiben.

Ich hielt mich in Bukavu auf, als das Nobelkomitee seine Mitteilung machte. Es war ein Freitag, und ich operierte im OP gerade einen Damm, neben mir Kolleg*innen, die ihre Arbeit wie immer mit ruhiger, konzentrierter Professionalität verrichteten. Erst als wir fertig waren, bemerkten wir den Tumult außerhalb des Gebäudes.

Mein erster Gedanke war, dass vielleicht ein Feuer ausgebrochen war oder dass es ein Sicherheitsproblem gab. Aber die Rufe wurden deutlicher, und ich hörte Jubelschreie und dann Geheul. Unsere Anästhesistin ging hinaus, um nachzusehen, während ich die letzten Stiche anbrachte. Wenige Augenblicke später kam sie zurück und umarmte mich.

»Papa, du hast den Nobelpreis gewonnen!«, rief sie.

Sprachlos nahm ich die Glückwünsche meines Teams entgegen. Ich beendete meine Arbeit an der Patientin und stolperte mit Kittel und Gesichtsmaske aus dem Operationssaal. Im Flur hörte ich die Menschenmenge. Am Eingang zum OP-Flügel hatten sich das Personal und Dutzende von Patientinnen aus unserer Abteilung für Überlebende versammelt.

Ich ging nach draußen, um sie zu begrüßen, und blinzelte ins Sonnenlicht. Sie jubelten und fingen an zu singen. Ich versuchte zu begreifen, was geschehen war, die Menschen umarmten mich und tanzten. Es erinnerte mich daran, wie wir mit V getanzt hatten, als sie im Jahr 2007 zum ersten Mal das Krankenhaus besucht hatte.

Damals hatte es etwas Befreiendes gehabt. Diesmal war es ein Freudenfest über etwas, das über meine persönliche Leistung hinausging. Es stand für etwas viel Größeres. Es war ein Fest, weil die Welt den Frauen im Kongo endlich Aufmerksamkeit schenkte. Nachdem ich mich zwei Jahrzehnte lang übersehen und als unbedeutend behandelt gefühlt hatte, wurde endlich anerkannt, dass das Leben meiner Patientinnen etwas zählte.

Im Laufe der Jahre haben sich immer wieder Überlebende zu Wort gemeldet und mit ausländischen Journalist*innen, UN-Vertreter*innen und Diplomat*innen in Bukavu gesprochen und ihnen ihre erschütternden persönlichen Geschichten anvertraut, damit die Welt endlich von den Geschehnissen erführe. Wie oft waren sie verzweifelt, weil sich nichts zu ändern schien. Ich versuchte dann, sie zu beruhigen und ihnen zu versichern, dass es auf jeden Beitrag ankäme. Der Nobelpreis bedeutete, dass ihre Arbeit und ihr Opfer nicht vergeblich gewesen waren.

Die Menschenmenge wurde immer größer, auf der Straße vor dem Krankenhaus hupten Autos und Motorräder. Ich ging langsam zu meinem Büro und betrachtete die freudigen Gesichter an diesem Ort, der schon so viele Tränen gesehen hat. Ich ging an den Sprechzimmern vorbei, in denen im Laufe der Jahre Tausende von traurigen Geschichten erzählt worden waren; vorbei an dem metallenen Eingangstor und dem bedrohlichen Stacheldraht, auf den ich schon immer am liebsten verzichtet hätte; vorbei an den blühenden Reihen von roten und rosa Rosen, die mich jeden Morgen, wenn ich zur Arbeit komme, aufrichten.

Ich erreichte mein Büro und bedankte mich bei allen, die mich dorthin begleitet hatten. Ich ging hinein, schloss die Tür und ließ mich in meinen vertrauten braunen Sessel fallen. Ich war glücklich und freute mich, ich war ein bisschen wie im Rausch, stolz, überrascht, überwältigt. Es war ein Kaleidoskop der Gefühle.

Ich kam rasch zu zwei Erkenntnissen: Es war eine Ehre, den Preis mit Nadia teilen zu dürfen, die ich bereits mehrmals getroffen hatte. Und ich wusste, dass er nur dann etwas bedeuten und einen Zweck erfüllen würde, wenn er dazu beitrüge, dem Elend im Kongo, das überhaupt erst zu meiner Nominierung geführt hatte, ein Ende zu setzen.

Ich habe im Laufe der Jahre verschiedene Preise erhalten und habe immer versucht, sie als Plattform zu nutzen, um die Ideen, über die Sie in diesem Buch gelesen haben, zu verbreiten. Die öffentliche Anerkennung hat mir jedes Mal Hoffnung gemacht, doch in der Regel folgte Ernüchterung, da sich die Lebensbedingungen im Osten des Kongo ständig verschlechtern und die Gewalt kein Ende nimmt.

In den darauffolgenden zwei Monaten arbeitete ich an meiner Rede für die Verleihungszeremonie, die im Dezember in Oslo stattfand. Wie konnte ich die Chance am besten nutzen, vor Königshäusern und Politiker*innen sowie einem Millionenpublikum im Fernsehen zu sprechen? Ich schrieb und überarbeitete meine Rede nachts oder in den frühen Morgenstunden, wenn ich am frischesten bin und vom Personal, den Patient*innen und Besucher*innen nicht gefordert werde.

Die Herausforderungen waren ähnlich wie beim Schreiben dieses Buches. Ich wollte das Leid, dessen Zeuge ich geworden war, deutlich machen, ohne bewusst zu schockieren. Ich wollte die Zuhörer*innen zum Nachdenken anregen, ohne übermäßig provokativ zu sein. Und vor allem wollte ich alle an unsere gemeinsame Verantwortung für die Katastrophe im Kongo erinnern, nicht nur als Verbraucher*innen von Produkten, für die die dort abgebauten Mineralien benötigt werden, sondern als Mitmenschen, als Mitglieder einer Familie, die überall auf dieselbe Weise leidet.

Ich habe mir nie eine Aufzeichnung meiner Ansprache angesehen. Ich habe es noch nie ertragen können, mich in Aufnahmen zu hören oder im Fernsehen zu sehen. Ich hatte stundenlang geübt und fast meine gesamte Rede auswendig gelernt, und alles verging wie im Flug. Ich erinnere mich an den Widerhall meiner Stimme in dem riesigen Empfangssaal des Osloer Rathauses, wo die Zeremonie jedes Jahr abgehalten wird.

Es gab keine bösen Überraschungen wie den Anblick der leeren Stühle der kongolesischen Delegation bei der UNO im Jahr 2006. In der ersten Reihe sah ich Madeleine und meine Kinder, die zwischen den beiden Blöcken tadellos gekleideter Gäste in Abendgarderobe saßen.

Ich sprach über den Überfall auf mein Krankenhaus in Lemera, den blutigen Beginn unserer Arbeit in Panzi, unser Entsetzen über den Strom von Kindern, die aus Kavumu zu uns kamen. Ich erinnerte an die Millionen von Toten und Hunderttausende von Vergewaltigungen in den vergangenen zwanzig Jahren. Ich hob hervor, dass die Handys in den Taschen der Anwesenden und der zur Schau gestellte glitzernde Schmuck Teil des Problems sind.

Ich erwähnte den *UN Mapping Report*, der Kriegsverbrechen und Verbrechen gegen die Menschlichkeit katalogisiert hat und nun »in einer Büroschublade in New York vor sich hin schimmelt«. Ich wollte damit neues Interesse wecken, und hoffte, dass die Journalist*innen einen neuen Blick darauf werfen und die Untätigkeit hinterfragen würden.

Ich weiß nicht, wie viele Leute in meiner Heimat meine Rede gesehen haben. Sie wurde von vielen internationalen Sendern live übertragen, aber nicht vom staatlichen Fernsehen im Kongo, dem einzigen landesweiten Sender in meinem Land. Stattdessen wurde ein Basketballspiel gezeigt.

Die wichtigste Folge des Preises war, dass er mir die Möglichkeit bot, meine Arbeit auszuweiten. Ich begann unmittelbar danach, mich für eine Idee starkzumachen, die wir nach unserer Erkundungsmission zu Überlebenden in Shabunda fast zehn Jahre zuvor eingebracht hatten.

Ich habe nie die Frauen vergessen, die mit uns über ihren Wunsch nach Anerkennung gesprochen hatten und darüber, wie diese Anerkennung aussehen könnte: Schulen für ihre Kinder, Geld, um Unternehmen zu gründen oder Land zu kaufen, Mittel für psychologische Betreuung und Gesundheitseinrichtungen, sowie öffentliche Anerkennung. In unserem Abschlussbericht, der dem Büro des UN-Hochkommissars für Menschenrechte vorlag, hatten wir vorgeschlagen, einen internationalen, von Geberländern finanzierten Fonds für Überlebende einzurichten, um einige dieser Forderungen zu erfüllen.

Die Idee wurde nie umgesetzt. Die einzige ausländische Regierung, die die Idee aufgriff, war Brasilien, dessen damalige Präsidentin, Dilma Rousseff – eine Frau –, eine Million Dollar zusagte. Das war alles. Keine andere Regierung reagierte.

Nach dem Nobelpreis und der durch die *#MeToo*-Bewegung geschaffenen günstigen Atmosphäre meinte ich, die Idee neu beleben zu können. Deutschland unter Bundeskanzlerin Angela Merkel erklärte sich bereit, einen Vorschlag für einen globalen Fonds für Überlebende sexueller Gewalt im UN-Sicherheitsrat zu unterstützen. Er wurde von den Weltmächten im April 2019 als Teil der Resolution 2467 verabschiedet.

Sechs Monate später traten Nadia und ich mit dem Projekt an die Öffentlichkeit. Frankreich sagte sofort sechs Millionen Dollar zu und die Europäische Union weitere zwei Millionen Dollar. Japan hat einen Beitrag von mehreren Millionen Dollar bereitgestellt, während Großbritannien und Südkorea ebenfalls Finanzmittel zugesagt haben. Ich hoffe immer noch, dass sich eines Tages auch die USA anschließen werden.

Unsere ersten Projekte befinden sich in Guinea in Westafrika, im Kongo und im Irak. Der Fonds ist vielfältig tätig, immer mit dem Ziel, die Überlebenden anzuerkennen und zu entschädigen. Die Leitphilosophie lautet, dass die Projekte immer von Überlebenden für andere Überlebende durchgeführt und geleitet werden. Sie werden gefragt, was sie benötigen, und der Fonds handelt dann entsprechend.

Ein Teil der Arbeit besteht in der Finanzierung von Gruppen, um sicherzustellen, dass die Überlebenden sich organisieren können und ihre Stimmen gehört werden. Außerdem werden Regierungen fachlich beraten, die Entschädigungsregelungen einführen wollen, wie ich sie für den Kosovo beschrieben habe. Es gibt so viele Frauen auf der ganzen Welt, die im Kampf für ihre Gesundung ganz auf sich gestellt sind und von ihren Regierungen missachtet oder bewusst vernachlässigt werden.

Nehmen wir die Rohingya-Frauen, die in Myanmar durch antimuslimische Tötungen und Massenvergewaltigungen durch Regierungstruppen aus ihrer Heimat vertrieben worden sind. Sie werden in verdreckten Flüchtlingslagern im benachbarten Bangladesch zusammengepfercht. Wer soll die notwendige fachliche Betreuung oder die wichtige Lobbyarbeit leisten, um auf ihre Bedürfnisse hinzuweisen?

Im Jahr 2019 reiste ich nach Nigeria, um einige der Opfer von Boko Haram zu treffen, der islamischen Extremistengruppe, die im Norden des Landes aktiv ist und die es auf Frauen und Mädchen abgesehen hat. Im Jahr 2014 waren sie für die Verschleppung von fast 300 Schulmädchen aus dem Dorf Chibok verantwortlich und lösten damit die Kampagne in den sozialen Medien aus, die als *#BringBackOurGirls* bekannt geworden ist.

Etwa 200 ihrer Gefangenen sind inzwischen freigelassen worden, aber 100 werden auch im Jahr 2021 noch vermisst. Ich traf einige der Überlebenden auf einer Konferenz, wo sie ihre Stimme erhoben und über ihre Bedürfnisse sprachen. Einige der Chibok-Mädchen erhielten nach ihrer Freilassung staatliche Stipendien und dank der öffentlichen Kampagne sogar Angebote für ein Studium in den USA. Aber es gibt Hunderte andere von dem Konflikt betroffene Mädchen, die aus ihrer Schulbildung herausgerissen worden sind. Es gibt wenig Hoffnung auf Gerechtigkeit für sie und kaum finanzielle Unterstützung. Die meisten Mädchen, von denen ich gehört habe, sehnen sich vor allem nach Bildung. Unser Fonds und meine Stiftung suchen nach Möglichkeiten, wie wir ihnen helfen können.

Deshalb bedeutete der Friedensnobelpreis so viel für mich. Er war eine Anerkennung für die Zehntausenden von Frauen, die unser Krankenhaus in Bukavu durchlaufen haben. Er sandte die Botschaft aus, dass sie wichtig sind. Er verschaffte mir eine Plattform, um über den Kongokonflikt und die Suche nach Gerechtigkeit zu sprechen und über die Notwendigkeit, dass die Weltmächte ihren Einfluss nutzen, um die Ursachen der Konflikte zu bekämpfen. Und das beschränkt sich nicht auf Gesten und Reden, sondern wird in die Tat umgesetzt.

Das Preisgeld von 500 000 Dollar ist für einen guten Zweck eingesetzt worden. Mit dem Geld wurde in der kongolesischen Hauptstadt Kinshasa ein Grundstück gekauft, auf dem wir eine neue Einrichtung für Überlebende eröffnen und alles, was wir in Bukavu gelernt haben, in den Dienst einer neuen und bisher unversorgten Bevölkerung stellen werden.

Die Frauen von Shabunda sind weiterhin eine Inspiration für mich. Ich hoffe, wir werden eines Tages im ganzen Land Denkmäler wie in Shabunda haben, die die Widerstandskraft der Überlebenden würdigen. Sie tragen die Narben dieser unsäglichen Zeit, in der der Kongo als Welt-Hauptstadt der Vergewaltigung bezeichnet wurde. Ich sehe vor mir immer noch die Bronzefigur der gequälten knieenden Frau. Öffentliche Anerkennung wie diese hilft den Überlebenden, sich wieder aufzurichten.

Die Anerkennung und Erinnerung an die Überlebenden ist ein Teil des Kampfes, ist Teil der gesellschaftlichen Bewältigung, zu der auch gehört, dass sexuelle Gewalt öffentlich angesprochen und dass Strafrechtssysteme verbessert werden. Aber all diese wesentlichen, in den letzten drei Kapiteln aufgeführten Aufgaben sind nur Abhilfemaßnahmen für das Problem. Wie bei meiner Tätigkeit im Operationssaal heilen sie nur die Folgen von sexueller Gewalt, nicht aber die Ursachen. Frauen sollten nicht darauf angewiesen sein, dass sie wiederaufgerichtet werden müssen.

Wenn wir Vergewaltigungen vorbeugen wollen, müssen wir uns zuerst einmal fragen, warum es so viele schlecht ausgebildete und schlecht erzogene Männer auf der Welt gibt – und warum gute, respektvolle Männer so lange geschwiegen haben.

9

MÄNNER UND MÄNNLICHKEIT

Meine Betrachtungen über Männer und Männlichkeit müssen mit einer grundlegenden persönlichen Frage nach meiner eigenen Identität beginnen: Warum bin ich der Mann, der ich bin? Ich habe nicht die Absicht, mich als Vorbild hinzustellen. Ich habe viele Fehler, wie meine Frau Madeleine bezeugen kann. Ich wurde nicht als männlicher Feminist erzogen, diese Idee hätten weder meine Eltern noch ich verstanden. Doch meine Erziehung als Junge unterschied sich von der der anderen Jungen, und das beeinflusste eindeutig den Mann, der ich wurde, die beruflichen Entscheidungen, die ich traf, und meine Einstellung zu Frauen.

Ich bin in einer Familie aufgewachsen, die einige, aber nicht alle starren Vorstellungen von Geschlechterrollen in Frage stellte, die in patriarchalischen Gesellschaften vorherrschen, nicht nur in Afrika. Ich war nach zwei Mädchen das dritte Kind meiner Eltern, und nach kongolesischer Sitte wurde ich der Stammhalter der Familie.

In einer kongolesischen Familie ist die Geburt des ersten Jungen ein Grund zum Feiern. Sie sichert nicht nur den Fortbestand der Familie, sondern gewährleistet auch, dass der Name an die Kinder der nächsten Generation weitergegeben wird, und sie hat auch wichtige finanzielle Auswirkungen. Nur Jungen erben Land und andere Vermögenswerte von ihren Vätern. Infolgedessen werden Jungen von Geburt an auf ein Podest gestellt, was ihnen mit zunehmender Reife immer bewusster wird.

Dies zeigt sich in kongolesischen Familien bis heute unter anderem darin, dass Jungen von der Hausarbeit befreit sind und sich nicht an den täglichen Aufgaben im Haus beteiligen müssen. Von ihren Schwestern dagegen wird erwartet, dass sie, sobald sie alt genug sind, putzen, kochen und waschen. Sie sollen die Jungen sogar noch bedienen, was eine klare Hierarchie herstellt, die selbst von den Jüngsten schon verstanden wird.

Außer zu Hause bei den Mukweges.

Meine Mutter hatte, warum auch immer, recht progressive Ansichten über die Rollen und Aufgaben ihrer Kinder. Ich vermute, dass dies vor allem auf ihre eigene schwierige und instabile Kindheit zurückzuführen ist, hervorgerufen durch den Tod ihrer Mutter und die Ablehnung, die sie von ihrem Vater erfuhr. Sie hing ungewöhnlich stark von einer männlichen Bezugsperson ab – ihrem älteren Bruder, der täglich auf Nahrungssuche ging und sie und ihre beiden Schwestern hütete.

Ihr Bruder lebte vor, dass auch Männer häusliche Arbeiten verrichten konnten, die normalerweise Frauen vorbehalten waren. Und da sie die Erfahrung gemacht hatte, für sich selbst zu sorgen, wollte meine Mutter diese Fähigkeiten, die ihr und ihren Geschwistern das Überleben gesichert hatte, an uns weitergeben. Sie wollte, dass wir selbstständig sind. »Man muss für sich selbst sorgen können, ohne von anderen abhängig zu sein«, pflegte sie zu sagen.

Deshalb zwang sie mich, sobald ich alt genug war, »Mädchenarbeiten« wie Abwaschen oder Wäschewaschen zu machen. Vor der Schule musste ich mein Bett machen und meine Schuhe putzen, Aufgaben, für die traditionell meine Schwestern zuständig gewesen wären.

Anfangs wehrte ich mich dagegen und fand meine Mutter ungerecht und übertrieben streng. Ich erinnere mich, dass ich bei Freunden erlebte, wie sie von ihren Schwestern bedient wurden. Sobald wir mit dem Essen fertig waren, kehrten wir zu unseren Spielen oder Hausaufgaben zurück, während die Mädchen aufräumten. Als kleiner Junge wünschte ich für mich die gleichen Privilegien.

Aber allmählich fand ich Gefallen an der Arbeit und genoss schließlich das Gefühl, selbstständig zu sein und zum Familienleben beizutragen. Peinlich wurde es, als ich ungefähr zwölf Jahre alt und in der Pubertät war, wenn Freunde zu uns nach Hause kamen. »Warum machst du Mädchenkram?«, fragten sie. Auch die Freundinnen meiner älteren Schwestern waren irritiert. Sie betrachteten mich als Kuriosität, kicherten und machten Witze, während ich die Wäsche wusch oder bügelte.

Aber all diese Fähigkeiten kamen mir zugute, als ich als junger Erwachsener allein in Kinshasa, Bujumbura und Frankreich lebte. Und ich glaube, die egalitäre Einstellung meiner Mutter hatte einen tiefgreifenden Einfluss darauf, wie ich Frauen sehe. Mir wurde von Anfang an beigebracht, dass ich meinen Schwestern nicht überlegen war und dass ich nicht von den Aufgaben des Alltagslebens befreit war. Ganz im Gegenteil, meine ältere Schwester Elizabeth wurde von meinen Eltern sehr geschätzt, insbesondere von meinem Vater, was auf mich abfärbte. Wie können wir von Männern erwarten, dass sie Frauen respektieren und gleichbehandeln, wenn sie von klein auf die Macht über ihre unterwürfigen Schwestern erhalten?

Ich entwickelte eine sehr enge Beziehung zu meiner zwei Jahre älteren Schwester Roda. Bei der Arbeit und beim Spielen waren wir Partner und Komplizen. Sie war die größte Nutznießerin meiner ersten Geschäftstätigkeit, als ich als Teenager vor unserem Garten Limonade verkaufte. Mit dem eingenommenen Geld kaufte ich für sie Kleider und Schuhe. Ich war stolz, wenn sie sie anzog. Dann wieder half ich ihr bei der Hausarbeit. Ich wollte sie glücklich machen. Wir waren ein Team.

Aber die meisten Jungen wachsen nicht so auf. Aufgrund ihrer Erziehung und ihrer Beziehung zu ihren Schwestern oder anderen Mädchen in ihrem Alter werden sie sich ihrer geschlechtsspezifischen Privilegien schon in jungen Jahren bewusst. Tatsächlich beginnt die Diskriminierung sogar noch früher. In den meisten Ländern beginnt sie bereits vor der Geburt eines Kindes.

Schwangere Patientinnen, die zu mir in die Sprechstunde kommen und schon eine oder zwei Töchter haben, wollen unbedingt wissen, welches Geschlecht ihr nächstes Kind haben wird. Wie oft habe ich sie trösten müssen, wenn ich ihnen sagte, dass sie eine weitere Tochter bekommen. Aus diesem Grund habe ich vor ein paar Jahren aufgehört, meine Patientinnen über das Geschlecht ihrer Babys aufzuklären.

Ich verstehe die Bedeutung, die sie den Jungen beimessen. Sie leben in einem System, in dem es vor allem auf männliche Erben ankommt. Ihr sozialer Status hängt davon ab, Söhne zu gebären.

Viele haben mir nach einer Ultraschalluntersuchung unter Tränen anvertraut, dass sie Angst haben, nach Hause zurückzukehren, weil ihre Ehemänner sie schlagen könnten, wenn sie wieder mit einem Mädchen schwanger sind. Einige, die drei oder vier Mädchen hintereinander bekommen haben, wissen, dass sie Gefahr laufen, geschieden oder zur Polygamie gezwungen zu werden, die zwar illegal ist, aber dennoch praktiziert wird. In einigen Gegenden ist es immer noch gesellschaftlich akzeptabel, dass der Ehemann sich eine weitere Frau nimmt, wenn seine erste Frau zu viele Mädchen zur Welt bringt.

Diese tief verwurzelte Geschlechterpräferenz erklärt, warum in einigen Regionen Indiens und insbesondere Chinas eine katastrophale Ungleichheit zu verzeichnen ist. In beiden Ländern hat der Femizid – die selektive Abtreibung weiblicher Föten – zu einer starken Überzahl der männlichen Bevölkerung geführt. Das zeigt sich deutlich an den Geburtenraten: In beiden Ländern kommen auf 100 geborene Mädchen circa 106 bis 108 geborene Jungen.[1] Es gibt Millionen von »zusätzlichen« Männern und »fehlenden« Frauen, was nachweislich zahlreiche soziale Probleme mit sich bringt, zum Beispiel die »Brautentführungen« und höhere Gewaltraten.

Die Geschlechterhierarchie wird in tausendfachen Facetten im Laufe des gesamten Lebens von Mädchen und Jungen verstärkt und verfestigt, von den frühesten Erinnerungen bis ins Jugend- und dann ins Erwachsenenalter. Sie findet statt vom Mutterleib bis zum Grab. Die Botschaft ist immer dieselbe: dass ein männliches Leben wertvoller ist als ein weibliches.

Als mein Vater starb, erbten nicht meine Schwestern, sondern meine Brüder und ich sein Vermögen. Als ältester Junge wurde ich damals in einer Zeremonie am Ende der Beerdigungsfeier symbolisch zum Oberhaupt der Familie bestimmt.

Sie wird von einem Onkel mütterlicherseits durchgeführt – ein Überbleibsel der matriarchalischen Bräuche der vorkolonialen Zeit –, der traditionsgemäß die Waffen der Familie, wie eine Machete oder einen Speer, dem ältesten Sohn übergibt. Früher wurden auch Kupferarmbänder oder Jagdtrophäen wie Leopardenfelle oder Zähne überreicht, die Zeichen von Stärke und Tapferkeit waren. Heutzutage schenkt der Onkel gewöhnlich symbolische Besitztümer wie eine Anzugjacke oder eine Uhr.

Mir überreichte der Onkel die Lieblingsbibel meines Vaters, seine erste Bibel mit vergilbten, abgenutzten Seiten. Sie enthielt Bleistiftnotizen sowie das Datum, an dem er eine Stelle zum ersten Mal gelesen hatte. Ich bekam auch seinen Stock, den er auf seinen langen Reisen als Wanderprediger in den Vierzigerjahren benutzt hatte. Leider ging die Bibel während einer Reise nach Paris verloren, als meine Tasche vom Gepäckband des Flughafens gestohlen wurde.

Am Ende der Beerdigungszeremonie war es an meinen Geschwistern, mir Ehre zu erweisen. Nach der paternalistischen Tradition des Kongo erkannten sie mich von da an als Familienoberhaupt an und nannten mich sogar »Papa«. Seitdem wird von mir erwartet, dass ich mich um sie kümmere und das Vermögen der Familie verwalte. Die Zeiten, in denen ich mit meinen Schwestern den Abwasch machte, waren längst vorüber.

Keiner von uns kann sich der Tradition entziehen, und das müssen wir auch nicht. Die Bräuche und Zeremonien der Gemeinschaft bilden das Regelwerk unserer Existenz und sind wichtig für die Entwicklung unserer Identität und unseres Selbstverständnisses. Aber es ist auch wichtig, sie zu hinterfragen. Wir müssen uns bewusst sein, welche Auswirkung sie haben. Wann immer wir die Botschaft verstärken, dass Jungen mehr können, besser sind oder mehr wert sind, halten wir die Ungerechtigkeit – und letztlich die Gewalt – gegenüber Frauen aufrecht.

Warum sage ich »Gewalt«? Welcher Zusammenhang besteht zwischen der Aufteilung der häuslichen Pflichten, den Traditionen der Vererbung oder der Beerdigungszeremonien und Vergewaltigung? Je mehr Jungen und Männer in dem Glauben gelassen werden, dass sie überlegen sind, dass ihr Leben wertvoller ist, desto wahrscheinlicher kommen sie zu dem Schluss, dass sie das Recht haben, die Töchter und Schwestern anderer Menschen zu beherrschen und körperlich zu misshandeln.

Nicht nur Väter verankern geschlechtsspezifische Vorurteile in den Kindern. Auch Mütter sind dafür verantwortlich. Ich habe mich oft gefragt, ob Mütter ihre Jungen deshalb verwöhnen, sie wie Prinzen erziehen und so stolz auf ihre körperliche Stärke und Männlichkeit sind, weil sie indirekt durch sie leben. Sie erziehen ihre Söhne dazu, alle Privilegien und Vorteile zu beanspruchen, die ihnen selbst vorenthalten wurden. Es ist eine Art Vergeltung für die vielen Demütigungen, die sie während ihrer lebenslangen Unterwerfung ertragen müssen. Dies gehört zu den Herausforderungen, vor denen wir stehen.

Es ist nicht einfach, jahrhundertelange kulturelle Konditionierungen zu ändern, aber in den meisten Ländern gibt es Fortschritte bei der Beseitigung erdrückender institutionalisierter Vorurteile gegenüber Frauen, die sich über Jahrhunderte wie Sedimente aufgebaut haben, und zwar aufgrund von Gesetzen, die von selbstsüchtigen Männern gemacht und umgesetzt worden sind.

Im Jahr 2019 hatte ich die Ehre, mich an der Leitung einer Arbeitsgruppe zu Frauenrechten für den G-7-Gipfel zu beteiligen, dessen Gastgeber der französische Präsident Emmanuel Macron war, der die Gleichstellung der Geschlechter in den Mittelpunkt der offiziellen Tagesordnung stellte. Das Treffen in der Stadt Biarritz versammelte die Staats- und Regierungschefs der reichsten Demokratien der Welt: der USA, Kanadas, Großbritanniens, Frankreichs, Deutschlands, Italiens und Japans.

Die Arbeitsgruppe beschäftigte sich mit der ungleichen Behandlung von Frauen und Mädchen rund um den Globus und kam zu dem Schluss, dass 2,5 Milliarden von ihnen – fast die Hälfte – in Ländern mit Frauen diskriminierenden Gesetzen leben. In ganz verschiedenen Ausprägungen: In einigen Ländern dürfen Frauen immer noch keinen Grundbesitz erben oder ohne die Erlaubnis des Ehemanns einer gewerblichen Tätigkeit nachgehen. Einige Rechtsvorschriften verhindern, dass sie Bankkonten eröffnen oder einen Kredit aufnehmen können, um ein Unternehmen zu gründen. Es gibt zahlreiche Beispiele für diskriminierende Scheidungs-, Staatsbürgerschafts- und Sorgerechtsgesetze.

Wir stellten eine Liste mit 79 Beispielen für geschlechtsneutrale Gesetze auf, die Länder anregen sollen, Gewalt gegen Frauen zu bekämpfen, ihre wirtschaftliche Teilhabe zu verbessern und die Diskriminierung in den Bereichen Bildung und Gesundheit zu verringern. Es überrascht, wie viel Arbeit selbst in Ländern, die sich selbst als frauenfreundlich bezeichnen, noch zu tun ist. So glauben etwa 80 Prozent der Amerikaner, dass die US-Verfassung ausdrücklich die Gleichberechtigung von Männern und Frauen garantiert. Doch sie irren sich.

Die Gründerväter haben nicht ausdrücklich gesagt, dass Männer und Frauen gleichberechtigte Amerikaner sind. Frauen fallen unter den 14. Verfassungszusatz, und zwar unter den Teil des ersten Abschnitts, der als Equal Protection Clause bekannt ist und der im Jahr 1868 verabschiedet wurde, um den befreiten (männlichen) Sklaven gleiche Rechte und gleichen Schutz zu gewähren. Er wurde seitdem vom Obersten Gerichtshof der USA dahingehend interpretiert, dass die Bürgerrechte für alle Amerikaner, einschließlich der Frauen, gelten. Dies ist aber nicht dasselbe wie die ausdrückliche Feststellung, dass Männer und Frauen gleichberechtigt sind.

Um dieses historische Versäumnis zu korrigieren, verabschiedete der US-Kongress im Jahr 1972 das so genannte Equal Rights Amendment (ERA), einen Verfassungszusatz, der aussagt, dass »die Gleichheit vor dem Gesetz weder von den Vereinigten Staaten noch von einem Bundesstaat aufgrund des Geschlechts verweigert oder eingeschränkt werden darf«.

Es wurde den US-Bundesstaaten zur Ratifizierung vorgelegt. 35 von ihnen billigten es umgehend – drei weniger als die erforderlichen 38, um eine Verfassungsänderung zu verabschieden. Als sich das Gesetzgebungsverfahren seinem Ende näherte, entbrannte ein heftiger Kulturkampf über die gesellschaftliche Rolle der Frau und das Recht auf Abtreibung. Der Prozess geriet ins Stocken, und das Gesetzt ist bis heute nicht in die Verfassung aufgenommen worden.

In den letzten Jahren haben es Nevada, Illinois und Virginia ratifiziert, dank des gestiegenen Interesses nach der *#MeToo*-Kampagne, aber eine rechtliche Anfechtung durch die Trump-Administration und der Widerstand in dem von den Republikanern kontrollierten Senat verhinderten im Jahr 2020 die endgültige Verabschiedung als Gesetz. Gruppen wie die von meiner Freundin Jessica Neuwirth mitbegründete ERA Coalition setzen sich weiterhin dafür ein, dass es zur Verabschiedung kommt. Dies wäre ein großer symbolischer Sieg, ein Jahrhundert nachdem Frauen erstmals das Wahlrecht erhalten haben.

Und Symbolik ist wichtig. Als Individuen nehmen wir ständig Signale auf, die uns unseren Platz und Status in der Gesellschaft zeigen. Sie sind oft subtil und kaum wahrnehmbar. Sie zeigen sich in Sprache und Verhalten, und sie verstärken die schädliche

Geschlechterhierarchie und natürlich die Rassenhierarchie, die die Black-Lives-Matter-Bewegung in den Vordergrund gerückt hat.

Aber selbst wenn Gesetze verabschiedet werden, die die Gleichbehandlung von Frauen garantieren, zieht sich der Prozess zwischen Gesetzesänderungen und geändertem Verhalten oft über Jahrzehnte hin. Man betrachte nur das geschlechtsspezifische Lohngefälle in den westlichen Ländern, um die Kluft zwischen Gesetzgebung und gesellschaftlichem Fortschritt zu erkennen. Nach einem halben Jahrhundert regulierender Maßnahmen, die darauf abzielen, die Diskriminierung in Familie, Schule und am Arbeitsplatz zu beseitigen, sind die Gehälter von Männern und Frauen bei gleicher Arbeit immer noch sehr unterschiedlich.

Die jüngsten Zahlen der OECD zeigen, dass in 36 ihrer Mitgliedsländer Vollzeit arbeitende Männer im Durchschnitt 13 Prozent mehr verdienen als Frauen, aber hinter dieser Ziffer verbergen sich große Unterschiede.[2] In den USA und Kanada betrug die Differenz rund 18 Prozent, in Japan 24 Prozent und in Großbritannien 16 Prozent. Die Einkommen von Teilzeitbeschäftigten und Selbstständigen weisen in allen Ländern noch ein viel größeres Defizit für Frauen auf. Zum Beispiel verdienen in den USA Firmeninhaberinnen etwa nur halb so viel wie ihre männlichen Kollegen. Das Defizit bei People of Colour ist sogar noch größer.

Statistiken über Einkommensunterschiede weltweit, die alle Formen von Einkommen, nicht nur die Löhne, messen, zeichnen ein noch deutlicheres Bild der Verzerrung. Das Weltwirtschaftsforum, das seit 2004 die globale Kluft zwischen den Geschlechtern beobachtet, schätzt, dass Männer ein fast doppelt so hohes Jahreseinkommen haben wie Frauen: 21 000 US-Dollar gegenüber 11 000 US-Dollar bei Kaufkraftparität, ein wirtschaftlicher Indikator, der die Währungsunterschiede berücksichtigt. Und während das Lohngefälle in den westlichen Demokratien langsam abnimmt, hat es in der übrigen Welt sogar zugenommen.[3]

Lohnungleichheit, diskriminierende Gesetze, männerdominierte gesellschaftliche Konventionen, die ungerechte Aufteilung der Hausarbeit und die Unterrepräsentation von Frauen in Führungspositionen, auf die ich später noch eingehen werde, unterstreichen die zerstörende Botschaft, dass das Leben der Frauen weniger wert sei als das der Männer.

Wir führen mehrere Gemeinschaftsprojekte durch, die den Vorurteilen gegenüber Frauen und Mädchen im Kongo entgegenwirken sollen. Antidiskriminierungsgesetze sind zwar wichtig, doch ganz wesentlich ist die Basisarbeit von Gruppen der Zivilgesellschaft. Gemeinschaften und Einzelpersonen brauchen oft Hilfe, einen Anstoß und ein wenig sanfte Überredung, um ihr Verhalten zu hinterfragen oder die Vorzüge von Veränderung am eigenen Leib zu erfahren. Es ist eine mühsame und zweitaufwändige Arbeit. Sie erfordert Kraft und langfristiges Engagement. Ich habe die Erfolge mit eigenen Augen gesehen, bin aber auch mit den Schwierigkeiten konfrontiert worden.

Ich möchte Ihnen eine Geschichte erzählen, die mir sehr geholfen hat, die Komplexität des Themas zu verstehen und die zeigt, mit welchen Schwierigkeiten wir zu kämpfen haben, wenn wir Eltern überzeugen wollen, ihre Mädchen genauso wertzuschätzen wie ihre Jungen. Sie hat mir verdeutlicht, warum wir Eltern nicht einfach verdammen oder verurteilen können, wenn sie ihre Söhne wie Prinzen erziehen und ihre Töchter wie Sklavinnen behandeln. Sie entsprechen damit oft den ihr Leben bestimmenden Bräuchen und Traditionen.

Unsere Stiftung in Panzi hat ein Programm zur Förderung des Schulbesuchs von Mädchen. Wie ich bereits in den vorausgegangenen Kapiteln erläutert habe, arbeiten wir in einem Armenviertel von Bukavu, das aus einem von Hütten und Schuppen gesäumten Gewirr von Lehmstraßen und Gassen besteht. Die Schulen werden, wie überall im Kongo, von kirchlichen Organisationen betrieben und sind privat.

Die ärmsten Eltern können es sich oft nicht leisten, alle ihre Kinder zur Schule zu schicken. Im Kongo haben Familien durchschnittlich sechs Kinder, und die ärmsten Menschen haben tendenziell größere Familien als die besser gebildeten und wohlhabenderen Familien. Eine große Familie gilt als langfristige Sicherheit, und für die Ärmsten unter uns sind Kinder die einzige verlässliche und kostenlose Quelle der Freude.

Für die meisten Familien in Panzi machen die Schulgebühren daher einen großen Teil der Haushaltsausgaben aus, wie auch für meine Familie, als ich aufwuchs. In Anbetracht begrenzter finanzieller Mittel schicken viele Eltern eher die Jungen zur Schule als die Mädchen.

Mit unserem Programm wollten wir einige der ärmsten Mädchen in der Umgebung von Panzi erreichen, die bisher keine Möglichkeit hatten, zur Schule zu gehen. Die Stiftung setzte ein Programm auf, bei dem Eltern ihre Töchter in der Schule anmelden konnten und die Gebühren und eine Basisausrüstung, bestehend aus Schultasche, Bleistiften, Kugelschreiber und Papier, von uns übernommen wurde.

Im Jahr 2015 nahm ich an einem Schulfest teil, um einige der Eltern kennenzulernen, die von dem Programm profitiert hatten. Als ich mir die Liste der Eltern und ihrer Kinder ansah, fiel mir auf, dass erstaunlich viele Schüler*innen geschlechtsneutrale Vornamen hatten. Es handelte sich angeblich um Mädchen, aber es hätten auch Jungen sein können. Es war unmöglich zu erkennen.

Mein Interesse war geweckt. Sicherzustellen, dass unser Geld in einem Land, in dem Betrug an der Tagesordnung ist, zielgerecht eingesetzt wird, erfordert ständige Aufmerksamkeit.

Nach den Feierlichkeiten suchte ich das Gespräch mit den Eltern. Die meisten von ihnen waren Arbeiter*innen und Verkäufer*innen aus der Gegend von Panzi. Es waren Menschen, die zwölf Stunden am Tag hinter ihren Straßenständen hockten, Lasten schleppten oder auf Baustellen schufteten. Die meisten hatten ihre Kinder mitgebracht.

Als Erstes sprach ich mit einer Mutter, die allein gekommen war. Sie erzählte mir, ihre Tochter hieße Bahati – einer der geschlechtsneutralen Namen, die ich auf den Listen gelesen hatte. Ich erkundigte mich nach ihr. »Wo ist sie? Ich würde sie gern kennenlernen.«

Sie habe nicht kommen können, erklärte die Mutter. Ich spürte ihr Unbehagen und ihre Verlegenheit. Ich hakte nach. »Mit wem ist sie zusammen? Könnten Sie sie anrufen, damit sie kommt? Es ist wichtig, dass alle Kinder die Leute von der Stiftung kennenlernen.«

Außerstande zu antworten, starrte sie auf den Boden. Dann, ohne aufzublicken, erzählte sie mir ihre Geschichte.

Sie war verwitwet und verkaufte Bananen an der Straße vor dem Krankenhaus. Die Arbeit war lange und ermüdend. Ständig musste sie die Autoabgase, den Lärm und das Gehupe ungeduldiger Autofahrer ertragen. Sie verdiente damit weniger als einen Dollar pro Tag. Das reichte aber nicht, um alle ihre Kinder zur Schule zu schicken. Als sie von dem Programm der Stiftung hörte, ergriff sie die Gelegenheit. Sie meldete ihren Sohn an.

»Wenn ich eines meiner Mädchen schicke, wird es, sobald es die Schule beendet hat, heiraten und zur Familie ihres Mannes ziehen und diese unterstützen«, sagte sie. »Sie will nicht bei mir bleiben. Was bringt mir das?«

Sie hatte keinen Anspruch auf die Hilfsgelder, die für benachteiligte Mädchen gedacht waren. Aber ich hatte Mitleid mit ihr. Sie kämpfte täglich mit Hunger, Krankheit und den körperlichen Beschwerden extremer Armut, und mit Schuldgefühlen, weil sie wusste, dass sie für ihre Kinder nicht angemessen sorgen konnte.

Und was sie beschrieb, entsprach der Wirklichkeit. Wir leben in einer Gesellschaft, in der ein Mädchen bei der Heirat wie ein Besitz von einer Familie zur anderen weitergegeben wird und die Braut den Nachnamen ihres Ehemanns annimmt. Nur wenn die Tochter dieser Frau gut in der Schule wäre, könnte sie einen Beruf erlernen und ihren niedrigen sozialen Status überwinden. Ansonsten würde sie höchstwahrscheinlich in ihren späten Teenagerjahren heiraten und ihre Mutter für immer verlassen. Das rechtfertigte nicht das Handeln der Frau, aber es erklärte es.

Unser Bildungsprogramm wird fortgesetzt und die Kinder, die Unterstützung erhalten, regelmäßig überprüft. Wir geben Hunderttausende Dollar pro Jahr aus und helfen damit jährlich zwischen 3000 und 5000 Kindern.

Wir sind als Gesellschaft herausgefordert, Eltern davon zu überzeugen, an die Fähigkeiten ihrer Töchter zu glauben. In den westlichen Ländern können wir seit mehreren Jahrzehnten beobachten, dass Eltern umso mehr in die Bildung ihrer Töchter investieren, je mehr Möglichkeiten es für Frauen gibt, ihr Potenzial auszuschöpfen und eine Rolle außerhalb des Hauses zu finden.

Ich erinnere mich an ein Gespräch mit einem Mann, der vor

einigen Jahren in unserem Krankenhaus eine Dialyse erhielt. Ich durchquerte gerade ein Wartezimmer, als er aufsprang, um mir für die Hilfe zu danken, die seine Familie erhalten hatte. Er drückte meine Hand und sagte, wie sehr es ihn bewege, dass er als Muslim nicht diskriminiert worden war.

Hätte die Stiftung nicht angeboten, das Schulgeld für seine Tochter zu bezahlen, gestand er, hätte er nicht in ihre Ausbildung investiert. Für sie waren Ehe und Kindererziehung vorgesehen gewesen. Der Mann hatte mehrere Söhne, die für ihn vorrangig waren.

Aber es war nicht so gekommen, wie er es sich vorgestellt hatte. Seine Tochter hatte fleißig gelernt, die Schule abgeschlossen und eine Stelle in der Buchhaltung einer örtlichen Firma gefunden. Sie war verheiratet, durch ihr Einkommen aber finanziell unabhängig. Seine Jungs waren weniger erfolgreich. »Sie ist diejenige, die jetzt für meine Behandlung aufkommt«, erklärte er. »Ich hatte unrecht. Ohne sie wäre ich tot.«

In den vergangenen zehn Jahren haben wir auch mit Gemeinden im Ostkongo zusammengearbeitet, um im Rahmen unseres Programms *Badilika* (Veränderung) »positive Männlichkeit« zu fördern. Unsere freiwilligen Helfer reisen in oft abgelegene Dörfer, um über Menschenrechte zu informieren, die Verantwortlichen auf lokaler Ebene in die Pflicht zu nehmen und vor allem über die Rolle der dem Haushalt vorstehenden Männer und Väter zu sprechen.

In diesen ländlichen Gemeinden kochen und putzen nur die Frauen. Sie gebären die Kinder und sind die Hauptversorgerinnen. Sie machen die Feldarbeit, um die Familie zu ernähren. Die mühsame Arbeit des Säens, Pflanzens und Erntens von Maniok, Süßkartoffeln, Bohnen oder Mais lastet hauptsächlich auf ihnen.

Wenn sie mit der Feldarbeit fertig sind, bringen sie ihre Produkte zum Markt. Wenn die Familie Cash Crops wie Kaffee oder Nüsse anbaut, lassen sich die Männer manchmal dazu herab, diese zu tragen. Auch das Fällen von Bäumen ist Männerarbeit, ebenso wie das Bauen und die Instandhaltung des Hauses. Die Männer haben die wirtschaftliche Macht, da sie das Familienbudget verwalten und es für das ausgeben, was sie für wichtig erachten.

Die Verantwortung und der Kraftaufwand, die für die jeweiligen Aufgaben erforderlich sind, sind völlig verschieden. Und es wird meine Leser*innen nicht überraschen, dass die Hauptlast der Arbeit auf den Frauen liegt. In den Dörfern sieht man oft Gruppen Karten spielender Männer, während ihre Frauen auf den Feldern arbeiten oder gebeugt vom Gewicht ihrer Lasten an ihnen vorübergehen. Das ist haarsträubend ungerecht und macht wütend mit anzusehen.

Das Bild ist jedoch weltweit mehr oder weniger dasselbe, wie zahlreiche Erhebungen über die verfügbare Freizeit von Männern und Frauen beweisen. Männer leisten viel mehr bezahlte Arbeit, aber die Last der unbezahlten Arbeit – die Pflege von Kindern und älteren Angehörigen, Putzen, Einkaufen und andere Hausarbeiten – wird bei heterosexuellen Paaren überwiegend von den Frauen getragen. In den 37 führenden Demokratien innerhalb der OECD leisten Frauen im Durchschnitt mehr als doppelt so viel unbezahlte Arbeit wie Männer. Und in all diesen Ländern haben die Männer mehr Freizeit. Die Unterschiede reichen von etwa dreißig bis vierzig Minuten mehr Freizeit pro Tag in Ländern wie den USA, Großbritannien, Australien, Deutschland und Schweden, bis hin zu etwa einer Stunde mehr in Frankreich, Indien und Südafrika. In Ländern wie Italien, Griechenland und Portugal haben Männer fast eineinhalb Stunden mehr Freizeit. Auf ein Jahr gerechnet, summieren sich diese Unterschiede auf Hunderte von Stunden zusätzlicher Freizeit für Männer.

Die neue Coronavirus-Krise hat diese Tendenz nur noch deutlicher gemacht. Bei Millionen von Paaren, die gemeinsam in ihren Wohnungen eingeschlossen waren, wurde die Diskrepanz zwischen dem täglichen Arbeitspensum von Männern und Frauen deutlicher denn je. Marlène Schiappa, Frankreichs Staatssekretärin für Gleichstellungsfragen, sprach für viele, als sie vor der »stillen Erschöpfung« der Frauen warnte. Die Chefin des Internationalen Währungsfonds, Kristalina Georgieva, warnte im April 2021 davor, dass Mütter mit kleinen Kindern, die ihre Arbeit aufgeben, »zu den größten Opfern des wirtschaftlichen Lockdowns« zählten.

Das Problem ist, dass Männer nicht gern als Machos bezeichnet werden. Sie ruhen sich auf ihren Privilegien aus, die sie davon befreien, die freudlosen Aufgaben des Lebens zu gleichen Teilen zu tragen. Es wird kaum gelingen, die jahrhundertealten Traditionen zu ändern, wenn man in einem kongolesischen Dorf aufkreuzt und die über ihrem Rommé und Blackjack sitzenden Männer belehrt, während ihre Frauen schuften.

Im Jahr 2010 begannen wir unsere Arbeit mit dem Warega-Stamm, der ursprünglich aus einem Gebiet östlich von Bukavu kommt. Er zählt mehrere Millionen Menschen und hat eine eigene Sprache, Kirega. Auf der Suche nach Arbeit und Sicherheit sind im Laufe der Jahre viele Warega-Angehörige nach Bukavu gezogen, um den bewaffneten Milizen in ihrer Region zu entgehen.

Wir wandten uns an ihre Stammesführer und sagten ihnen,

dass wir den Status der Frauen, aber auch ihre landwirtschaftlichen Anbaumethoden verbessern wollten. Sie waren offen für unsere Ideen, und nachdem sie persönlich zu einem ersten Treffen ins Krankenhaus gereist waren, versprachen sie, unsere weitergehenden Bemühungen zu unterstützen.

Wir begannen mit kleinen freiwilligen Seminaren. In mehreren Warega-Gemeinden luden wir Ehemänner und unverheiratete junge Männer zu Versammlungen ein. Diejenigen, die unserer Einladung folgten, waren natürlich aufgeschlossener und offener für Veränderung, aber alle waren Arbeiter aus traditionellen landwirtschaftlichen Verhältnissen.

Wir begannen mit einer Diskussion über die Rolle und die Verantwortung der Frauen. Die Männer sollten die gesamte Arbeit ihrer Ehefrauen bewerten. Einige Männer waren überrascht und sogar etwas verlegen, als sie die täglichen Aufgaben auflisteten, die ihre Frauen stillschweigend und klaglos erledigten. Viele räumten ein, dass sie fast nie erlebten, dass ihre Frauen sich ausruhten.

Unsere freiwilligen Helfer notierten alle Aufgaben rund um die Zeichnung einer Frau, die ein halbes Dutzend oder mehr Arme hatte, ähnlich der Hindu-Gottheit Durga. Aber während Durga normalerweise Waffen in ihren Händen hält, muss die Frau auf unserem Bild kochen, putzen, füttern, auf dem Feld arbeiten und so weiter.

Während mehrerer Treffen wollten wir herausfinden, warum bestimmte Arbeiten für Frauen und andere Aufgaben für Männer reserviert waren. Ihre Eltern hätten es schon so gemacht und davor ihre Großeltern, antworteten die Männer gewöhnlich. So sei das Leben im Dorf schon immer gewesen.

Dann wurde über die privaten Finanzen gesprochen. Die Referenten fragten, wie viel Geld sie mit der Landwirtschaft verdienten und ob es das ganze Jahr über genug zu essen gebe. Die Familien in dieser Region hatten es generell schwer, und Unterernährung war ein großes Problem, obwohl der Boden unglaublich fruchtbar war. Den hohlen Gesichtern vieler Dorfbewohner war anzusehen, wie sehr sie unter den Plünderungen durch bewaffnete Gruppen und den Gefahren der Feldarbeit litten.

Die Kursleiter*innen – unsere Teams bestanden aus Männern und Frauen – sprachen auch Tabuthemen wie die Menstruation an, erklärten, wie sie sich auf den Körper und die Energie der Frauen auswirkte, sprachen über die körperlichen Auswirkungen einer Schwangerschaft und wie schwierig es ist, unmittelbar vor und nach der Geburt eines Kindes zu arbeiten. Auch die häuslichen Aufgaben für Söhne und Töchter sowie die Einstellung gegenüber der Erziehung von Mädchen wurden thematisiert.

Am Schluss wurden die Männer aufgefordert, Bereiche zu nennen, in denen sie ihren Frauen helfen könnten. Das Ziel war, sie zum Nachdenken darüber zu bringen, wie sie mit ihren Frauen zusammenarbeiten und sich einige der Aufgaben mit ihnen teilen könnten. Einige der Männer machten sich Sorgen, wie die anderen reagieren würden: Sie hatten Angst, verlacht zu werden, wenn man sie bei Frauenarbeiten sehen würde.

Die Kursleiter*innen betonten, dass die landwirtschaftlichen Erträge durch die Zusammenarbeit gesteigert werden könnten. Oder dass die Frauen entlastet und mehr Zeit auf den Feldern verbringen könnten, wenn sich die Männer mehr um die Kinder kümmerten. Sie würden mehr erreichen. Und glücklicher sein.

Nicht alle Teilnehmer nahmen die Vorschläge an, zunächst war es nur eine Minderheit. Der Kulturwandel ist ein Prozess, der sich oft über Generationen hinweg vollzieht, da meist nur junge Menschen offen für neue Ideen sind. Aber wir erlebten, dass einige der Männer wenigstens versuchen wollten, vor allem in der Landwirtschaft mehr gemeinsam zu arbeiten.

Sie wurden schließlich zu den größten Befürwortern. Über mehrere Kursfolgen kamen diese früh Überzeugten wieder, um den anderen zu erzählen, dass sie durch die Zusammenarbeit mit ihren Frauen mehr produzieren konnten. Dank des gestiegenen Einkommens konnten sie auch solidere Hütten bauen. Einige tauschten ihre Strohdächer gegen Metalldächer aus. Andere gestanden, dass sich ihre Beziehung zu Frau und Kindern durch die von ihnen vorgenommenen Veränderungen wesentlich verbessert hatten.

Die Ergebnisse waren so positiv, dass die Stammesältesten mich in ihre Region einluden, eine Einladung, die ich gern annahm. Es war eine Gelegenheit, unsere Arbeit zu vertiefen. Das *Badilika*-Programm ist inzwischen auf drei verschiedene Regionen ausgeweitet worden, und wir bearbeiten mit 15 verschiedenen lokalen kongolesischen Partnerorganisationen eine Vielzahl von Themen.

Dabei variieren die Methoden von Ort zu Ort. Es gibt Seminare, Theaterstücke oder Filmvorführungen, die jeweils darauf abzielen, eine Diskussion über die Rolle und die Rechte von Frauen sowie über sexuelle Gewalt in Gang zu bringen. Einige unserer Partner bieten Ehe-Workshops an, in denen Paare über ihre gemeinsame Rolle diskutieren können. Eine Gruppe hat ein lokales Bordell geschlossen, das an der Prostitution von Minderjährigen beteiligt war. Die Arbeit auf Gemeindeebene ist mühsam, aber echter sozialer Wandel findet immer auf dieser Ebene statt.

Die Methode der Peer-to-Peer-Übertragung war für das *Badilika*-Programm absolut entscheidend. Die Möglichkeiten von Kursleiter*innen und Frauenrechtler*innen sind begrenzt. Insgesamt haben wir aber festgestellt, dass Männer aufgeschlossener sind, wenn auch die Kursleiter männlich sind. Aber der Erfolg unserer Arbeit hängt letztlich davon ab, dass einige wenige Vorreiter in der Gemeinschaft andere in ihrem Umfeld beeinflussen.

Dies bringt mich darauf, wie wichtig der Einfluss männlicher Vorbilder ist, um die Einstellung gegenüber Frauen zu ändern, und ich möchte zu meiner eigenen Kindheit zurückkehren: Ich verdanke es meiner Mutter, die die Hausarbeit zwischen meinen Schwestern und mir aufteilte, dass ich zum ersten Mal erlebte, wie wichtig die Gleichberechtigung in der Familie ist. Aber auch der Einfluss meines Vaters war bedeutsam. Er war und ist in vielerlei Hinsicht ein Vorbild für mich. Als Kind bewunderte ich ihn sehr für sein Engagement, seine Weisheit, Freundlichkeit und Großzügigkeit. Obwohl er und meine Mutter in vielerlei Hinsicht eine traditionelle Beziehung führten – ich habe ihn nur einmal kochen sehen, als meine Mutter sehr krank war, und ich habe ihn nie putzen gesehen –, unterschied er sich in einem entscheidenden Punkt von den meisten Männern. Papa war insofern eine Ausnahme, als er nie die Hand erhob und eines seiner Kinder oder meine Mutter schlug. Seine Autorität stand jedoch außer Frage, und seine Fähigkeit zur Disziplinierung war in keiner Weise gemindert. Ich hatte Angst, wenn er mich zu einem Gespräch beiseitezog und mich ob meines Verhaltens tief enttäuscht ansah. Das war schlimmer als eine Tracht Prügel.

Ich erinnere mich, dass ich einmal auf den Küchentisch kletterte und etwas an die Decke kritzelte. Anfangs versuchte ich, meiner Schwester die Schuld zu geben, aber diese offensichtliche

Lüge kam bald ans Licht. Das brachte mir eine Ohrfeige von meiner Mutter ein, aber mein Vater setzte sich mit mir zusammen, als er wie üblich gegen fünf Uhr nachmittags nach Hause kam, und hielt mir einen Vortrag über die Heiligkeit der Familie und die Bedeutung von Respekt. Ich tat mein Bestes, um mein Verhalten zu erklären, und entschuldigte mich kleinlaut.

Wissenschaftliche Untersuchungen zeigen, dass bei Kindern, die in der Kindheit häuslicher Gewalt ausgesetzt waren – entweder weil sie sahen, wie ihre Mutter geschlagen wurde, oder weil sie selbst geschlagen wurden –, eine hohe Wahrscheinlichkeit besteht, dass sie als Erwachsene ebenfalls Gewalttaten begehen.[4] Dies bestätigt, was wir aus Erfahrung wissen: Kinder kopieren ihre Vorbilder. Mit anderen Worten: Väter, die ihre Kinder oder ihre Frauen schlagen, erhöhen die Wahrscheinlichkeit, dass ihre Söhne später selbst gewalttätig werden.

Häusliche Gewalt ist im Kongo außerordentlich weit verbreitet, wie fast überall in Afrika, in Teilen Asiens und im Nahen Osten. Insgesamt 57 Prozent der verheirateten kongolesischen Frauen berichteten, Gewalt durch ihren jetzigen oder früheren Ehemann erlebt zu haben, so eine Umfrage des Gesundheitsministeriums aus dem Jahr 2014. Ganze 75 Prozent der Frauen fanden es akzeptabel, wenn ein Ehemann oder Partner seine Frau unter bestimmten Umständen schlägt, so die Daten der OECD. In den entwickelten Ländern ist häusliche Gewalt nicht ganz so verbreitet, ist aber trotzdem an der Tagesordnung. Selbst in Skandinavien berichtet eine von vier Frauen, dass sie in irgendeiner Form von Gewalt in der Partnerschaft betroffen ist. Die Zahlen treffen auch auf die größeren europäischen Länder wie Großbritannien, Frankreich und Deutschland zu. In den USA ist jede dritte Frau mindestens einmal Opfer eines Übergriffs geworden.[5]

Für Kinder ist das Zuhause ein noch gewalttätigerer Ort. Nach Angaben von UNICEF erfahren im Kongo acht bis neun von zehn Kindern körperliche Gewalt. Überall in Afrika, dem Nahen Osten und großen Teilen Asiens ist das Bild ähnlich.

In den letzten vierzig Jahren sind zunehmend Verbotsgesetze erlassen worden, zuvor gab es in fast keinem Staat ein vollständiges Verbot. Heute gibt es 58 Staaten, die das Schlagen von Kindern in allen gesellschaftlichen Bereichen verbieten, einschließlich der Familie, dazu gehören die meisten europäischen und südamerikanischen Ländern sowie acht afrikanische Länder, einschließlich Südafrika. Die Gesetze erfassen aber nur 12 Prozent aller Minderjährigen weltweit, so die Global Initiative to End All Corporal Punishment of Children (Globale Initiative zur Beendigung aller körperlichen Züchtigungen von Kindern).

In den USA gibt es kein derartiges Gesetz auf Bundesebene, sie sind das einzige große westliche Land, in dem die körperliche Züchtigung in einigen Schulen legal ist. Nach Angaben des Büros für Bürgerrechte im Bildungsministeriums wurden insgesamt 92 000 Schülerinnen und Schüler im Zeitraum von 2015 bis 2016 körperlich bestraft, hauptsächlich in den südlichen US-Bundesstaaten.[6] Drei Viertel derjenigen, die geschlagen, geohrfeigt oder verdroschen wurden, waren Jungen.

Im häuslichen Bereich sind es meist die Väter, die die Schläge ausüben. Die Jungen lernen, dass die Anwendung von Gewalt ein Merkmal von Männlichkeit ist, ein akzeptiertes Mittel zur Disziplinierung und Kontrolle. Als Erwachsene greifen sie zu Gewalt oder Mobbing, wenn sie auf Widerstand oder Ablehnung treffen.

Sie erfahren nicht nur ständig, dass ihr Leben mehr wert sei, Eltern und die Gesellschaft insgesamt verstärken oft ausdrücklich die Botschaft an Jungen, dass Mannsein und Männlichkeit mit Stärke und Zähigkeit zu tun habe: Wir sagen ihnen, dass Jungen nicht weinen, dass es irgendwie »weiblich« ist, Schwäche oder Sensibilität zu zeigen, dass sie keine Angst zeigen sollen.

Studien haben bestätigt, dass Eltern unterschiedlich auf das Weinen ihrer Kinder reagieren, je nachdem, ob es Jungen oder Mädchen sind, sogar schon im Säuglingsalter. Welches Spielzeug wir auswählen, wie wir unser Kind disziplinieren, ermutigen und lieben, ist oft vom Geschlecht des Kindes beeinflusst.

Jungen lernen daher, ihre Gefühle zu unterdrücken, was zu Frustrationsausbrüchen führt, wenn sie sich nicht mit Worten ausdrücken können.

Die praktischen Auswirkungen dieser Erziehung sehe ich im Krankenhaus, nicht nur bei den Verletzungen, die durch Kämpfe unter Männern entstehen, sondern auch an den Körpern der misshandelten Ehefrauen und natürlich an den psychischen und physischen Verletzungen, die den Opfern sexueller Gewalt zugefügt werden. Ich sehe sie auch bei den Männern, die nicht rechtzeitig zum Arzt gehen und damit Krankheiten Tür und Tor öffnen, als ob es unmännlich oder ein Zeichen von Schwäche wäre, zuzugeben, dass man krank ist. Das ist der Grund, warum Prostatakrebs solche verheerenden Folgen hat.

Diese Macho-Konditionierung der Männer, furchtlos und mutig zu sein, erklärt auch, warum sie während der COVID-19-Pandemie seltener eine Maske tragen, obwohl alle epidemiologischen Erkenntnisse beweisen, dass sie mit größerer Wahrscheinlichkeit sterben werden.[7] Politiker wie Donald Trump und der brasilianische Präsident Jair Bolsonaro machten es zu einer Ehrensache, sich ohne Gesichtsverhüllung zu zeigen. Auch während der epidemischen Atemwegserkrankungen SARS und H1N1 in Asien trugen Männer seltener Masken, wie eine unabhängige Studie ergab.[8]

Wir Erwachsenen, wir Eltern und Betreuer sind dafür verantwortlich, dass diese schädlichen männlichen Charaktereigenschaften auf Kinder projiziert werden. Ich glaube, dass »Männlichkeit« etwas ist, das die Kinder im Laufe ihres Lebens erwerben. Sie werden nicht damit geboren. Es ist ein soziales Konstrukt. Es ist etwas, das ein Junge im Laufe seiner Entwicklung wie Kleiderschichten anlegt. Das Endergebnis kann also ganz unterschiedlich sein.

Das Problem ist, dass wir vielen Kindern unser Bild von Männlichkeit wie eine Zwangsjacke überziehen. Wir sagen ihnen, dass sie maskuline Moden tragen müssen. Ein Stil, der sie körperlich stark und dominierend erscheinen lässt, als jemand, der sich durchsetzt und der unterwirft. Sich diesen Regeln zu widersetzen, wird als Schwäche angesehen. Und wenn Jungen diese männlichen Charaktereigenschaften zu stark übernehmen, korrigieren wir sie nicht.

Wenn Jungen zu Männern werden, haben sie durch einen Prozess der Erziehung und Nachahmung ihr männliches Outfit vervollständigt. Es ist oft zäh und spröde, ist nicht angenehm zu tragen, wird aber fälschlicherweise als überlegen angesehen.

Wenn ich mir die beiden Hauptmerkmale meiner Erziehung ansehe – die Mutter, die zu Hause auf Gleichheit zwischen meinen Schwestern und mir bestand, und den Vater, der keine Gewalt ausübte –, dann verstehe ich besser, warum so viele Männer mit einem andersartigen, vergifteten Bild von Männlichkeit aufwachsen. Sie lernen genau das Gegenteil: Ihnen wird von Geburt an beigebracht, dass sie überlegen sind und dass physische

Gewalt akzeptiert und sogar notwendig ist, um sich Respekt zu verschaffen.

Es wäre unsinnig zu behaupten, dass es keine Unterschiede zwischen Jungen und Mädchen gibt – ich habe sie mit meinen eigenen Augen bei meinen Kindern beobachtet –, aber Eltern entscheiden, welche Eigenschaften sie hervorheben und welche sie drosseln wollen, je nachdem, welchen Wert sie darin sehen. Und wir unterliegen alle einer jahrhundertelangen geschlechtsspezifischen Konditionierung, selbst die Aufgeschlossensten unter uns.

Wir müssen Jungen ohne die vorgefassten Vorstellungen von Männlichkeit erziehen, die auf Stärke, Macht und Dominanz beruhen. Sie sollen die ganze Bandbreite von Emotionen frei zum Ausdruck bringen können und Mitgefühl, Freundlichkeit und Sensibilität, was als »weiblich« gilt, nicht unterdrücken. Wir müssen mit ihnen auch viel mehr über Gleichberechtigung, Geschlechterrollen, die Bedeutung des Respekts gegenüber Frauen und auch – dies ist sehr wichtig – über Sex reden.

Es heißt, dass Männer ständig an Sex denken, umso rätselhafter, warum so viele Väter nur widerstrebend mit ihren Söhnen darüber sprechen. Damit meine ich nicht, Witze zu reißen oder uns launig über Mädchen zu unterhalten. Ich meine, ernsthaft darüber zu sprechen.

Im Kongo ist es üblich, dass die Braut vor der Hochzeit von den weiblichen Angehörigen ihrer Familie zur Seite genommen wird, um mit ihr über die Hochzeitsnacht zu sprechen und alle Fragen zu beantworten, die sie über ihre möglicherweise erste sexuelle Erfahrung haben mag. Es ist ein Teil unserer Kultur, ein Initiationsritus.

Für den Bräutigam gibt es jedoch nichts Entsprechendes. Es wird einfach angenommen, dass er alles weiß. Und er stellt auch keine Fragen, denn er würde sich schämen. Es wäre ein Eingeständnis, dass er nichts von dem weiß, was zu wissen einfach vorausgesetzt wird.

Ich habe das auch in westlichen Ländern beobachtet. Im Allgemeinen sprechen Mütter mit ihren Töchtern über Sex, wenn diese das passende Alter erreicht haben. Sie sehen es als Teil ihrer Verantwortung. Väter unterstützen dies, da sie sich an ihr eigenes Verhalten als Teenager und das ihrer Peer-Group erinnern und ihre Töchter beschützen wollen.

Neben den praktischen Ratschlägen für das Mädchen werden im Gespräch auch notgedrungen die von Männern und Jungen ausgehenden Gefahren angesprochen: das Risiko, schwanger und missbraucht zu werden. Die zugrunde liegende Botschaft, die Mädchen und Frauen eingebläut wird, ist immer die gleiche: »Lass dich nicht vergewaltigen.« Sie sollen darauf achten, mit wem sie sich treffen, sollen gefährliche Gegenden meiden, sollen auf ihre Kleidung schauen und darauf achtgeben, welche Signale sie aussenden. Sie werden dringend ermahnt, auf der Hut zu sein und sich nicht angreifbar zu machen.

Doch viel wichtiger wäre, den Jungen immer und immer wieder nahezubringen: »Ihr dürft nicht vergewaltigen!« Dem wird viel zu wenig Beachtung geschenkt. Wie viele Väter setzen sich hin und sprechen mit ihren Söhnen über Einvernehmlichkeit beim Sex?

Der Vater von Brock Turner, dem College-Schwimmer, der im Jahr 2016 wegen sexuellen Missbrauchs an einer bewusstlosen Frau an der Stanford University verurteilt wurde, kommentierte das Verhalten seines Sohnes mit dem berüchtigten Satz, dass eine »Aktion von zwanzig Minuten«, keine Gefängnisstrafe nach sich ziehen dürfe. Hätte der Vater, bevor sein Sohn zur Universität ging, zwanzig Minuten lang mit ihm über Einvernehmlichkeit beim Sex gesprochen, hätte es diesen verstörenden Vorfall vermutlich nicht gegeben.

Im Oktober 2015 finanzierte die US-Organisation für sexuelle Gesundheitsfürsorge Planned Parenthood eine landesweite Umfrage zum Thema Einvernehmlichkeit. Es zeigte sich, dass Frauen deutlich besser informiert waren als Männer, etwa bei der Frage, ob das Vorspiel als Zustimmung zum Sex gelten kann oder ob eine frühere sexuelle Begegnung als Zustimmung zu erneutem Sex gilt. Es zeigte sich auch, dass Eltern mehr mit ihren Töchtern als mit ihren Söhnen darüber sprachen.[9]

Väter sollten sich aber nicht darauf beschränken, über die Einvernehmlichkeit beim Sex zu sprechen, es gibt noch viel mehr wichtige Themen. Es gibt so viele Dinge, über die Jungen nicht Bescheid wissen, von denen aber angenommen wird, dass sie es tun. Was ist guter Sex? Wissen sie, wie verbreitet sexueller Missbrauch ist? Wir müssen ihnen klarmachen, dass eine Vergewaltigung niemals eine »Aktion von zwanzig Minuten« ist, sondern einen Menschen zu lebenslangem psychischem Schmerz verurteilen kann. Wir müssen gegen die tragische Diskrepanz vorgehen, wie Täter und Opfer eine Vergewaltigung und ihre Folgen wahrnehmen.

Wir brauchen mehr gut informierte Jungen, die ihren Altersgenossen als Vorbilder dienen können. Fast jeder Mann kann sich an Situationen erinnern, in denen Freunde, Kameraden oder Kollegen sich vor seinen Augen Frauen gegenüber unangemessen verhielten. Wir geben es nur ungern zu, aber durch unsere Gegenwart machen wir uns mitschuldig. Viele Männer schauen weg, manche haben im Nachhinein vielleicht Gewissensbisse, weil sie nichts dagegen unternommen haben. Wir brauchen eine neue Generation von Jungen, die sich einmischen, aktiv werden, negatives Verhalten anprangern und auf ihre Altersgenossen einwirken.

Als Donald Trump im Jahr 2005 gegenüber dem *Access-Hollywood*-Moderator Billy Bush seine berühmt-berüchtigte Bemerkung »Grab 'em by the Pussy« über Frauen machte, während er mit ihm und sieben anderen Männern in einem Bus unterwegs war, ging er nicht davon aus, dass Bush oder die anderen sein Verhalten unbedingt gutheißen würden. Aber er konnte damit rechnen, dass niemand schockiert sein würde. Das Lachen seiner Zuhörer war der Beweis dafür.

Bush, der daraufhin entlassen wurde, äußerte später, dass er es bereue und sich schäme, mitgemacht zu haben. Auf dem Höhepunkt der *#MeToo*-Bewegung, schrieb er, die Flut von Missbrauchsgeschichten sei für ihn »eine Abrechnung und ein Wiedererwachen, und ich hoffe, es erreicht alle Jungs, die in dem Bus waren«. Dies wird nur funktionieren, wenn wir die Sexualerziehung unserer Jungen ernster nehmen, nicht nur im Elternhaus, sondern auch in Schule und Universität.

Eine beunruhigende neue Entwicklung der letzten Jahrzehnte ist der Einfluss der Pornografie, die heute weiter verbreitet und leichter zugänglich ist als je zuvor. Abgesehen von moralischen Aspekten, sollte Übereinstimmung darin bestehen, dass die beliebtesten Seiten extreme und krankhafte Inhalte enthalten, die erniedrigende und oft gewalttätige Handlungen an meist unterwürfigen Frauen zeigen.

Pornhub, die weltweit größte frei zugängliche Pornoseite mit 42 Milliarden Besuchen im Jahr 2019, hat vom sexuellen Missbrauch dadurch profitiert, dass auf ihrem Portal Videos veröffentlicht wurden, die Vergewaltigungen von minderjährigen

Mädchen zeigten. Sie hat auch Videos einer Amateurfirma für Pornoproduktionen gehostet, die, wie sich später herausstellte, die Frauen durch falsche Informationen dazu gebracht hatte, in ihren Videos aufzutreten.[10]

Befürworter der Pornografie argumentieren, dass sie sexuelle Fantasien abbilde und eine harmlose sexuelle Anregung sei. Einige Forscher meinen, Pornografie könnte sogar dazu beitragen, sexuelle Gewalt zu reduzieren, indem sie potenziellen Aggressoren durch Selbstbefriedigung Erleichterung verschaffe. Aber es ist eindeutig belegt, dass Jungen von den nicht jugendfreien Videos lernen, wenn wir unserer Verantwortung für die Sexualerziehung nicht nachkommen.

Junge Frauen von heute, die im Zeitalter der leicht zugänglichen Internetpornografie aufgewachsen sind, haben mit den Folgen zu kämpfen. Eine Umfrage des Meinungsforschungsinstituts Savanta ComRes für die BBC im November 2019 ergab, dass mehr als ein Drittel der Frauen in Großbritannien ungewollt Ohrfeigen, Würgen, Knebelung oder sogar Anspucken beim einvernehmlichen Sex erlebt haben.

Eine Meta-Analyse, die im Dezember 2015 im *Journal of Communication* von drei US-amerikanischen Wissenschaftlern veröffentlicht wurde, analysierte die Auswirkungen von Pornografie auf Grundlage von 22 Studien aus sieben verschiedenen Ländern.[11] Ihr Fazit war eindeutig: »Die gesammelten Daten lassen kaum Zweifel daran aufkommen, dass Personen, die häufig Pornografie konsumieren, mit größerer Wahrscheinlichkeit sexuelle Aggressionen fördernde Einstellungen haben und sich an faktischen Handlungen sexueller Aggression beteiligen als Personen, die nicht oder weniger häufig Pornografie konsumieren.«

Eine neuere Studie aus dem Jahr 2019, die sich mit US-amerikanischen Teenagern befasst, zeigt erneut einen Zusammenhang zwischen dem Konsum von Gewaltpornografie und Gewalt in Partnerschaften. Danach begehen männliche Jugendliche, die Gewaltpornografie ausgesetzt waren, mehr als dreimal so häufig sexuelle Gewalttaten in der Partnerschaft.[12]

Bei der schieren Menge der Pornografie und der Schwierigkeit, den Zugang zu ihr zu beschränken, ist es wichtiger denn je, offen mit unseren Kindern zu diskutieren und sie darauf hinzuweisen, auf welche Weise Pornografie ungesunde und oft unrealistische sexuelle Erfahrungen darstellt.

Die meisten Eltern und Lehrer sehen es als ihre Aufgabe an, den Kindern die Grundlagen höflichen Umgangs beizubringen: wie wir miteinander sprechen sollten und wie wir außerhalb der Familie positive Beziehungen pflegen können. Doch dabei wird oft vergessen oder vernachlässigt, vielfach aus Prüderie oder Schamhaftigkeit, über Sexualität zu sprechen. Diese Aufgabe überlassen wir zu unserem eigenen Nachteil den Verfassern von Pornografie.

Positive Vorbilder – Männer, die bereit sind, negatives Männlichkeitsverhalten zu verurteilen, wenn es ihnen begegnet – sind unerlässlich. Es beginnt damit, dass Väter das persönliche Gespräch mit ihren Söhnen suchen, aber es braucht auch viel mehr Persönlichkeiten des öffentlichen Lebens, die sich in diesen Kampf sinnvoll einbringen und mit gutem Beispiel vorangehen.

Leider werden junge Erwachsene von der Film-, Musik- und Game-Industrie immer noch mit muskulösen, aggressiven und oft frauenfeindlich Männerbildern bombardiert. Die Profiteure dieser Industrien und die Stars, denen Millionen folgen, müssen sich ihrer Verantwortung stellen. Aktionsgruppen und Aktivisten können nur dagegen vorgehen, indem sie die schlimmsten

Beispiele anprangern, die sexuell aggressives Verhalten als normal darstellen oder fördern.

Im Jahr 2008, zwei Jahre nachdem ich V zum ersten Mal in New York getroffen hatte, lud sie mich zur Feier des zehnjährigen Bestehens ihrer V-Day-Organisation nach New Orleans ein. Sie wollte wie immer etwas Besonderes machen und mietete das Superdome-Stadion, nach dem Hurrikan Katrina eine chaotische und verdreckte Auffangstation, die Schauplatz zahlreicher sexueller Übergriffe wurde.

Sie nannte den Veranstaltungsort in »Superlove« um. 30 000 Menschen kamen an diesem Wochenende, um Vorträge zu hören, sich in Gesundheitszentren beraten zu lassen und eine Aufführung von *Die Vagina-Monologe* mit Jane Fonda und Kerry Washington in den Hauptrollen zu sehen. Die Menschen betraten das Stadion durch eine im Origami-Stil gestaltete Vulva, die im Dunkeln leuchtete.

V hatte mich gebeten, mit Hunderten von Frauen einen Marsch durch die Stadt anzuführen, der auf dem Kongoplatz endete, der früher Place des Nègres hieß und der der einzige Platz in der Stadt gewesen war, an dem sich im späten 18. und 19. Jahrhundert die schwarzen Sklaven sonntags versammeln durften. Aber der Hauptgrund für meine Anwesenheit war die Verleihung des ersten Preises einer neuen, von ihr gegründeten Organisation namens V-Men, die Männer zusammenbringt, die sich für die Rechte der Frauen einsetzen.

Die Idee war, ein Netzwerk von Männern zu schaffen, die sich nicht scheuen, sich für »Frauenthemen« einzusetzen. Ich musste die Bühne durch ein wie Schamlippen geformtes Tor betreten, in dessen Mitte ein Vorhang aus langen rosafarbenen Stoffstreifen hing.

Natürlich waren die meisten Besucher des Superlove Frauen, viele von ihnen Frauen of Colour, die unverhältnismäßig stark unter den Auswirkungen des Hurrikans Katrina und der darauffolgenden sexuellen Gewalt gelitten hatten. Bei der anschließenden Podiumsdiskussion über das V-Men-Netzwerk, an der auch der damalige Football-Star Bart Scott teilnahm, wurde überlegt, wie mehr Männer dafür gewonnen werden könnten.

Dies ist der nächste Schritt, der nach *#MeToo* kommen muss. Frauenrechte gehen nicht nur Frauen etwas an. Auch Männer müssen sich engagieren. Sie müssen nicht an Konferenzen oder Gesundheitsberatungen teilnehmen, und sie müssen erst recht nicht durch eine riesige rosa Vagina auf eine öffentliche Bühne treten.

Aber sie müssen das Thema der sexuellen Gewalt ansprechen. Sie müssen alternative Männerbilder für sich akzeptieren und vorleben und zeigen, dass sie stark und sensibel, mutig und mitfühlend, belastbar und emotional sein können und alles, was dazwischen liegt. Sie müssen sich die Zeit nehmen, mit ihren jugendlichen Söhnen offen und ehrlich über die Rechte der Frauen zu sprechen.

Noch nie gab es so viele Männer, die über die Frauenrechtsbewegung und die Kampagnen gegen sexuelle Gewalt so umfassend informiert sind wie heute und die damit sympathisieren. Nun muss der nächste Schritt folgen, bei dem sie von passiven Unterstützern zu aktiven Teilnehmern am notwendigen sozialen Wandel werden. Es darf nicht allein den Frauen überlassen werden, sich für Gesetzesänderungen starkzumachen, Gerechtigkeit zu fordern, Missbrauchstäter anzuprangern, in den Gemeinden zu arbeiten und Kinder anders zu erziehen.

Frauen werden natürlich auch weiterhin die führenden, treibenden Kräfte bei dieser Arbeit sein. Meine Stimme wird sich immer für andere erheben. Aber die Rechte der Frauen sind universelle Rechte. Wenn es eine Petition, eine Demonstration oder eine Social-Media-Kampagne zu sexueller Gewalt gibt oder eine Gelegenheit, über Geschlecht, Sexualität oder Ungleichheit in der Familie zu sprechen, müssen sich die Männer beteiligen. Das Problem betrifft die gesamte Menschheit, nicht nur die eine Hälfte von ihr.

10

FÜHRUNG

Im Laufe meiner Karriere habe ich viele und ganz unterschiedliche Führungspersönlichkeiten kennengelernt: Politiker, religiöse Führer, Führungskräfte aus der Wirtschaft, Vertreter von Gemeinden und von der Basis. Einige haben sich aus persönlichem Ehrgeiz oder fehlgeleiteter Überzeugung dem Thema der sexuellen Gewalt verschlossen und es lieber ignoriert oder geleugnet. Es sind auch viele gute Menschen darunter gewesen, die sich für die Überlebenden und allgemein für Frauen einsetzen, und die Barmherzigkeit und Güte in den Mittelpunkt ihres Handelns stellen. Und es hat alles dazwischen gegeben: die Unentschlossenen, die Wankelmütigen, die Oberflächlichen und die Halbherzigen.

Wenn nicht alle Führer einer Gesellschaft am gleichen Strang ziehen, ist es sehr schwer, den systemischen und kulturellen Wandel herbeizuführen, der notwendig ist, um die Welt zu einem sichereren, gerechteren und erfüllenderen Ort für Frauen zu machen. Das Ende der sexuellen Gewalt wird nur durch Anstrengungen auf allen Ebenen erreicht werden. Wir brauchen mehr Führungskräfte, die mutig ihren Einfluss geltend machen.

Im Jahr 2018 reiste ich in den Irak, um mich mit einem Führer zu treffen, dessen Region, ähnlich wie der Ostkongo, von sexuellen Gewalttaten erschüttert wurde. Auch er musste sich mit den Folgen eines Krieges auseinandersetzen, in dem Gewalt gegen Frauen als Waffe eingesetzt worden war. In einer Zeit, die für ihn und seine Anhänger mit unermesslichen Problemen belastet war, fand er den Mut, Traditionen in Frage zu stellen und einen tiefgreifenden sozialen Wandel einzuleiten.

Meine Reise in den Irak war von der Wohltätigkeitsorganisation Yazda organisiert worden, die seit 2014 mit der jesidischen Gemeinschaft zusammenarbeitet, dabei insbesondere mit den Frauen, die die grauenvolle und mörderische Herrschaft des IS (Islamischer Staat) erleiden mussten. Die dreijährige Herrschaft dieser Terrororganisation über den Nord- und Westirak hat eine Spur der Zerstörung hinterlassen, die erst nach Jahrzehnten beseitigt sein wird.

Als ich nach Erbil im Nordirak flog, hatte ich bereits Nadia Murad kennengelernt, die sich in den vorausgegangenen drei Jahren dafür eingesetzt hatte, die Weltöffentlichkeit auf die gezielte und massenhafte Vergewaltigung der jesidischen Frauen durch den IS aufmerksam zu machen. Meine Reise in den Irak fand vor unserer Auszeichnung mit dem Friedensnobelpreis statt. Mit ihrem Mut, ihre Geschichte öffentlich zu machen, zuerst vor der UNO, dann in Medieninterviews und schließlich in ihrem Buch *Ich bin eure Stimme*, hat sie dieses abscheuliche Kapitel für die Nachwelt festgehalten.

Der IS entstand aus den Überresten extremistischer Gruppen wie al-Qaida, die während der US-Besetzung des Irak ab 2002 gegen die amerikanischen Streitkräfte kämpften. Anfang 2014 überrannten sie die irakische Armee im Nordwesten des Landes und bauten ihr Einflussgebiet aus, bis sie rund ein Drittel des

Landes kontrollierten, darunter auch die zweitgrößte Stadt des Landes, Mossul, und das Gebiet um Sindschar, das historische Kernland der Jesiden.

Die Jesiden sind eine eigenständige ethnische und religiöse Gruppe, deren Ursprünge sich bis ins zwölfte Jahrhundert zurückverfolgen lassen, als ein islamischer Mystiker im Dorf Lalisch inmitten der Berge und Buschvegetation des Nordirak zu predigen begann. Im Laufe der Jahrhunderte entfernten sich seine Anhänger vom Islam. Der Glaube verschmolz mit alten, lokalen Glaubensvorstellungen und ließ sich auch vom Christentum und Judentum inspirieren. Er wurde zu einer eigenständigen Religion mit eigener Schrift, eigenem Kalender und eigenen Zeremonien.

Mehr als 800 Jahre lang waren die Jesiden den Kämpfen um die geistige Vorherrschaft ausgesetzt, die den Nahen Osten und große Teile der Welt bis heute beherrschen. Sie waren eine kleine, verfolgte Minderheit, deren Anhänger aufgrund der immer wieder gegen sie ausgeübten Gewalt und Unterdrückung sich über die ganze Welt verstreuten.

Ihr Überleben als Gemeinschaft, die heute etwa 500 000 Mitglieder zählt, ist auf die starken persönlichen Bindungen zwischen den Gläubigen und auf ihre Frömmigkeit zurückzuführen, außerdem auf das unwirtliche Terrain ihrer Heimat, zu der das Sindschar-Gebirge gehört, ein bis zu 1000 Meter hoher Gebirgskamm, der ihnen im Laufe der Jahrhunderte bei jeder neuen Aggression Zuflucht bot.

Die Aggression von Seiten des IS war der jüngste Versuch, die Jesiden auszulöschen, allerdings wurde dies im 21. Jahrhundert von einer modernen Propagandamaschine begleitet, die sich die brutal misshandelten Vorfahren der heutigen Jesiden nie hätten vorstellen können. Dem Beispiel aller völkermörderischen Ideologen folgend, entmenschlichten die IS-Führer die Jesiden in ihren Lehren und Bräuchen und bezeichneten sie in ihren Online-Botschaften und Videos als Teufelsanbeter und Abtrünnige.

Sie begannen mit der Massenvernichtung der Jesiden, von der auch Nadias Familie betroffen war. Ihr Dorf Kocho wurde im August 2014 im Morgengrauen von Kämpfern überfallen, die die unheilvolle schwarze Flagge des IS schwenkten. Nachdem die Menschen eine Woche lang nicht mehr ihre Häuser verlassen durften, wurden sie in die örtliche Schule gerufen. Die Männer wurden gezwungen, alle Wertsachen abzuliefern, dann wurden sie von den Frauen und Kindern getrennt, vor einem Graben aufgereiht und kaltblütig erschossen. Nach dem Ende der Erschießung wurden die schluchzenden Frauen und Kinder auf Pritschenwagen verladen und in die vom IS kontrollierte Stadt Mossul gebracht.

Nadia, unverheiratet und damals 21 Jahre alt, wurde als *Sabiya*, als Sklavin, ausgewählt und nachts in einem Bus zu einem Markt transportiert. »Jeder Moment mit dem IS war Teil eines langsamen, qualvollen Todes«, beschrieb sie diese Erfahrung. Die Busfahrt zum Markt, während der sie belästigt und missbraucht wurde, war der »Moment, als sie anfing zu sterben«.

Auf dem Markt – der in Wirklichkeit ein großer Raum in einem beschlagnahmten Haus war – tauchten schreckliche, brutale Männer mit Bärten und Pistolen auf, die bündelweise Dollars dabeihatten. Viele von ihnen wollten wissen, ob die Mädchen noch Jungfrauen seien. Nadia und ihre Verwandten schrien, rollten sich zusammen oder versuchten, die rauen, schwieligen Hände wegzuschlagen, die nach ihnen griffen. Schätzungsweise

6400 jesidische Frauen wurden auf diese Weise verkauft und mussten ein entsetzliches Leben in Gefangenschaft führen.[1]

Nadia wurde an einen IS-Richter verkauft, der ein sadistisches Vergnügen darin fand, ihre Religion zu beleidigen, sie zwang, zum Islam zu konvertieren (worauf sie zum Schein einging), und sie immer wieder vergewaltigte. Er verhöhnte sie und behauptete, dass selbst wenn sie fliehen würde, ihr Leben vorbei wäre, weil ihre Gemeinschaft sie niemals wieder aufnehmen würde. Als sie nach einem Fluchtversuch wieder gefangen genommen wurde, befahl er seinen Wachen, sie zur Strafe zu vergewaltigen.

Danach wurde sie mehrmals weiterverkauft, wobei keiner ihrer Entführer Mitgefühl zeigte, als sich ihr Gesundheitszustand verschlechterte. Nach drei Monaten gelang ihr die Flucht durch eine unverschlossene Tür, und sie fand Unterschlupf bei einer mutigen Familie sunnitischer Muslime.

Als ich zweieinhalb Jahre später den Irak besuchte, hatte der IS dank der Anstrengungen des irakischen Militärs, lokaler Milizen, darunter Jesiden und Kurden, und der von den USA und ihren Verbündeten gelieferten Waffen einen großen Teil seines Territoriums im Irak und dem benachbarten Syrien eingebüßt. Doch dies markierte erst den Anfang der Bemühungen zur Bewältigung der durch die Kämpfe ausgelösten humanitären Krise.

Der erste Halt auf meiner Reise war in einem Flüchtlingslager in Dohuk, zweieinhalb Stunden von der Stadt Erbil entfernt, in einem von der kurdischen Regionalregierung kontrollierten Gebiet, das vom IS nie erobert worden war. Alle paar Kilometer mussten wir an Kontrollpunkten anhalten, wo bewaffnete kurdische Wachen unsere Papiere und Visa sehen wollten.

In Dohuk lebten Hunderttausende von Flüchtlingen, die in verheerenden Verhältnissen hausen mussten, was mir auf traurige Weise vertraut war. Rund 85 Prozent der Jesiden waren durch die Kämpfe vertrieben worden. Die Hügel waren mit Lagern übersät, die öder und trockener waren als die Lager im Kongo, aber die gleiche improvisierte Architektur und die gleichen Merkmale der Katastrophe aufwiesen, die überall auf der Welt zu finden sind.

Die meisten Menschen waren in Wohncontainern untergebracht und nicht in Zelten, wie man sie in den Flüchtlingslagern im Kongo findet, und ich war beeindruckt von den Solarzellen und den Wassertanks, die von der UNO und Hilfsorganisationen gespendet worden waren. Alles andere kam mir bekannt vor: das tägliche Gerangel um Essen und Wasser, Kinder in verschlissener Kleidung und Eltern, die mit toten Augen über sie wachen.

Dort gab es Tausende Frauen wie Nadia, Opfer von Grausamkeiten und Vergewaltigungen, die wenig oder gar keine professionelle Betreuung oder Unterstützung erhielten. Eine Handvoll Ärzte tat ihr Bestes, um damit fertigzuwerden. Die Nichtregierungsorganisation Yazda hatte mich um den Besuch gebeten, um über unsere Erfahrungen im Kongo zu berichten. Sie hofften, von unserem Ansatz bei der Bereitstellung medizinischer Versorgung sowie psychologischer, rechtlicher und sozioökonomischer Unterstützung zu lernen. Ein Schwerpunkt meiner Arbeit in den letzten Jahren ist die Weitergabe unseres Expertenwissens gewesen.

In einem der größeren Gebäude war ein Treffen mit etwa fünfzig Überlebenden arrangiert worden, die sich freiwillig gemeldet hatten, um mich zu treffen. Meine Gastgeber hatten mir zuvor von ihren täglichen Bemühungen erzählt, den Frauen in den Lagern zu helfen, die unter Panikattacken, Schlaflosigkeit und Weinkrämpfen litten. Viele waren von ihren Familien verstoßen worden. Andere hatten Kinder von ihren Vergewaltigern bekommen. Es hatte Selbstmordversuche gegeben.

Je mehr ich auf meinen Reisen sehe, desto mehr wird mir klar, dass Frauen in Zeiten des Krieges wie des Friedens auf die gleiche Weise unter den gleichen Folgen sexueller Gewalt leiden, ungeachtet ihrer Kultur, Sprache oder religiösen Überzeugungen.

Die Gruppensitzung machte deutlich, wie groß der Bedarf an qualifizierter psychologischer Hilfe und Behandlung war. Die von den Frauen erlittenen Traumata waren noch frisch und gingen tief. Mehrere Frauen erzählten, wie sie von den IS-Kämpfern von ihren Familien getrennt, dann verschleppt, verkauft, vergewaltigt und missbraucht worden waren.

Nach ihrer Befreiung sahen sie sich mit einer Reihe neuer Probleme konfrontiert. Sie konnten nicht in ihre zerstörten Häuser zurückkehren und fühlten sich von ihrer Gemeinschaft geächtet. Nach jesidischer Tradition wurde Vergewaltigung als Ehebruch betrachtet. Für das Opfer war es eine Schande, die öffentliche Auspeitschungen und Mord durch Angehörige nach sich ziehen konnte.

Nadia erzählte, wie der erste Mann, der sie kaufte, zu ihr sagte, dass ihr Leben als vergewaltigte, zum Islam konvertierte Jesidin beendet sei. »Und wenn du es nach Hause schaffst, werden dein Vater oder dein Onkel dich töten«, höhnte er. Sie beschrieb freimütig ihre Befürchtungen und Ängste, als sie schließlich nach Hause reiste.

Als die Frauen sich mir anvertrauten, wurde deutlich, dass ihre Worte eine Wirkung auf die anderen Anwesenden hatten. Das erleben wir häufig auch in Panzi in den ersten Gruppentherapiesitzungen. Frauen mit unbehandelten und verdrängten traumatischen Erinnerungen durchleben möglicherweise lebhafte Flashbacks auf ihre Torturen. Aus diesem Grund haben sich in öffentlichen Diskussionen über Vergewaltigung heute »Triggerwarnungen« durchgesetzt, die die Menschen vor bevorstehenden Hinweisen auf sexuellen Missbrauch warnen.

Vier der Frauen fielen fast gleichzeitig in Ohnmacht. Ich kümmerte mich um sie, und als sie wieder bei Bewusstsein waren, brachten wir sie in einen ruhigen Raum, wo sie sich erholen konnten. Ich fragte meine Gastgeber, ob es einen Psychologen gebe, der sie später besuchen könnte. Man sagte mir, dass dies nicht der Fall sei.

Das hat mir gezeigt, wie viel Arbeit noch vor uns liegt, um unsere humanitären Soforthilfemaßnahmen während oder nach Konflikten zu verbessern. Vorrangig ist natürlich die umgehende Bereitstellung von Nahrungsmitteln, Unterkunft und medizinischer Grundversorgung. Allzu oft bleiben die unsichtbaren Wunden von sexueller Gewalt unbehandelt, obwohl wir wissen, dass sie existieren.

Unser nächster Halt war die Stadt Lalisch, wo wir den Führer trafen, den ich in der Einleitung zu diesem Kapitel erwähnt habe. Sein Name war Baba Scheich, der spirituelle Führer des jesidischen Volkes, ein gebrechlicher Mann von über achtzig Jahren mit einem langen weißen Bart.[2] Er lebte in der religiösen Hauptstadt der Jesiden zwischen Tempeln mit geriffelten, kegelförmigen Spitzen und natürlichen Quellen.

Vor dem Betreten des Dorfes müssen alle Besucher ihre Schuhe ausziehen. Es war ein eigenartiges Gefühl, in den von großen Maulbeerbäumen überschatteten Straßen barfuß über das glatte Kopfsteinpflaster zu gehen.

Ich blickte dem Treffen mit Baba Scheich mit Freude entgegen. Ende 2014, als der IS jesidische Dörfer plünderte, hatte er beschlossen, die jahrhundertealten religiösen Traditionen neu zu definieren. Er hatte entschieden, dass Barmherzigkeit über dem theologischen Dogma steht, obwohl er damit riskierte, die Traditionalisten in der Gemeinde gegen sich aufzubringen.

Nachdem er mehrere Frauen getroffen hatte, die die IS-Sklavenmärkte durchlaufen hatten, hatte er in einem Erlass an die Gemeindeältesten erklärt, dass Opfer der Extremisten wieder aufgenommen werden sollten und keine Konsequenzen zu befürchten hätten. Noch mutiger war seine Erklärung, dass die Babys, die diese Frauen infolge der Vergewaltigung zur Welt brachten, als Jesiden behandelt werden sollten.

Dies stand im Widerspruch zu einer der Lehren des Jesidentums, das eine in sich geschlossene Gemeinschaft ist, die keine Konvertiten aufnimmt. Jeder, der außerhalb der Glaubensgemeinschaft heiratet, wird ausgeschlossen. In der Vergangenheit kam es vor, dass Frauen von Angehörigen getötet wurden, weil sie eine Beziehung zu einem Muslim hatten.

Nach dieser Ankündigung pilgerten viele der von IS-Kämpfern vergewaltigten jesidischen Frauen nach Lalisch, um sich mit dem Weihwasser aus den Höhlen, in denen alle jesidischen Kinder getauft werden, segnen zu lassen. Zum Zeichen ihrer Wiedergeburt wurden ihnen weiße Kopfbedeckungen gereicht. Viele Frauen sind mehrmals wiedergekommen, weil sie darin eine Form der Akzeptanz sehen, die ihnen hilft, ihre Isolation und Scham zu überwinden.

Baba Scheich saß mit gekreuzten Beinen, in weiße Gewänder gekleidet am Boden. Als ich mich zu ihm herabbeugte, um ihm die Hand zu geben, berührte ich mit meiner linken Hand meinen rechten Unterarm, in der kongolesischen Kultur ein

Zeichen des Respekts. Ich erklärte ihm, warum ich den Irak besuchte, und dankte ihm, dass er uns empfing. Ich sagte ihm, wie sehr ich seine Entscheidung und seinen Mut bewunderte, den Frauen zu helfen, das Stigma ihrer Erfahrungen zu überwinden.

Er war zurückhaltend und bescheiden und betonte, dass dies nichts Radikales sei und dass sich die Religion unter den gegebenen Umständen einfach weiterentwickelt habe. Die Frauen zu verstoßen, würde lediglich den Interessen des IS dienen, dessen Ziel es sei, die Gemeinschaft zu zerstören, erklärte er.

Seine Entscheidung war weise, menschlich und fortschrittlich. Die religiösen Führer dieser Welt, die Hüter der Bräuche und des Glaubens, die das Leben von Christen, Muslimen, Juden und Angehörigen all der anderen zahlreichen Glaubensrichtungen gestalten, haben die Fähigkeit, und ich glaube, auch die Pflicht, unsere Gesellschaften zu Orten zu machen, an denen Frauen stärker akzeptiert werden und willkommen sind. Sie haben die geistige und moralische Kraft, etwas zu verändern.

Der Wandel muss von oben kommen, um die Menschen an der Basis zu aktivieren und auf sie einzuwirken. Wie ich wiederholt erklärt habe, ist sexuelle Gewalt ein Ergebnis der Geschlechterhierarchie, die das Leben von Männern als dem der Frauen überlegen definiert. Wir müssen zur Kenntnis nehmen, welche Rolle die Religion bei der Durchsetzung der männlichen Dominanz und der weiblichen Unterwürfigkeit spielt.

Dies sage ich als Christ und als Sohn eines Pastors. Ich bin selbst Seelsorger in einer kleinen Kirche in Bukavu, der Gemeinde meines Vaters. Einige Menschen in meinem Umfeld haben ihren Glauben verloren, weil sie das Bild eines gütigen Gottes nicht mit einem Gott in Einklang bringen können, der dem Gemetzel im Kongo zwei Jahrzehnte lang teilnahmslos zusieht. Ohne meinen Glauben, da bin ich mir sicher, hätte ich all die Jahre nicht durchgehalten.

Ich beginne jeden Tag mit einem Gebet, das sich auf die Werte bezieht, die mir am wichtigsten sind: Liebe, Mitgefühl, Demut gegenüber Gott und den Menschen, Integrität und Solidarität. Ich gehe in die Kirche, wann immer es mir die Sicherheitslage erlaubt. Meine Bibel ist mein liebster Reisebegleiter.

Ich habe eine zutiefst persönliche Beziehung zu Gott. Eigentlich betrachte ich mich als einen gläubigen, aber nicht unbedingt als einen religiösen Menschen. Religionen sind ideologische Konstrukte, Auslegungen von Gründungstexten durch bedeutende Persönlichkeiten der Vergangenheit. Diese Auslegungen stammen aus der Feder von Männern, die in der Regel ihre Machtposition dazu nutzten, ihre Privilegien zu festigen.

Es liegt an uns, ob wir diese Auslegungen als unumstößliche Gesetze akzeptieren, die so fest verankert sind wie die Steine der Tempel von Lalisch, der Klagemauer, von Mekka oder unserer Kathedralen und Kirchen. Oder wir akzeptieren, dass auch die Glaubenslehre sich weiterentwickeln muss, so wie unsere berühmten Gotteshäuser manchmal umgebaut und erweitert, von der Witterung geformt und im Laufe der Zeit von Menschenhand verändert wurden.

Wenn ich in der Kirche predige, betone ich immer, dass der beste Ort der Begegnung mit Gott in uns selbst liegt, in unseren inneren Gedanken und unserem Gewissen. Alles außerhalb dieses persönlichen Heiligtums ist das Werk von Menschen, mit all ihren Unvollkommenheiten und Lastern. Gott ist für mich Anfang und Ende von allem, eine universelle Kraft, die das Unerklärliche erklärt, auch die Vollkommenheit der Natur, der Musik oder der Kunst, und die uns ermahnt, einander zu lieben und füreinander zu sorgen.

Ich habe erlebt, zu welcher Rücksichtslosigkeit und Zerstörung Menschen fähig sind, trotzdem glaube ich immer noch, dass wir, von ganz wenigen Ausnahmen abgesehen, von Natur aus tugendhaft sind und nach dem Ebenbild Gottes geschaffen wurden. Man muss nur innehalten und Kinder in ihrer Unschuld, ihrer Verspieltheit, ihrer Reinheit beobachten, um daran zu glauben. Ihre Herzensgüte, ihre Frömmigkeit, das ist die wahre menschliche Natur, bevor sie von der Gesellschaft, von Regeln und Vorschriften und – seien wir ehrlich – manchmal auch von verhängnisvollen religiösen Praktiken verändert wird. Nur in uns selbst können wir meditieren und die Verbindung zu unserer ursprünglichen Natur im Dialog mit Gott erneuern.

Ich kann in der christlichen Schrift keinen schlüssigen Beweis dafür finden, dass Frauen als minderwertigere Wesen geboren würden oder dass sie unterdrückt werden sollten. Erst wurde Adam erschaffen, dann Eva, die geschaffen wurde, weil der Mensch nicht allein leben sollte. Sie wurden als Team erschaffen, kein Tier sollte ihnen ebenbürtig sein.

Und auch andere ausgrenzende und diskriminierende Praktiken gegen Frauen, zum Beispiel, dass ihnen verwehrt wird, verantwortliche Positionen einzunehmen, entbehren jeglicher Grundlage. Die Schriften des Apostels Paulus – vornehmlich der berühmte Satz im ersten Korintherbrief, dass »Frauen in den Gemeindeversammlungen schweigen sollen« – dienten als Rechtfertigung, Frauen von kirchlicher Macht auszuschließen. In Anbetracht der Tatsache, dass es in der Frühkirche mehrere Frauen gab, die wie Paulus lehrten und predigten, ist dieser Satz mit Sicherheit fehlinterpretiert und aus dem Zusammenhang gerissen worden.

Ich bin der festen Überzeugung, dass die religiösen Führer den im vergangenen Jahrhundert eingeleiteten gesellschaftlichen Wandel, der die Rolle der Frau weltweit neu bewertet, fördern müssen und nicht behindern dürfen, damit sie mehr Autonomie und Macht bekommen. In der Geschichte gibt es unzählige Beispiele dafür, wie sich Religionen an ihre Zeit angepasst haben.

Feminismus und Glaube sind kompatible Konzepte. Die Hüter unserer Tempel, Kirchen und Moscheen sollen sich nicht bedroht fühlen. Deshalb hat mich die Entscheidung von Baba Scheich auch so sehr bewegt. Er besaß die Geistesklarheit und den Mut, die Notwendigkeit von Veränderungen zu erkennen.

Die Hardliner innerhalb des Obersten Geistlichen Rates der Jesiden haben im Jahr 2019 leider eine neue Erklärung herausgegeben, in der festgestellt wird, dass die aus der Vergewaltigung von Jesidinnen stammenden Kinder nicht anerkannt werden. Dies stellt die Überlebenden vor eine unmögliche Wahl zwischen ihrer Gemeinschaft und ihren Nachkommen. Die neue Verordnung, die an die mit der Durchsetzung der Regeln betrauten Gemeindeältesten hinuntergereicht wird, führt dazu, dass das Leben von Hunderten von Frauen verkompliziert wird.

Traditionelle Führungsstrukturen, die manchmal aus gewählten Personen bestehen, meist aber aus Versammlungen von männlichen Ältesten, haben in weiten Teilen der Welt großen Einfluss auf gesellschaftliche Normen. Sie orientieren sich oft an religiösen Führern, aber es ist wichtig, die Rolle, die sie bei der Beeinflussung von Einstellungen und Verhalten spielen, nicht zu vernachlässigen, insbesondere in Gesellschaften, die anders als die individualisierten, hoch entwickelten Länder eher kollektivistisch organisiert sind.

Einer der Hauptfehler, den ausländische Hilfsorganisationen

über Jahre hinweg in den Entwicklungsländern gemacht haben, ist die Vernachlässigung dieser wichtigen, oft sehr konservativen Ebene der Gesellschaft oder der bewusste Versuch, sie zu umgehen. Ich habe zum Beispiel erlebt, wie Hilfsorganisationen und Aktivisten versucht haben, direkt mit den Frauen über die Vorteile der Verhütung zu sprechen, ohne zu berücksichtigen, dass dieses Thema stigmatisiert ist und dass Frauen ohne die Zustimmung ihres Mannes und der Gemeinschaft keine Entscheidungen treffen können.

Gruppen, die sich für die Abschaffung der weiblichen Genitalbeschneidung einsetzen, haben sich auf Gesetzesänderungen und Informationskampagnen konzentriert, in der Annahme, dass die Aufklärung über die ernsten Gesundheitsrisiken und den rechtlichen Schutz ausreichen würden, dieser Praxis ein Ende zu setzen. Ich habe in Guinea in Westafrika gearbeitet, wo die große Mehrheit der Frauen weiterhin beschnitten wird, obwohl es gesetzlich verboten ist.

Solange sich die Führer der Gemeinschaften – in der Regel die Ältesten, die als spirituelle und soziale Schiedsrichter fungieren – nicht davon abwenden, haben die Frauen am untersten Ende der sozialen Leiter kaum die Möglichkeit, eigene Entscheidungen zu treffen. Viele dieser Frauen unterstützen die Genitalbeschneidung sogar aktiv, da sie darin eine Art Initiationsritus sehen oder sogar einen Brauch, der die Frauen einer Familie miteinander verbindet.

Fast bei allen die Frauen betreffenden sozialen Themen sind die Probleme die gleichen, von der Kinderheirat bis zur Polygamie.

Unser Projekt zur Förderung »positiver Männlichkeit« mit dem Warega-Stamm in Süd-Kivu hat mir gezeigt, dass mit sanfter und respektvoller Zusprache Veränderungen auf Gemeindeebene in Bezug auf Frauenrechte möglich sind. Es hat gezeigt, was erreicht werden kann, wenn man mit und nicht gegen die bestehenden Machtstrukturen arbeitet.

Nach unseren ersten Schulungsprogrammen und Seminaren, die das Ziel hatten, in den Gemeinschaften eine gleichmäßigere Aufteilung der häuslichen Pflichten zu fördern, wurde ich im Jahr 2017 von den Warega-Ältesten eingeladen, ihre Region zu besuchen. Es war ein Zeichen ihrer Dankbarkeit und Anerkennung für die Beziehung, die wir über mehrere Jahre hinweg aufgebaut hatten. Wir wollten bei dem Besuch erörtern, was wir noch für sie tun könnten, und einige der Veränderungen vor Ort inspizieren.

Ich wurde von den Stammeshäuptlingen begrüßt, die als Bindeglied zwischen der Warega-Gemeinschaft und der spirituellen Welt ihrer Vorfahren gelten. In Ermangelung eines funktionierenden Rechtssystems wird von ihnen auch erwartet, dass sie die Regeln festlegen, Streitigkeiten schlichten und der Gemeinschaft Orientierung geben.

Ich sprach zuerst in der Kirche und besuchte dann eine Schule, die wir finanziell unterstützt hatten. Während unseres Gangs durch das Dorf vertraute mir einer der Ältesten einen peinlichen Vorfall an, der sich kürzlich mit einem ausländischen Entwicklungshelfer ereignet hatte.

Seit mehreren Jahren profitierte das Gebiet von der Finanzierung und Hilfe einer westlichen Hilfsorganisation, die Mitarbeiter entsandte, die mit den Stämmen lebten und arbeiteten. In den vergangenen Monaten hatte einer von ihnen, ein Deutscher, einige der strengen Regeln verletzt, mit denen die Würde ihrer Frauen geschützt werden soll, erzählte der Älteste.

Der junge Mann war gesehen worden, wie er an einer als Badeplatz für Frauen ausgewiesenen Stelle des nahe gelegenen Flusses von einem Gebüsch aus Frauen fotografierte. Der Bereich war ausschließlich für die Frauen reserviert, damit sie sich in Ruhe waschen konnten. Ob der junge Mann aus voyeuristischen Gelüsten gehandelt hatte oder weil er »exotische« Bilder des einheimischen Lebens einfangen wollte, um sie Verwandten und Freunden in der Heimat zu zeigen, war unklar.

Als die Ältesten von dem Skandal erfuhren, beriefen sie eine Sitzung ein. Sie sollten darüber beraten, wie die Dorfgemeinschaft sich dazu verhalten und ob der junge Deutsche bestraft werden sollte.

Die Ältesten entschieden, ihn aus dem Dorf zu verbannen und ihm die Rückkehr zu verbieten. Er wurde von seinen Arbeitgebern in aller Eile aus dem Land geschleust.

Als wir uns am Ende meines Besuchs zusammensetzten, beschloss ich, am Beispiel dieser Geschichte darüber zu sprechen, wie man Frauen in der Gemeinschaft schützen kann. Wir saßen eingezwängt in einem Raum, der einer lokalen Einrichtung gehörte, die sich mit sexueller Gewalt befasst. Die Häuptlinge saßen Schulter an Schulter auf Holzbänken, neben ihnen ihre Ehefrauen.

Zu Beginn sagte ich etwas, dem alle Anwesenden aufrichtig zustimmen konnten: dass die Warega stolz darauf seien, wie sie ihre Frauen schützten. Ihre Entscheidung, den Deutschen zu bestrafen, zeige, wie ernst sie ihre Verantwortung nahmen, sie vor Schaden zu bewahren. Ich erinnerte sie daran, dass sie traditionell auch die Rolle der Mütter ehrten.

So sehen sich viele Führer von Gemeinschaften – ob in den Panchayats der Hindus im ländlichen Indien, den Dschirgas der paschtunischen Gruppen in Afghanistan oder Pakistan, den Stammesräten in Afrika oder unter den islamischen Klerikern im Nahen Osten. Sie als ignorante Frauenfeinde zu behandeln, verschließt den Raum für Zusammenarbeit und für Gespräche, die zu Veränderungen führen können.

Ich sagte ihnen, dass sie mir etwas erklären müssten: Ich verstand, dass der Deutsche einen *muzombo* begangen hatte, eine Sünde, die die Vorfahren des Stammes beleidigte. Er war bestraft worden, weil er das Verbrechen begangen hatte, Frauen des Stammes nackt zu betrachten. Aber warum gab es nicht die gleichen Strafen für Männer, die Frauen ohne Erlaubnis berührten oder in sie eindrangen?

Ich wusste, dass die Ältesten oft Fälle klären sollten, in denen Männer beschuldigt wurden, Mädchen und Frauen aus der Umgebung vergewaltigt zu haben. Wenn das Opfer eine unverheiratete Jungfrau war, boten die Ältesten dem Angreifer oft folgende Lösung an: Er sollte ihre Mitgift bezahlen und sie heiraten. Damit wäre die Angelegenheit erledigt und die »Ehre« der Familie des Mädchens – und angeblich auch ihre eigene gewahrt.

Solche sogenannten gütlichen Vereinbarungen sind an der Tagesordnung. Mädchen werden einfach verkauft: Ihre Väter übertragen das Eigentum an ihren Töchtern an ihre Vergewaltiger.

Das hat eine perverse Auswirkung auf die jungen Männer aus der Gegend: Werden ihre Heiratsanträge von dem begehrten Mädchen abgelehnt, greifen sie einfach zur Vergewaltigung, da sie wissen, dass sie, damit die »Ehre« des Mädchens schnell wiederhergestellt wird, mit Gewalt erreichen können, was sie mit Romantik und Charme nicht zu erreichen vermochten, ohne das Gesicht zu verlieren. Dies ist ein starker Anreiz für sexuelle Gewalt, den es in vielen Regionen Afrikas und der ganzen Welt gibt.

Ich habe auch von Fällen gehört, in denen der Aggressor, wenn die vergewaltigte Frau verheiratet war, eine Zahlung an ihren Ehemann leisten musste, entweder in Geld oder in Form von Vieh, wobei zur Regelung eines Falles manchmal Ziegen und Hühner den Besitzer wechseln.

»Ihr habt Regeln, die es Männern verbieten, andere Frauen als ihre Ehefrauen nackt zu betrachten«, sagte ich. »Aber sollte jemand, der eine Frau vergewaltigt oder belästigt hat, nicht härter bestraft werden als jemand, der sie nur nackt gesehen hat?«, fragte ich die Ältesten. »Sie haben diesen deutschen Mann bestraft und ausgewiesen, aber sollte eine Vergewaltigung nicht genauso behandelt werden wie eine *muzombo*?«, fuhr ich fort.

Mehrere der Stammesältesten erklärten, dass sie Gewalt gegen Frauen ernst nähmen und sie als Problem betrachteten. Die Zahlungen und »gütlichen Vereinbarungen« sollten in ihren Augen dazu dienen, Angreifer abzuschrecken.

»Aber damit bestrafen Sie das Mädchen. Sie ist das Opfer des Verbrechens und wird auch noch gezwungen, ihren Vergewaltiger zu heiraten. Sie verdoppeln ihr Leid«, argumentierte ich. »Eine Abschreckung wäre nur, wenn Sie die Vergewaltigung zum *muzombo* erklärten. Niemand würde es wagen, eine Frau ohne Erlaubnis zu berühren, wenn er wüsste, dass er ausgewiesen wird.«

Einige von ihnen widersprachen und brachten das Problem der verlorenen Jungfräulichkeit des Mädchens und ihrer Ehre zur Sprache. Wenn sie ihren Vergewaltiger nicht heiraten würde, würde sie es sehr schwer haben, einen anderen Ehemann zu finden. Das war richtig und eine berechtigte Sorge.

Aber ich beharrte auf meiner Haltung und schlug den Ältesten vor, Führungsstärke zu zeigen. »Wenn Sie sich gegen Vergewaltigung aussprechen, tragen Sie dazu bei, die Scham vom Opfer auf den Angreifer zu übertragen. Er muss Schwierigkeiten bekommen, nicht sie«, sagte ich. »Und eine härtere Strafe würde helfen, das Verbrechen von vornherein zu verhindern. Sie würden andere vor diesem Schicksal bewahren.«

Wäre ich einfach eingeflogen und hätte angefangen, die Ältesten über ihre Sitten zu belehren, hätte ich mit Sicherheit nichts ausgerichtet. Ich wusste aber, dass sie in gutem Glauben handelten. Wir hatten ein Vertrauensverhältnis aufgebaut, und das bedeutete, dass sie mich nicht als studierten Arzt aus der Stadt betrachteten, der auf sie heruntersah. Wir brachten genug gegenseitige Empathie auf, um Raum für Austausch zu schaffen.

Während wir dicht gedrängt zusammensaßen, ging die Diskussion über Frauen und sexuelle Gewalt hin und her. Ich merkte, dass wir Fortschritte machten. Einige der Ältesten stellten ihre bisherige Haltung offen in Frage und erkannten, wie widersprüchlich es war, Voyeurismus und sexuelle Gewalt unterschiedlich zu bestrafen. Am Ende sahen alle die Notwendigkeit ein, Vergewaltigung ebenfalls zum *muzombo* zu erklären.

Nachdem wir abgereist waren, kamen die Ältesten wieder zusammen und erließen eine Verordnung, die in der gesamten Region verbreitet werden sollte – an Hunderttausende von Menschen, die in den Dutzenden von Dörfern und Städten ihres Herrschaftsgebiets lebten. Vergewaltigung galt nun als Verbrechen, das mit Ausweisung bestraft wurde. Es würde keine »gütlichen Vereinbarungen« mehr geben.

Wie Baba Scheich im Irak hatten sie erkannt, dass es notwendig ist, die seit Generationen überlieferten Traditionen zu hinterfragen. Sie haben gezeigt, was durch Dialog und eine fortschrittliche Denkweise erreicht werden kann. Sie waren bereit, ihre Annahmen zu hinterfragen und die Fehler der Vergangenheit zu korrigieren. Mein Land und die Welt insgesamt braucht mehr Führungspersönlichkeiten wie die Ältesten der Warega.

Am anderen Ende des Spektrums, fernab von den Begegnungen in entlegenen Gebieten des Ostkongo, habe ich in den vergangenen anderthalb Jahrzehnten mit führenden Politiker*innen und Vertreter*innen unserer globalen Institutionen zu tun gehabt. Ich habe erlebt, dass gemeinsam Fortschritte gemacht wurden und endlich anerkannt wurde, dass sexuelle Gewalt ein Problem ist, das Aufmerksamkeit und Handeln erfordert.

Im Jahr 2008, zwei Jahre nach meiner ersten Reise, kam ich erneut nach New York. Diesmal beriet der UN-Sicherheitsrat gerade eine wegweisende Resolution über den Einsatz von Vergewaltigung in Konflikten. Ich war gebeten worden, die dem Rat angehörenden Diplomat*innen zu informieren. Sie kamen aus den fünf ständigen Mitgliedsländern – USA, China, Russland, Großbritannien und Frankreich – und zehn weiteren Ländern.

»Warum sprechen wir im Sicherheitsrat über Vergewaltigung?«, fragte der russische Gesandte an einer Stelle der Diskussion. Er sah nicht ein, was dies mit dem Auftrag des Gremiums zu tun hatte, Frieden zu erhalten und Konflikte zu verhindern. Zu meiner Freude kann ich sagen, dass ich dieser Art Widerstand nicht mehr begegne. Heute wird anerkannt, dass Vergewaltigung eine Folge von Kriegen und eine oft gezielt eingesetzte Kriegstaktik ist.

Die UN-Resolution 1820, die im Jahr 2008 trotz anfänglicher Skepsis Russlands einstimmig verabschiedet wurde, gab Anlass zu der Hoffnung auf ein entschlosseneres Vorgehen gegen Sexualverbrecher in Ländern wie dem Kongo. Sie bestätigte die Rechtsprechung der internationalen Kriegsverbrechertribunale für Ruanda und Jugoslawien, auf die ich in Kapitel 7 eingegangen bin, und konstatierte, dass Vergewaltigung als Kriegswaffe eingesetzt wird und ein Kriegsverbrechen, ein Verbrechen gegen die Menschlichkeit und einen Akt des Völkermords darstellen kann. Sie verpflichtete die Staaten, Täter zu ermitteln und strafrechtlich zu verfolgen, und forderte außerdem die Entsendung von mehr Frauen in internationale Friedensmissionen.

Wie bei so vielen UN-Resolutionen ist das Problem, dass den gut gemeinten Worten keine Taten folgen. Es gibt keinerlei Hinweis darauf, dass die sexuelle Gewalt in Konfliktregionen als Folge der monatelangen intensiven diplomatischen Verhandlungen, die zur Annahme der Resolution 1820 geführt haben, geringer geworden ist. Die Militärs oder Milizionäre, die im Kongo, im Sudan, in Myanmar oder in Syrien Vergewaltigungen begehen, bleiben noch immer straffrei.

Ein Jahr später verabschiedete der UN-Sicherheitsrat die wichtige Resolution 1888, mit der das Büro der Sonderbeauftragten des Generalsekretärs für sexuelle Gewalt in Konflikten geschaffen wurde, eine willkommene Entwicklung, die dazu beigetragen hat, das Thema stärker in den Fokus zu rücken.

In den nachfolgenden zehn Jahren hat der UN-Sicherheitsrat weitere Resolutionen – sieben insgesamt – zum Thema Frauen und Sicherheit verabschiedet. Dazu zählt auch die Resolution 1960, mit der ein Mechanismus etabliert wurde, der sexuelle Gewalt in Konflikten aufspüren und anprangern soll, sowie die Resolution 2106, in der erneut die Notwendigkeit der Rechenschaftspflicht betont wurde.

Dies hat entscheidend dazu beigetragen, ein größeres Bewusstsein für das Thema zu schaffen. Russland und China jedoch sind weiterhin skeptisch, was die Ausweitung der Frauen- und Sicherheitsagenda der Vereinten Nationen betrifft, während die westliche Allianz, die die treibende Kraft hinter den Fortschritten war, durch Maßnahmen der Trump-Administration unter einen beispiellosen Druck gesetzt wurde.

Im Jahr 2019, als die deutsche Regierung eine weitere Resolution, Nummer 2467, zum Thema Vergewaltigungen in Konfliktregionen vorlegte, drohte die Trump-Administration mit einem Veto, falls die Resolution einen Hinweis darauf enthalte, dass Vergewaltigungsopfer Zugang zu sexuellen und reproduktiven Gesundheitsdiensten haben sollten. Die Ablehnung wurde damit begründet, dass dies den Zugang zu Abtreibungen impliziere.

Dieser Rückschritt gegenüber früheren Resolutionen, die bekundet hatten, wie wichtig der Zugang zu Gesundheitsdiensten wie HIV-Tests und Notfallverhütung ist, falls gewünscht, machte wieder einmal deutlich, dass nichts als selbstverständlich angesehen werden kann. Die in den vorausgegangenen zehn Jahren aufgebaute Dynamik drohte verloren zu gehen.

Am Ende einigte man sich auf eine abgeschwächte Formulierung, in der alle Hinweise auf sexuelle und reproduktive Gesundheitsdienste sowie auf die besondere Vulnerabilität von Schwulen, Lesben und Transgender in Konflikten entfernt wurden. Mit Genugtuung nahm ich zur Kenntnis, dass in der Resolution zum ersten Mal auf die Bedeutung einer an den Überlebenden orientierten Betreuung von Opfern sexueller Gewalt hingewiesen wurde und auch die Notwendigkeit anerkannt wurde, durch Vergewaltigung gezeugte Kinder zu unterstützen. Die USA stimmten dafür. China und Russland enthielten sich.

Ende 2020 versuchte Russland erneut, die Errungenschaften der vergangenen zwanzig Jahre mit einer neuen Resolution zu schwächen, die einige der früheren Zusagen verwässert hätte.

Zum Glück wurde die Resolution, die auch von China unterstützt wurde, von den anderen Mitgliedern mühelos abgelehnt.

Einzelne Staaten haben weitere Anstrengungen zur Bekämpfung sexueller Gewalt unternommen. Der ehemalige US-Präsident Barack Obama, die britische Regierung unter Premierminister David Cameron, Premierminister Justin Trudeau aus Kanada und zuletzt der französische Präsident Emmanuel Macron haben alle einen Beitrag dazu geleistet. Im Jahr 2014 begründete Schweden als erstes Land der Welt unter dem männlichen Ministerpräsidenten Stefan Löfven, eine »feministische« Außenpolitik, die auf drei Rs beruht: Rechte, Repräsentation, Ressourcen.

Im Jahr 2014 organisierte die britische Regierung außerdem den weltweit ersten Gipfel zur Beendigung sexueller Gewalt in Konflikten. Gastgeber waren der damalige britische Außenminister William Hague und Angelina Jolie. Er brachte politische Entscheidungsträger*innen, Überlebende, Gruppen der Zivilgesellschaft und Expert*innen zusammen. Auch ich nahm daran teil, ebenso wie drei Mitglieder der kongolesischen Regierung, was ich als ein ermutigendes Zeichen wertete.

William Hague und Angelina Jolie besuchten im Vorfeld der Konferenz die Stadt Minova im Kongo, die Ende 2013 Schauplatz sinnloser Gewalt durch Regierungstruppen gewesen war. Nachdem sie gerade eine Schlacht mit den von Ruanda unterstützten M23-Rebellen verloren hatten, wüteten sie vergewaltigend und plündernd zwei Tage lang betrunken durch die Stadt. Ein Soldat erzählte später Journalisten, dass er und 25 seiner Kameraden zusammengekommen waren und sich vorgenommen hatten, jeder zehn Frauen zu vergewaltigen.[3]

Das Problem mit Gipfeltreffen ist das gleiche wie bei den

UN-Resolutionen. Sie lenken die Aufmerksamkeit für eine kurze Zeit auf das Thema, schaffen es aber oft nicht, die Vorhaben auch umzusetzen. Ich erinnere mich an ein Treffen mit Premierminister Cameron, bei dem er sich darüber Gedanken machte, wie die britische Regierung ihre Bemühungen nach dem Gipfel fortsetzen sollte, dessen Organisation 5,2 Millionen Pfund (fast 7 Millionen Dollar) gekostet hatte.

Ich reiste mit dem Gefühl nach Hause, dass die Veranstaltung keine substanziellen Ergebnisse gebracht hatte. Bei den Themen, die ich in meiner Rede hervorgehoben hatte, gab es kaum Fortschritte, etwa bei der Notwendigkeit von Sanktionen gegen Regierungen, die Täter von sexueller Gewalt schützten oder nicht verfolgten. Die UN-Resolutionen müssten mit mehr Nachdruck verfolgt werden, hatte ich gesagt. Wenn es keine Konsequenzen gäbe, würden die Verantwortlichen sie weiterhin ignorieren.

Eine im Jahr 2020 veröffentlichte, sehr kritische unabhängige Überprüfung durch den staatlichen Rechnungshof stellte fest, dass die Konferenz »ihre Ziele nicht vollständig erfüllt hat und die Überlebenden möglicherweise im Stich gelassen werden«. Sie unterstrich den Mangel an politischer Führung nach Hagues Weggang als Außenminister sowie die dramatischen Mittelkürzungen für die Agenda in den sechs Jahren, die seit dem Gipfel vergangen waren.[4]

Es ist wichtig und notwendig, bei der Förderung der Frauenrechtsagenda auf internationaler Ebene Verantwortung zu übernehmen, aber der Spielraum für Veränderungen ist begrenzt, solange die UN-Resolutionen nicht durchgesetzt werden oder der Internationale Strafgerichtshof nicht erweitert und mit mehr Befugnissen ausgestattet wird. Unsere länderübergreifenden Rechtsinstrumente sind immer noch zu schwach. Nur die Verantwortlichen in den einzelnen Ländern haben die Möglichkeit, diskriminierende Gesetze zu ändern, in die notwendige Aufrüstung von Polizei und Justiz zu investieren, Täter zu verfolgen und durch ihre Reden und ihr persönliches Beispiel einen echten sozialen Wandel voranzutreiben.

Um die Handlungsfähigkeit der Regierungen zu erhöhen, brauchen wir mehr Frauen in Machtpositionen. Wir brauchen mehr weibliche Führungskräfte, die in der Lage sind, die gläsernen Decken zu durchbrechen, die sie von Präsidentschaften, Premierministerämter und Kanzlerämter abhalten, von denen sie seit Menschengedenken ausgeschlossen waren.

Beim in Frankreich stattfindenden G-7-Treffen der reichsten Nationen der Welt fiel mir auf, dass beim Gruppenfoto der Staats- und Regierungschefs die einzige weibliche politische Amtsinhaberin Angela Merkel aus Deutschland war. Während ihrer anderthalb Jahrzehnte umfassenden Amtszeit war sie oft die einzige Frau bei den Sitzungen der 28 Staaten der Europäischen Union oder bei den Gipfeltreffen der G-20-Staaten.

Wenn Frauen die Schlüssel zur Macht in die Hand bekommen, können sie die notwendigen Veränderungen, die unsere Welt gerechter und sicherer machen, eher herbeiführen. Wenn sie eine Plattform erhalten, können sie den für sie wichtigen Themen Vorrang geben, zum Beispiel Mütterrechte, gerechtere Rentensysteme, Bildung oder Arbeitsplätze, die den unterschiedlichen Bedürfnissen von Frauen und Männern Rechnung tragen. Und diese Veränderungen dienen nicht nur den Frauen, sondern auch den Kindern, Ehemännern und Vätern.

Ich habe beobachtet, dass erfolgreiche Frauen ihren Erfolg nicht für sich selbst nutzen. Sie teilen diesen Erfolg mit ihrem Mann, ihren Kindern und ihrer Gemeinschaft. Dadurch sind sie eher bereit, die Belange der Gemeinschaft über die ihrer eigenen Person zu stellen. Männer sind in der Regel stärker von ihrem Eigeninteresse an persönlichem Wohlstand, Erfolg und Ehrgeiz getrieben.

Frauen bringen oft Fähigkeiten mit, die ihren männlichen Kollegen fehlen. Es war auffallend, dass viele der Länder, die anfangs von ihren Bürgern besonders für ihren Umgang mit dem neuartigen Corona-Virus gelobt wurden, von Frauen geführt wurden, wie z. B. Deutschland, Neuseeland, Dänemark, Island und Norwegen.

Es wäre allzu vereinfachend, allein auf Grundlage dieser Erkenntnis zu behaupten, dass das Geschlecht ein wichtiger Faktor für das Handeln der Regierungen gewesen ist. Man möchte gern glauben, dass die Bewältigung der Krise den traditionellen Stärken von weiblichen Führungspersönlichkeiten entgegenkam, die hinsichtlich Teamarbeit und Einfühlungsvermögen ihren männlichen Kollegen oft überlegen sind. Umgekehrt schnitten die Macho-Populisten, die sich weigerten, den Rat von Experten zu befolgen und die Grenzen ihres eigenen Wissens einzugestehen, am schlechtesten ab. In jedem Fall war die Krise ein wichtiger Sieg für ein Argument, das leider auch im 21. Jahrhundert immer noch betont werden muss: dass Frauen ebenso kompetente politische Führungskräfte sind wie Männer, wenn nicht sogar bessere, und dass man ihnen Macht anvertrauen kann.

Die jüngsten Statistiken von UN Women zeigen, wie ungleich verteilt politische Führung weltweit immer noch ist. Es gibt nur etwa zwanzig weibliche Staats- und Regierungschefs auf der ganzen Welt von 193 untersuchten Ländern, so die neuesten Daten.[5] Eine OECD-Studie aus dem Jahr 2019 ergab, dass nur vier von 36 führenden Demokratien die Geschlechterparität in ihren Regierungen erreicht haben – Kanada, Frankreich, Schweden und Slowenien. Im Durchschnitt aller 36 Nationen kam in Ministerämtern eine Frau auf drei Männer.[6]

Der vom Weltwirtschaftsforum erstellte *Global Gender Gap Report* nennt vier Kriterien, um die Unterschiede zwischen Männern und Frauen in den 153 untersuchten Ländern zu messen: wirtschaftliche Chancen, Bildung, Gesundheit und Politik. Die größte Ungleichheit besteht weltweit bei der politischen Machtverteilung.

Der Bericht für das Jahr 2020 ergab, dass nur 25 Prozent der 35 127 parlamentarischen Sitze weltweit von Frauen besetzt waren. Es wurden auch Verbesserungen für die vergangenen zwölf Monaten vermerkt. Aber selbst wenn die Verbesserungen in diesem Tempo weitergingen, würde es immer noch 94,5 Jahre dauern, bis die Geschlechterdifferenz bei der politischen Vertretung überwunden wäre.

Je mehr Frauen in der Politik vertreten sind, desto mehr können sie gegen tradierte Ungleichgewichte zwischen den Geschlechtern vorgehen. Und je mehr sie anderen Frauen den Weg öffnen, desto mehr wird es ihnen gelingen, die Politik zu einem Ort zu machen, der sicherer ist und in dem ein respektvollerer Umgang herrscht. Denn Chauvinismus und sexuelle Übergriffe sind auch in unseren Parlamenten und Räten weit verbreitet.

Im Jahr 2016 wurde von der Interparlamentarischen Union eine internationale Studie über sexuelle Belästigung und Gewalt gegen weibliche Abgeordnete in Auftrag gegeben, die herausfand, dass 82 Prozent der befragten Parlamentarierinnen irgendeine Form von psychischer Gewalt erlebt hatten. 20 Prozent waren sexuell belästigt worden. Eine Folgestudie aus dem Jahr 2018, die sich auf Abgeordnete in Europa konzentrierte, bestätigte das gleiche Ausmaß an psychischer Gewalt in der Europäischen Union und zeigte außerdem, dass 40 Prozent der befragten Parlamentsmitarbeiterinnen sexuell belästigt worden waren.

Besorgniserregend ist ein relativ neuer Trend, wonach Frauen ihre politischen Ambitionen aufgeben, nicht nur weil sie Schwierigkeiten haben, mit der internen Macho-Kultur umzugehen, sondern auch aufgrund des Ausmaßes an frauenfeindlichen Beschimpfungen, die über die sozialen Medien von Männern kommen. Mandatsträgerinnen, die ethnischen Minderheiten angehören, bedürfen der besonderen Unterstützung.

Die Führungsetagen der Wirtschaft sind genauso ungleich besetzt wie unsere Parlamente. Die OECD führt Statistiken über die Anzahl der Frauen, die in den Vorständen der größten börsennotierten Unternehmen sitzen. Danach war in den 36 führenden Demokratien weltweit im Durchschnitt nur einer von vier Sitzen von einer Frau besetzt. Der Anteil der weiblichen Führungskräfte war nur geringfügig höher und lag bei etwa einem Drittel.

Der Anteil weiblicher Aufsichtsratsratsmitglieder ist in den letzten fünfzehn Jahren von einem sehr niedrigen Niveau aus stark angestiegen, was in einigen Ländern dem Druck durch die Gesetzgebung geschuldet ist. Norwegen war das erste Land der Welt, das Unternehmen verpflichtete, mindestens 40 Prozent Frauen in die Aufsichtsräte öffentlicher und staatseigener Unternehmen zu berufen. Frankreich, Italien, Spanien und der US-Bundesstaat Kalifornien haben inzwischen mit verbindlichen Quoten nachgezogen. Eine Allianz von Großinvestoren, der so genannte 30-Prozent-Club, drängt darauf, den Anteil von Frauen in Vorständen und Aufsichtsräten auf 30 Prozent zu heben.

Viele Studien haben die Vorteile von geschlechtergemischten Vorständen hervorgehoben, da Frauen dazu beitrügen, die Selbstüberschätzung männlicher CEOs zu bremsen und sie davon abhielten, bei Übernahmen zu viel Geld auszugeben[7], und auch die Unternehmensführung und das Diskussionsniveau bei strategischen Entscheidungen zu verbessern.[8]

Wo immer Frauen befördert werden, tragen sie in den meisten Organisationen dazu bei, die historisch gewachsenen männlichen Normen zu durchbrechen. Meiner persönlichen Erfahrung nach verhalten Männer sich in Anwesenheit von Frauen oft besser. Dann zügeln sie ihre Neigung zu arrogantem, aggressivem und dominantem Auftreten.

Eine groß angelegte Studie der McKinsey-Unternehmensberatung aus dem Jahr 2018 mit dem Titel *Delivering Through Diversity*, in der 1000 Unternehmen in zwölf Ländern untersucht wurden, kam zu dem Schluss, dass Unternehmen mit einem höheren Frauenanteil in Führungspositionen sowie einer ethnisch und kulturell gemischten Zusammensetzung eine höhere Rentabilität und längerfristige Wertsteigerungen für die Aktionäre erbrachten.

Es gibt noch einen weiteren Bereich, in dem die Beteiligung von Frauen von entscheidender Bedeutung ist und der mir als Bürger eines vom Krieg verwüsteten Landes sehr am Herzen liegt: Frauen sind in Friedensprozessen immer noch stark unterrepräsentiert, obwohl sich gezeigt hat, dass ihre Beteiligung die Wahrscheinlichkeit, dass die Waffen für immer schweigen, positiv beeinflusst.

In den Friedensverhandlungen zwischen 1992 und 2019 waren nur 13 Prozent der Verhandlungsführer*innen, 6 Prozent der Schlichter*innen und 6 Prozent der Unterzeichner*innen von Friedensabkommen Frauen, so eine Studie des Council on Foreign Relations, einer US-Denkfabrik.[9]

Eine andere Studie aus dem Jahr 2015 ergab, dass Friedensabkommen, an deren Entstehen Frauen beteiligt sind, mit 35 Prozent höherer Wahrscheinlichkeit mindestens fünfzehn Jahre lang halten.[10] Weibliche Friedensunterhändlerinnen nehmen danach auch mit größerer Wahrscheinlichkeit Vertragsregelungen für Frauen mit auf, wie zum Beispiel die Anerkennung von und Entschädigung für sexuellen Missbrauch.[11]

Dies trifft mit Sicherheit auf Kolumbien zu, wo es im Jahr 2016 erstmals gelang, ein bemerkenswert geschlechtersensibles Friedensabkommen zu erarbeiten. Frauenorganisationen und weibliche Abgeordnete wurden von Präsident Juan Manuel Santos von Anfang an in die Verhandlungen mit den FARC-Rebellen einbezogen. Sie erreichten, dass für die Opfer Entschädigungsmaßnahmen getroffen wurden, dass Sexualverbrechen nicht amnestiert werden durften und dass die Gerichte, die die Kriegsverbrechen in einem Sondergericht verhandelten, zu gleichen Teilen mit Männern und Frauen besetzt werden mussten.

Sie setzten sich auch für die Einrichtung eines Zentrums für die Überlebenden ein, das nach dem ganzheitlichen Ansatz des Panzi-Krankenhauses medizinische, psychologische und sozioökonomische Hilfe leisten soll, und sie erreichten die öffentliche Anerkennung der mehr als 15 000 Frauen, die während des 50-jährigen Konflikts sexuelle Übergriffe erlitten haben.

In Bogotá gibt es eine neue Kunstinstallation, *Fragmentos*. Sie zeigt eine Bodenfläche, die aus 37 Tonnen von Gewehren gegossen ist, die die Rebellen im Rahmen des Friedensabkommens abgegeben haben. Die Waffen wurden von der Künstlerin Doris Salcedo eingeschmolzen, die Vergewaltigungsopfer einlud, ihr dabei zu helfen, das Metall zu Bodenplatten zu hämmern. Die Wirkung ist verblüffend – ich fand es ungemein ermutigend, auf zerstörten Waffen zu gehen, und genau das hatte Salcedo beabsichtigt. Auch der Produktionsprozess hatte eine befreiende Wirkung gehabt: Die Frauen hatten bei der Arbeit das Gefühl, dass sie ihre Traumata weghämmerten.

Ich bewundere die Kreativität, die Bedachtsamkeit und das Engagement, das sich bei der Einbeziehung der Frauen in den kolumbianischen Friedensprozess gezeigt hat. Könnten wir im Kongo doch auch auf solch aufgeklärtes Denken bauen. Ich möchte Ihnen zum Abschluss dieses Kapitels mehr über die Schwierigkeiten erzählen, die ich mit meiner eigenen Regierung gehabt habe.

Ich habe bereits die nackten Drohungen und Einschüchterungsversuche geschildert, denen ich ausgesetzt war. Ich möchte von dem einzigen Mal erzählen, als Präsident Kabila in mein Krankenhaus kam, was vielleicht verständlich macht, warum in den vergangenen zwanzig Jahren so wenig getan wurde, um die Frauen im Kongo anzuerkennen, sich um sie zu kümmern und sie zu schützen.

Kabila besuchte uns im Jahr 2010, seinem neunten Jahr an der Macht. Anlass seines Auftritts war nicht etwa die Empörung über den ständigen Zustrom von verletzten Frauen und Mädchen zu dieser Zeit, sondern ein Unfall mit einem Tanklaster in dem Dorf Sange, etwa 70 Kilometer südlich von Bukavu. Der Laster war umgekippt, und eine Menschenmenge war herbeigeeilt, um das auslaufende Benzin in Plastikflaschen aufzufangen. Der Laster explodierte, 269 Menschen kamen ums Leben, mehr als 200 wurden verletzt. Viele der kompliziertesten Fälle mit den schwersten Verbrennungen wurden in das Panzi-Krankenhaus verlegt.

Kabila kündigte einen Tag der nationalen Trauer an, und sein Stab informierte mich, dass er die Region besuchen und einige der Überlebenden sehen wolle. Ich teilte den Mitarbeitern mit, dass wir endlich den lang erwarteten Besuch des Präsidenten bekämen.

Er fuhr mit einem glänzenden schwarzen Geländewagen auf dem Parkplatz vor. Ich stand zur Begrüßung bereit, hinter mir das Krankenhauspersonal. Die Tür wurde für ihn geöffnet, und er stieg aus. Wir gaben uns die Hand.

»Willkommen Exzellenz, und danke, dass Sie gekommen sind«, sagte ich. Ich suchte in seinem Gesicht Anzeichen einer Gefühlsregung, fand aber nur Härte. Schweigend musterte er die Szene.

»Danke … Sie wissen, warum ich hier bin, nicht wahr?«, sagte er, als wir auf das Krankenhaus zugingen.

»Ja, Exzellenz, natürlich.«

»Warum bin ich also gekommen?«, fuhr er in einem Tonfall fort, als spräche ein Schulleiter mit einem Schüler.

»Sie sind gekommen, um die Brandopfer zu besuchen. Meine Leute arbeiten auf Hochtouren«, sagte ich.

»Ganz genau. Ich bin nicht hier, um Ihre Frauen zu sehen.«

Ihre Frauen. Ich musste sehr an mich halten, um meine Fassung zu bewahren. Diese Gefühllosigkeit in seinen Worten, die Art, wie er die überlebenden Frauen abtat, die herablassende Art, mit der er mich befragte: Seine Verachtung drang ihm aus jeder Pore. Ich wusste, dass in diesem Moment viele Frauen im Zentrum für Überlebende auf ihn warteten. Sie wollten mit ihm sprechen, wollten ihn darauf aufmerksam machen, welche Folgen die Konflikte im Land für ihr Leben und ihre Gemeinschaften hatten.

Ich führte ihn auf die Station, wo einige der stark bandagierten Brandverletzten in ihren Betten lagen. Er begrüßte mehrere von ihnen und sprach ihnen sein Beileid aus. Um uns herum ein Klackern und Klicken. Die Schar der Pressefotografen hielt den Moment fest, in dem er sich wohlwollend über ihre Betten beugte.

»Haben Sie die Hilfsgüter erhalten, die ich für die Verletzten aus Kinshasa habe schicken lassen?«, wandte er sich wieder an mich, als wir in der Mitte des Raumes stehen blieben. Wieder klickten die Kameras. An alle Krankenhäuser der Region, in die Verwundete eingeliefert worden waren, seien Kisten mit Brandwundverbänden geschickt worden, informierte er mich.

»Wir haben eine Kiste erhalten«, erklärte ich. »Aber ich fürchte, wir können sie nicht gebrauchen.«

»Warum?«, erwiderte er scharf.

Ich hielt einen Moment inne. Ich wusste, die Antwort würde peinlich sein für ihn. »Sie enthielt Paracetamol, Kondome und Medizin gegen Darmparasiten«, sagte ich.

»Wie ist das möglich?«, schnauzte er. Er drehte sich um und blickte finster auf seine Gefolgsleute, die ernst und verständnislos dreinschauten. Einer machte sich eine Notiz.

Es bedurfte keiner Erklärung. Wir alle wussten, was geschehen war. Es ist die Geschichte des modernen Kongo, der Wundbrand, der schuld daran ist, dass Armee und Polizei weder Fahrzeuge noch Uniformen noch Munition für ihre Waffen haben. Der Grund, warum Straßen und öffentliche Gebäude nur halb fertig gebaut sind und Lehrer nicht bezahlt werden. Der Grund, warum unsere Fluggesellschaften eine entsetzliche Sicherheitsbilanz haben und unsere Banken bankrottgehen und dabei die Ersparnisse der Menschen verschlingen.

Wahrscheinlich hatte er etwas Geld für den Kauf von Medikamenten freigegeben und angeordnet, dass es an die Krankenhäuser geschickt wird. Aber die erste Person, die den Auftrag erhielt, hatte einen Teil des Geldes für sich behalten, dann die zweite und die dritte, vielleicht sogar bis hin zur letzten Person, die die Kiste gepackt hatte. Irgendwann war dann die geringe Menge der tatsächlich gekauften medizinischen Produkte gestohlen und auf dem Schwarzmarkt verkauft worden. Aber etwas musste verschickt werden. Der Schein musste gewahrt werden. Also wurden Kondome und Paracetamol eingepackt.

Als er die Besichtigung der Brandopfer beendet hatte, ignorierte ich seine einleitenden Bemerkungen am Auto und schlug ihm vor, die Abteilung für sexuelle Gewaltopfer zu besuchen. Seine Stimmung schien sich weiter zu verdüstern. Er erinnerte mich noch einmal kurz an den Grund seines Besuchs.

Wir setzten den Weg zurück zu seinem Auto fort, ich war zunehmend frustriert. Als er in sein Fahrzeug einsteigen wollte, richtete ich einen letzten Appell an ihn.

»Exzellenz, es wäre wirklich schade, wenn Sie den ganzen Weg hierhergekommen wären und diese Frauen, die so viel gelitten haben, nicht besuchen würden«, sagte ich und sah ihm fest in die Augen. »Bitte nehmen Sie sich die Zeit, und sei es nur, um sie kurz zu begrüßen.«

Seine Augen verengten sich, und seine Miene verhärtete sich. »Das ist für mich nicht von Interesse. Dieses Problem wird in sechs Monaten gelöst sein. Dann wird es dieses Krankenhaus nicht mehr geben«, schoss er zurück und deutete mit einer leichten Kopfbewegung in Richtung der hinter uns liegenden Gebäude.

Was sollte ich von dieser Drohung halten? Ich hatte erwartet, dass er sofort in sein Auto steigen und die Tür zuschlagen würde. Mir hatte es wieder einmal die Sprache verschlagen. Doch zu meiner Überraschung hielt er inne und schaute nach hinten.

»Was ist das da drüben?«, fragte er und blickte in Richtung eines Gebäudes, in dem wir uns um unterernährte Kinder kümmern. »Das werde ich mir ansehen«, sagte er.

Ich willigte ein, ihn kurz durchzuführen. Wir gingen an Reihen von Betten mit Kindern vorbei, an deren Seite ängstliche Mütter standen. Wir hatten die Abteilung kurz nach der Eröffnung des Krankenhauses eingerichtet. Sie ist immer voll, obwohl der Kongo über die fruchtbarsten Böden Afrikas verfügt.

Am Ende, als krönenden Abschluss eines zutiefst entmutigenden und verstörenden Erlebnisses, versprach er mir etwas Geld für die Kinder. Am nächsten Tag kam der Gouverneur der Region mit Journalisten und Fotografen im Schlepptau und überreichte mir 50 000 Dollar in bar, eingewickelt in eine braune Papiertüte. Ich musste nichts unterschreiben und bekam auch keine Anweisungen, wie das Geld ausgegeben werden sollte.

Kabila hatte sich ein paar positive Medienberichte erworben. Die lokalen und nationalen Medien berichteten über seinen Besuch und zeigten Bilder von ihm auf der Station. Auch von seiner Barspende für das Krankenhaus wurde gebührend berichtet.

Aber warum der Widerstand gegen den Besuch bei den Frauen? War es der Selbsterhaltungstrieb? Glaubte er, dass die Anerkennung der Massenvergewaltigung von Frauen im Kongo ihn persönlich gefährdete, angesichts der Verantwortung des Staates und der Tatsache, dass Sexualverbrechen nach internationalem Recht als Kriegsverbrechen geahndet werden können?

Möglicherweise. Aber wahrscheinlicher ist, dass er einfach instinktiv etwas vertuschen wollte, was er als beschämend und peinlich empfand. Er wollte damit nichts zu tun haben. Es wäre ihm lieber gewesen, wenn die Frauen geschwiegen hätten und ich auch, selbst wenn er dafür das Krankenhauses hätte schließen müssen, die einzige Spezialklinik für sexuelle Gewalt in der Region. Es war die Preisgabe jeglicher Führungsverantwortung.

In den Jahren nach seinem Besuch fand ich immer häufiger deutliche Worte. Das Krankenhaus ist nie geschlossen worden, und es wurde auch nicht versucht, dies in den sechs Monaten nach dem Besuch zu tun.

In der Zeit der Missregierung von Kabila verstand ich nie, warum die internationale Gemeinschaft nicht mehr Druck ausübte, damit er die notwendige Reform der kongolesischen Sicherheitskräfte, die Bekämpfung der Korruption und die Verbesserung der staatlichen Leistungen durchführte, was der Instabilität im Land ein Ende hätte setzen können.

Der Schmuggel von Mineralien, der die Kämpfe aufrechterhält, geht weiter, ebenso wie die Geldwäsche durch kongolesische Politiker und ihre Kumpanen über ausländische Briefkastenfirmen und über Immobilien, die in europäischen Städten erworben werden. Ausländische Einmischung und die Finanzierung von Milizen auf kongolesischem Boden sind immer noch ein Problem.

Ich habe im Jahr 2012 erlebt, was mit genügend politischem Willen erreicht werden kann. Damals stand Ruanda zum ersten Mal unter ernsthaftem internationalem Druck wegen seiner Unterstützung für die Tutsi-Rebellengruppe M23, die für Massenvergewaltigungen, Hinrichtungen und die Rekrutierung von Kindersoldaten und für die Vertreibung von Hunderttausenden von Menschen im Ostkongo verantwortlich war.

Als in einem Bericht der UNO festgestellt wurde, dass die Rebellen von der ruandischen Regierung kontrolliert wurden, forderte Präsident Obama Präsident Kagame auf, die logistische und politische Unterstützung einzustellen. Die USA, Großbritannien, Deutschland, die Niederlande, Schweden und die Europäische Union froren ihre Militär- und Haushaltshilfen für Ruanda ein oder drohten damit, sie einzustellen. Dies zeigte beinahe unmittelbar eine Wirkung: Die M23 wurde aufgelöst. Ihr Anführer, Bosco Ntaganda, landete vor dem Internationalen Strafgerichtshof und sitzt nun hinter Gittern.

Was Kabila betrifft, so haben die Europäische Union und die USA erst am Ende seiner Amtszeit, als er, um über 2016 hinaus an der Macht zu bleiben, die Verfassung mit Füßen trat, erstmals das Einfrieren von Vermögenswerten verhängt und Reiseverbote gegen Personen aus seinem Umfeld ausgesprochen. Wäre früher und mutiger durchgegriffen worden, hätte das vielleicht etwas bewirkt.

Die Fehler der Vergangenheit können nicht rückgängig gemacht werden, aber sie können repariert werden.

Ende 2018 wählte der Kongo in verzögerten und von Betrug beeinträchtigten Wahlen einen neuen Präsidenten. Der Oppositionelle Félix Tshisekedi, Sohn des langjährigen prodemokratischen Kämpfers Étienne Tshisekedi, ist neuer Präsident geworden. Doch bei den gleichzeitig abgehaltenen, umstrittenen Parlamentswahlen erlangte Kabilas Partei eine Mehrheit und konnte trotz umfangreicher Betrugsvorwürfe ihren Einfluss behalten. Sie hat eine beunruhigende und potenziell destabilisierende Vereinbarung zwischen dem neuen und dem alten Präsidenten über die Aufteilung der Macht durchgesetzt.

Ausländische Politiker müssen die Anstrengungen für Gerechtigkeit und Rechenschaftspflicht im Kongo unterstützen.

Gesetzlosigkeit und mehr als fünf Millionen Tote und Vermisste prägen einen der am meisten unterschätzten, wenig beachteten und vernachlässigten Konflikte der Neuzeit. Ein Großteil der Gewalt und der wirtschaftlichen Ausbeutung ist bereits dokumentiert worden.

Jedes weitere Jahr der Gewalt im Ostkongo, jedes weitere geplünderte Dorf, jede neue Aufnahme eines zerschmetterten Körpers in meinem Krankenhaus, trägt zur andauernden Tragödie in meinem Land bei. Das Land ist krank. Es muss geheilt werden. Ärzte wie ich haben zu lange Schadensbegrenzung betrieben, Knochen repariert und blutige Wunden genäht.

Und was für den Kongo gilt, gilt auch für die Sache der Frauenrechte: Wer Macht und Einfluss besitzt, kann helfen. Und wer sich nicht für eine Lösung einsetzt, ist Teil des Problems.

SCHLUSSFOLGERUNG

Wir alle erleben Momente, in denen wir an uns selbst zweifeln, in denen wir unsere Entscheidungen in Frage stellen und aufgeben wollen. Vielleicht, weil wir einen zu hohen Preis dafür zahlen müssen, der Aufwand sich nicht zu lohnen scheint. Ich habe im Laufe der Jahre viele solcher Momente erlebt, oft nach besonders erschütternden Erlebnissen bei der Arbeit oder in langen schlaflosen Nächten. Ende 2012 befand ich mich an so einem Scheideweg.

Der Anlass war ein Vorfall in meinem Haus, der sich an einem kühlen Oktoberabend kurz vor Sonnenuntergang ereignete. Wir wohnten damals in einem Bungalow unweit des Kivu-Sees, von der staubigen, ungepflasterten Straße durch eine hohe Betonmauer mit Stacheldraht abgeschirmt. Wir waren dorthin gezogen, weil es die sicherste Gegend von Bukavu war. Das Hauptquartier der UN-Friedenstruppe befand sich in derselben Straße.

An diesem Abend klopften zwei Frauen an meine Tür. Es war nicht ungewöhnlich für mich, Patientinnen zu Hause zu empfangen. Viele wussten, wo wir wohnten, und manchmal, wenn sie es nicht ins acht Kilometer entfernte Krankenhaus schafften, kamen sie an das Tor der Anlage und fragten nach mir. Die Wächter wussten, dass sie sie reinlassen sollten, wenn ich zu Hause war.

Es handelte sich um eine Mutter mit ihrer Tochter. Die Ältere der beiden hatte einen geschwollenen und entzündeten Fuß. Nachdem ich sie verarztet hatte, baten sie mich, sie in einen Teil der Stadt zu fahren, von wo sie eines der als öffentliche Transportmittel dienenden, rostigen, verbeulten Toyota-Taxis nehmen könnten.

Ich war gerade von einer Europareise zurückgekommen und fühlte mich völlig zerschlagen. Meine Nerven lagen blank, und ich litt wieder unter Schlaflosigkeit. Ich hatte mehrere Drohanrufe und -mails erhalten, was fast jedes Mal geschah, wenn ich ins Ausland reiste, um auf den Konflikt aufmerksam zu machen.

Aber der entzündete Fuß machte der Frau das Gehen sichtlich schwer. Ich willigte ein, sie zu fahren, und fuhr unser Auto rückwärts aus der Einfahrt. Meine beiden jüngsten Töchter, damals fünfzehn und siebzehn Jahre alt, und ihre Cousine blieben im Haus.

Die Fahrt dauerte vielleicht zwanzig bis dreißig Minuten hin und zurück. Als ich wieder vor der Anlage ankam, drückte ich zweimal kurz auf die Hupe, das übliche Signal, dass ich da war. Dann kam ein erster Hinweis, dass etwas nicht stimmte.

Ein junger Mann, den ich noch nie zuvor gesehen hatte, öffnete das Tor zur Einfahrt, steckte seinen Kopf heraus und sah sich mein Auto an. Es war ungewöhnlich, aber nicht unbedingt ein Grund zur Sorge: Gelegentlich luden die Wächter zum Zeitvertreib Freunde ein, die dann mit in ihrem Häuschen saßen, mit ihnen plauderten oder Karten spielten. Vielleicht hatten sie einen Freund geschickt, um zu sehen, ob ich es war.

Zitternd ging das Metalltor auf, seine Räder scharrten über den Boden und gaben den leeren Innenhof dahinter frei. Inzwischen war es dunkel geworden. Der Lichtstrahl der Autoscheinwerfer traf auf die vor mir liegende Hauswand. Plötzlich nahm ich aus den Augenwinkeln die Silhouetten und langen Schatten von fünf Männern wahr, die auf mich zurannten. Bevor ich reagieren konnte, waren sie schon an meinem Fahrzeug. Sie rissen die Türen auf. Einer der Männer sprang vorne, vier hinten hinein. Der, der neben mir saß, drückte den Lauf eines Maschinengewehrs auf meinen Bauch. Einer der Männer auf dem Rücksitz – ich konnte mich nicht nach ihm umdrehen – hielt eine Pistole an meine Schläfe.

Gleichzeitig mit einem Adrenalinschub schoss mir der Gedanke an einen Universitätsprofessor in Bukavu durch den Kopf, der Monate zuvor von Männern, die in sein Haus eingebrochen waren, auf die gleiche Weise getötet worden war. Auch dieses Verbrechen war, wie die meisten Morde bei uns, nicht aufgeklärt worden.

Würde ich sterben müssen wie er? Vielleicht. Oder ging es um einen Autodiebstahl oder einen Raubüberfall? Dann hätte ich vielleicht eine Überlebenschance. Oder waren es Leute, die eine der Morddrohungen gegen mich wahr machen wollten? Ein Gedanke jagte den anderen, und jeder warf eine neue Frage auf. Konnte ich fliehen? Wahrscheinlich nicht. Wenn ich nicht fliehen konnte und ermordet werden würde, vielleicht konnte ich vorher noch einige von ihnen töten?

Die Betonwand des Hauses war ungefähr neun Meter vom Auto entfernt. Ich entschied blitzschnell. Wenn ich beschleunigte und den Wagen gegen die Wand knallte, dann würden meine Angreifer, die keine Sicherheitsgurte anhatten, gewaltsam gegen die Windschutzscheibe geschleudert werden. Das könnte sie ernsthaft verletzten.

Ich drückte das Gaspedal durch. Aber als das Auto einen Satz nach vorn machte, traf mich ein zweiter, gegensätzlicher Gedanke: Mir fiel ein befreundeter Pastor ein, der in Goma am anderen Ende des Kivu-Sees ein paar Wochen zuvor entführt worden war. Man hatte ihn drei Stunden lang herumgefahren, die Hände auf dem Rücken gefesselt, dann war er auf einem Friedhof abgeladen worden. Er war traumatisiert, aber unversehrt. Es war eine Warnung gewesen, kein Anschlag auf sein Leben.

Ich trat auf die Bremse. Das Auto buckelte und die Insassen wurden nach vorn geschleudert. Als wir zum Stehen kamen, war die Hauswand höchstens noch einen Meter von uns entfernt. »Sie wollen uns doch nicht umbringen, oder?«, sagte der Mann mit dem Maschinengewehr auf Swahili. Es war das einzige Mal, dass ich ihn sprechen hörte.

Er beugte sich vor und zog den Zündschlüssel ab. Der Mann mit der Pistole auf dem Rücksitz befahl mir auszusteigen. Die Haustür war nicht mehr weit. Wenn ich aussteigen und wegrennen könnte, wäre das vielleicht meine Rettung. Meine Sicherheit schien greifbar nahe.

Ich öffnete die Tür, schwang meine Beine nach draußen und wollte losrennen. Aber der Mann mit der Kalaschnikow war um das Auto herumgegangen und hatte sich mit dem Finger am Abzug vor mir aufgebaut. Sie waren also nicht an meinem Auto interessiert, dachte ich. Dies war ein Attentat. Ich sah, wie er seine Waffe in Anschlag brachte.

Der eisige Blick in seinen Augen hatte es in sich. Und für eine Diebesbande waren die Männer zu diszipliniert, zu organisiert. Hilflos stand ich vor ihm und dachte an Madeleine, die früher am Abend ohne mich zur Hochzeit einer Freundin gegangen war. Bei dem Gedanken an meine Töchter drinnen im Haus wurde mir übel.

Ich dachte, wie oft ich in der Vergangenheit schon dem Tod entkommen war, weil ich gerade noch rechtzeitig hatte fliehen können oder aus der Gefahrenzone gerufen worden war. Doch hier hatte mich mein Glück verlassen; mein Gespür für Gefahr hatte mich getäuscht. Wie viele Menschen waren im Kongo auf diese Weise schon gestorben, vor den gleichgültigen Blicken eines grausamen, bewaffneten jungen Mannes?

Doch in dem Moment, als ich schon mit meinem Tod rechnete, ertönte ein Schrei.

Um die Ecke des Hauses kam ein Mann gerannt. Er schrie und fuchtelte mit den Armen. Es war Joseph, einer unserer Hausangestellten. Er war von den Bewaffneten gefesselt worden, hatte sich aber befreien können und im Dunkeln alles beobachtet. Als er in dem verzweifelten Versuch, mich zu schützen, nach vorne stürmte, musste er gewusst haben, dass er damit sein Leben riskierte.

Ich höre ihn immer noch schreien – »Papa! Sie werden dich umbringen!« – und das Pfeifen der Kugeln, die ihn aus nächster Nähe trafen, als er auf mich zurannte. Ich weiß nicht mehr, was dann geschah. Er sackte zwischen dem Auto und der Tür zusammen. Ich wurde ohnmächtig. Unsere Körper müssen fast gleichzeitig zu Boden gegangen sein. Sein Blut ergoss sich auf die Auffahrt und sickerte in meine Kleidung.

Nach der Schießerei flohen die Männer in meinem Auto. Sie nahmen wahrscheinlich an, dass die Schüsse die Polizei und die UN-Truppen in der Nähe alarmiert hätten. Sie hätten sich keine Sorgen machen müssen – die ließen sich erst am nächsten Tag blicken.

Das Nächste, woran ich mich erinnere, ist, dass ich benommen ins Haus stolperte. Meine Töchter waren mit einer Waffe in Schach gehalten worden. Einer der Männer hatte sie bewacht und nur gesagt: »Wenn ihr am Leben bleiben wollt, seid still.« Sie hatten ihm Geld und Schmuck angeboten, aber er hatte kopfschüttelnd abgelehnt.

Sie hatten stillgehalten und mit dem Rücken an der Wand zur Einfahrt auf meine Rückkehr gewartet, voller Angst vor dem, was mit mir geschehen würde. Wäre ich, wie ich zuerst geplant hatte, mit dem Auto in das Haus gedonnert, hätte ich sie womöglich umgebracht.

»Papa, duck dich!«, schrien sie, als ich zitternd und unter Schock stehend ins Haus stürmte.

Ich habe die Ereignisse dieses Abends tausendmal durchgespielt, aber mir ist immer noch nicht klar, wieso ich überlebt habe. Dachten die Schützen, ich sei getroffen worden, als ich neben Joseph zusammenbrach? Verwechselten sie sein Blut mit meinem? Ich werde es nie erfahren.

Ich werde auch nie erfahren, wer sie geschickt hatte. Jemand aus dem benachbarten Ruanda? Ein Warlord aus dem Ostkongo? Ein hochrangiger Armeeangehöriger oder irgendein anderer Staatsbediensteter? Hatte es mit meinem jüngsten öffentlichen Auftritt bei der UNO zu tun gehabt?

Im Jahr zuvor war ich im Waldorf Astoria in New York vom damaligen Gesundheitsminister bedroht worden, der mich gewarnt hatte, dass ich in Gefahr sei, wenn ich meine geplante Rede bei der UNO halten würde. Wie in Kapitel 6 beschrieben, machte ich damals einen Rückzieher und sagte die Rede ab, hatte dabei aber das Gefühl, wie so viele Opfer sexueller Gewalt zum Schweigen gebracht worden zu sein.

Im Jahr 2012, nur einen Monat vor dem Überfall vor meinem Haus, war ich bewusst ein Risiko eingegangen: Ich war erneut eingeladen worden, auf einem UN-Panel am Rande der Generalversammlung über sexuelle Gewalt zu sprechen. Diesmal hatte ich angenommen und meine Rede gehalten.

Es wurde kein ernsthafter Versuch unternommen, meine Angreifer zu finden. Irgendwann trafen ein paar Polizisten auf unserem Grundstück ein. Sie sahen sich träge um und schossen ein paar Fotos, aber es wurde keine Zeugenaussage aufgenommen, nicht einmal eine Beschreibung der Männer, die sich gar nicht die Mühe gemacht hatten, ihre Gesichter zu verbergen. Kein Staatsanwalt besah sich den Tatort. Joseph wurde begraben, ohne dass seine Leiche untersucht worden war. Mein Auto wurde ein paar Tage später verlassen aufgefunden.

In einigen Nachrichtensendungen wurde Monate später das Polizeipräsidium in Bukavu gezeigt und ein Pappordner, auf den die Ermittler mit rosafarbenem Filzstift »Fall Dr. Mukwege« gekritzelt hatten. Ein hoher Polizeibeamter zeigte ihn den Journalisten, einschließlich der darin abgehefteten handschriftlichen Notizen, in denen ihre »Hypothesen« vermerkt waren. Verhaftungen hat es nie gegeben.

Zwei Tage nach dem Anschlag fuhr ich mit Madeleine und meinen Töchtern schweigend zum Flughafen. Wieder einmal war ich auf der Flucht aus Bukavu, auf dem Weg in ein unbekanntes Leben im Ausland. Der Anschlag war der Tropfen, der das Fass zum Überlaufen gebracht hatte. Ich war mir sicher, dass wir in großer Gefahr waren, wenn wir blieben. Ich fühlte mich völlig ausgeliefert.

Lokale UN-Kräfte hatten sich bereit erklärt, uns zum Flughafen zu eskortieren. Mit den gepanzerten Fahrzeugen – eins vorne, drei hinten – musste es wie eine Abschiebung aussehen. Ich spürte, dass dies das Ende war. Dreizehn Jahre lang, seit 1999, hatte ich mich mit der Vergewaltigungskrise im Ostkongo befasst und nie meine Entschlusskraft verloren, das Krankenhaus am Laufen zu halten, Tag für Tag weiterzuarbeiten und meine Stimme zu erheben.

Die Bewaffneten hatten meine Haltung verändert. Meine Verantwortung als Vater und Ehemann lastete schwer auf mir und verdrängte das Pflichtgefühl für die Gemeinschaft und die Patient*innen, denen ich diente. Und wem würde es etwas nützen, wenn ich von Kugeln durchlöchert in einem Grab läge? Wie Joseph. Lieber alter Joseph.

Wir flogen nach Brüssel und dann weiter nach Schweden, wo wir Freunde und Kollegen besuchten. Ich fragte mich die ganze Zeit, wie unser Leben weitergehen sollte. Würde ich vom Ausland aus arbeiten und meine Kampagnen fortsetzen können?

Während unserer ersten Woche in Europa kam uns eine Organisation zu Hilfe, mit der ich in der Vergangenheit bereits zusammengearbeitet hatte, Physicians for Human Rights. Sie boten mir an, mich, Madeleine und unsere jüngsten Töchter, Denise und Lina, nach Boston zu fliegen, wo sie uns ein Haus zur Verfügung stellen wollten. Ich bin ihnen unendlich dankbar für ihre Hilfe.

Unsere Unterkunft in den USA war ungewöhnlich feudal: eine riesige, moderne Küche, eine schöne Holztreppe, die vom Wohnzimmer ins Obergeschoss führte, wo die fünf Schlafzimmer lagen, die alle ein eigenes Bad hatten. Das Haus brauchte weder einen Sicherheitsdienst noch Stacheldraht.

Wir kamen mitten in einem bitterkalten Winter an, alles war verschneit. Ich entwarf einen Plan für die nächsten sechs Monate: Englisch lernen hatte oberste Priorität, wenn unser Leben in Amerika gelingen sollte. Wir meldeten die Kinder in der Schule an, und Madeleine und ich besuchten ganztägige Sprachkurse.

Wir waren froh über das Gästezimmer, denn nach etwa drei Wochen kam unser lieber Freund Jean Lebel, ein Pfarrer aus Bukavu, zu Besuch, der seit Jahren eine ständige Quelle der Unterstützung und Ermutigung war. Als ich sein freundliches, vertrautes Gesicht sah, fühlte ich mich sofort wieder mit dem verbunden, was wir zurückgelassen hatten. Und er brachte Neuigkeiten mit, die mich mit Stolz und Freude erfüllten.

Eine Gruppe von Frauen von der Insel Idjwi, die im Kivu-See liegt und in wenigen Stunden mit dem Boot von Bukavu aus zu erreichen ist, hatte sich in einem Brief an Präsident Kabila gewandt und die Regierung aufgefordert, mich zurückzuholen und mir Sicherheit zu gewähren, damit ich meine Arbeit fortsetzen könne. Jean brachte mir eine Kopie des Briefes mit. Auf einer mit Schreibmaschine geschriebenen Seite standen Hunderte von Unterschriften.

Ich kannte die Insel Idjwi kaum, obwohl ich viele Frauen von dort behandelt hatte. Erst lächelte ich, dann brach ich in fassungsloses Gelächter aus. Präsident Kabila hatte kein Interesse an meiner Arbeit mit den Frauen im Kongo, das hatte er mir bei seinem Besuch im Krankenhaus deutlich genug zu verstehen gegeben. Dieser Brief konnte daran unmöglich etwas ändern.

Aber zwei Wochen später, Jean war schon wieder abgereist, erhielt ich einen Anruf aus dem Krankenhaus in Bukavu. Die Frauen hatten erneut geschrieben, diesmal an den UN-Generalsekretär. Ein paar Wochen später waren sie persönlich in das Krankenhaus gekommen.

»Sie sind heute hier aufgetaucht und haben uns gesagt, dass du unbedingt zurückkommen musst«, teilte mir mein Kollege Magambo am Telefon mit.

»Das ist unglaublich, aber denkst du, sie meinen es wirklich ernst?«, fragte ich.

»Sie sagten, sie würden die Flugtickets für dich und deine Familie bezahlen, wenn du dich bereit erklärst zurückzukommen. Sie haben sogar versprochen, das Krankenhaus zu bewachen. Sie sagten, immer 25 von ihnen wollten draußen Wache halten und niemanden an dich herankommen lassen.«

»Das ist doch absurd«, sagte ich. »Du glaubst das doch nicht, oder?«

Die meisten dieser Frauen lebten von weniger als einem Dollar pro Tag und konnten kaum für ihre eigenen Familien aufkommen, geschweige denn für vier Flugtickets von der Nordostküste Amerikas nach Zentralafrika.

»Sie sagten, sie würden jeden Freitag hierherkommen, bis du zurückkommst«, fuhr Magambo fort. »Und sie wollen vor dem Krankenhaus Essen verkaufen, um das Geld aufzubringen.«

Am darauffolgenden Freitag kamen sie tatsächlich. Sie hatten die Fähre genommen und Körbe voll Obst und Gemüse mitgebracht. Dann bauten sie an der Straße vor dem Krankenhaus Stände auf und verkauften Ananas und Passionsfrüchte, Eier, Mais und Maniok.

Ich habe mich oft gefragt, warum es gerade die Frauen von Idjwi waren. Es gab keinen besonderen Grund, keine stärkere Bindung zu ihnen als zu anderen Gemeinschaften, die wir in der Region betreuten. Aber jede soziale Bewegung nimmt irgendwo ihren Anfang, und sie nahmen die Dinge in ihre eigenen Hände.

Es war überwältigend. In den folgenden Wochen schlossen sich Frauen aus ganz Süd-Kivu der Kampagne an. Einige reisten von Bunyakiri an, wo sie durch das Rebellengebiet der Mai-Mai-Milizen mussten, die immer noch Dörfer terrorisieren, aber sie kamen auch aus dem Kahuzi-Biéga-Nationalpark oder Kavumu.

Meine Haltung geriet ins Wanken. Ich begann abzuwägen zwischen den Tausenden von Frauen in der Heimat und meiner Arbeit dort gegenüber meiner Verpflichtung, meine eigene Familie zu schützen.

Eines Abends, es war kurz nach Weihnachten, der Schnee türmte sich im Garten, erzählte ich beim Abendessen, was ich mir überlegt hatte.

»Ich denke, ich sollte zurück in den Kongo gehen, aber ich möchte, dass ihr hier in Boston bleibt«, verkündete ich. Alle sahen schweigend von ihrem Essen auf. »Dort seid ihr nicht sicher, außerdem kann ich immer wieder für längere Zeit hierher zurückkommen, auch in den Ferien. Wir werden eine Lösung finden«, fügte ich hinzu.

Meine Töchter reagierten auf diesen Vorschlag mit Entsetzen und dem Wunsch, mich zu schützen. Die Jüngste, Denise, mit ihren fünfzehn Jahren, war besonders unnachgiebig.

»Sie haben dich gesucht, nicht uns, als sie zum Haus kamen«, sagte sie. »Wenn jemand hier in Boston bleiben sollte, dann du. Du wirst auf keinen Fall allein zurückgehen. Wenn du gehst, gehen wir alle.«

Sie war so bestimmt, so entschlossen, dass es mir schwerfiel zu widersprechen. Ich hatte mein Leben lang die Stärke der Frauen in meiner Region bewundert. Jetzt wuchs vor meinen Augen meine eigene Tochter heran, die die gleiche Entschlossenheit besaß.

Wir diskutierten. Ich machte mich weiter dafür stark, dass nur ich zurückkehren sollte, aber es war sinnlos. Von da an war unsere Rückkehr unabwendbar.

Alle Aktivistinnen und Aktivisten, die in einem gefährlichen Teil der Welt leben und arbeiten, müssen sich irgendwann einmal fragen, ob sie bereit sind, für ihre Sache zu sterben. Nach dem Überfall im Oktober bei mir zu Hause war ich dazu nicht mehr bereit gewesen – die Angst hatte gesiegt. Aber als ich mir den spontan aufgebauten Straßenmarkt der Frauen von Idjwi vorstellte, wurde mir klar, dass ich bereit war, alles für sie aufzugeben. Der Tod wäre sinnlos. Aber das wäre auch ein Leben in der Bostoner Komfortzone.

Mitte Januar, drei Monate nach unserer Abreise, kehrten wir zurück. Die letzte Etappe unserer Reise war der Flug von Bujumbura in Burundi nach Hause. Ich saß am Fenster, als die einmotorige Cessna aufstieg und nach Norden schwenkte, um dem Fluss Ruzizi in Richtung Bukavu zu folgen. Madeleine saß neben mir, unsere Töchter hinter uns.

Unser ganzes Leben hatte sich in diesem Teil Afrikas abgespielt, an Orten, die sich in dem geschundenen Land unter uns aneinanderreihten. Ich hatte mein Medizinstudium in Bujumbura begonnen. Madeleine und ich hatten dort als frisch verheiratetes Paar gelebt und unsere Familie gegründet.

Wir flogen über die Hügel im Umkreis des Lemera-Krankenhauses, wo ich zum ersten Mal das Leiden von Müttern erlebt hatte, die keinen Zugang zu medizinischer Versorgung hatten, über Wälder, in denen ich gewandert war, und über die Straße, die ich nur wenige Tage vor dem Ausbruch des Ersten Kongokriegs auf einer schrecklichen Fahrt, die mir das Leben rettete, passiert hatte. Das Krankenhaus und das Massengrab, in dem meine ermordeten Patient*innen bestattet worden waren, befanden sich etwa auf halber Strecke des Fluges.

Die Auswirkungen des Konflikts seit dem Angriff auf das Lemera-Krankenhaus im Jahr 1996 waren selbst aus der Luft noch deutlich sichtbar. Östlich des Flusses lagen Burundi und Ruanda. Dort sah ich Bauern, die auf ihren Feldern arbeiteten. Auf der kongolesischen Seite am Westufer, wo früher Obstplantagen, Baumwollfelder und Reisfelder gewesen waren, war das Land jetzt vernachlässigt.

Solchen melancholischen Gedanken über die Verschwendung und das Potenzial des Kongo hing ich nach, als unter mir Bukavu in Sicht kam. Seit dem Start herrschte eine angespannte Atmosphäre im Flugzeug, alle schienen sich für die Ankunft zu wappnen. Ich spürte Madeleines Nervosität. Wir tauschten die Freiheit der USA gegen ein Leben im Kongo ein, das noch unsicherer und beklemmender zu werden drohte als zuvor.

Wir hielten uns an den Händen. Ich brauchte sie und hatte sie bei jedem Schritt in unserer mehr als 40-jährigen Ehe gebraucht. Wir sind wie zwei Bäume, die sich aufrecht halten, indem sie sich aneinanderlehnen und ihre Äste ineinander verschlingen.

»Es wird schon gut gehen«, sagte ich. Es war ein halbherziger Beruhigungsversuch. Wir wussten beide, wohin wir zurückkehrten. Das Einzige, worauf ich wirklich zählen konnte, waren ihre Liebe und Unterstützung. Diese hatten mich durch die härtesten Momente der Vergangenheit begleitet.

Das Flugzeug ging in den Sinkflug. Als wir auf der Landebahn aufsetzten, bekam ich meinen ersten Eindruck dessen, was mich erwartete. Beim Aussteigen sah ich einen Ring von UN-Blauhelmen, die Hunderte von Unterstützern und Sympathisanten zurückdrängten. Ich schaffte es gerade noch, meine Mutter und ein paar Familienmitglieder zu begrüßen, bevor die Menge nach vorne stürmte.

Die Straße zum Flughafen, die uns so trostlos erschienen war, als wir Monate zuvor in die entgegengesetzte Richtung gefahren waren, war jetzt von winkenden Menschen gesäumt, die unsere Rückkehr feierten. Das Krankenhaus war überfüllt, als wir ankamen. Das Personal hatte eine Willkommensfeier organisiert. Wir schoben uns zu einer Bühne vor, die in einem der Innenhöfe aufgebaut worden war.

Sie war mit blau-weißem Stoff drapiert und mit drei ordentlichen Reihen von Stühlen bestückt. Vorne am Mikrofon befand sich ein Stuhl für mich und einer für den Gouverneur der Provinz, Marcellin Cishambo, den ich seit meiner Kindheit kannte. Als ich die Menge vor uns betrachtete – Krankenhauspersonal, Patient*innen, Männer, Frauen und Kinder –, musste ich daran denken, wie er abgetaucht war, als ich ihn nach dem Überfall im Oktober gebraucht hätte.

Zu meiner Rechten, am Ende der zweiten Stuhlreihe, saß der regionale Polizeichef, seine dunkelblaue Uniform tadellos, sein Gesicht unbeweglich. Seine Unterstützungsbekundungen waren nicht gerade beruhigend. Solange ich nicht wusste, wer meinen Tod wollte, konnte ich mich unmöglich sicher fühlen.

Die Zeremonie wirkte förmlich und aufgesetzt – bis zu dem Moment, als die Mütter und Großmütter von Idjwi die Feier stürmten.

Sie kamen mit Geschrei und Gejohle an. Köpfe drehten sich zu ihnen um, die Schilder und Transparente in der Menge schwankten, dann teilte sich die Menge, um sie durchzulassen. Einige Dutzend von ihnen, manche mit Kindern auf dem Rücken, drängten sich an den Stühlen vorbei auf die Bühne. Sie verlangten das Mikrofon, das ihnen gereicht wurde.

Ich kannte keine von ihnen. Eine nach der anderen sprach. Eine nach der anderen prangerte die Regierung und die Polizei an, die Verbrechen nicht verhinderten und nicht fähig waren, die Banden und Milizen zu stoppen, die in den Dörfern und Städten der Provinz plünderten und mordeten.

»Wenn Sie den Doktor nicht schützen wollen, dann werden wir es tun!«, sagte eine Frau, die in einem Rollstuhl auf die Bühne geschoben wurde, und gestikulierte in Richtung Gouverneur und Polizeichef. »Heute Nacht werden 25 von uns das Krankenhaus bewachen, und wenn jemand den Arzt töten will, muss er erst 25 wehrlose Mütter töten!«

Zwischen ihren Reden sangen und klatschten sie. »Doktor Mukwege, Doktor, stehen Sie auf! Dr. Mukwege, ist er aufgestanden?«, sangen sie. »Versucht nicht, ihn anzufassen, sonst schlagen wir euch nieder!«

Die ganze Zeit über kamen Frauen nach vorne auf die Bühne und leerten ihre Körbe und Töpfe aus. Sie brachten mir Zwiebeln, Ananas und auch Kürbisse. Eine Frau hatte einen Truthahn mitgebracht. Jede überreichte mir ein Willkommensgeschenk.

Meine Kehle wurde eng, ich konnte kaum schlucken und unmöglich sprechen. Tränen stiegen in meine Augen. Ich wusste mit jeder Faser meines Körpers, dass ich wieder dort war, wo ich hingehörte – bei ihnen.

Ich riss mich zusammen und stand auf, um das Wort zu ergreifen und die Zeremonie zu beenden. Jemand brachte mir meinen weißen Arztkittel, den ich gegen meine Anzugjacke tauschte. Gerade als ich fertig war, schlug das Wetter um, und dicke Regentropfen prasselten auf die Krankenhausdächer und die Blätter der umliegenden Bäume. Alle rannten los und suchten Schutz.

Das Erlebnis mit den Frauen von Idjwi war ein Wendepunkt in meinem Leben. Es war ein Moment tiefer Verbundenheit mit meinen Patientinnen. Ich hatte mein ganzes Berufsleben für die Frauen im Ostkongo gearbeitet, und genau in dem Moment, als ich an einem absoluten Tiefpunkt war und mich besonders verwundbar fühlte, waren sie mir zur Seite gesprungen.

Ich hatte das Gefühl, noch besser zu verstehen, was sie erleiden mussten, auch wenn ich nur einen Bruchteil dessen erlebt hatte, was sie durchgemacht hatten. Ich hatte erfahren, wie hilflos und verängstigt man ist, wenn man von jemandem überwältigt wird. Ich war meiner Freiheit beraubt, gedemütigt und gezwungen worden, mich zu unterwerfen. Und ich hatte das Gefühl brennender Ungerechtigkeit erlebt, nachdem ich Opfer eines Gewaltverbrechens geworden war, das niemand untersuchen oder aufklären wollte.

Dies ist das Schicksal jeder Frau, die sexuelle Gewalt erfährt. Der Unterschied ist, dass ich körperlich unversehrt geblieben bin. Meine Tortur dauerte nur wenige Minuten. Ich wurde weder sexuell belästigt noch penetriert. Ich habe keine körperlichen Narben, die mich an diesen schrecklichen Abend bei mir zu Hause erinnern.

Die Frauen von Idjwi behandelten mich instinktiv so, wie wir alle Opfer von Verbrechen, aber insbesondere Opfer sexueller Gewalt behandeln sollten. Sie schickten mir eine Nachricht in Form eines Briefes, um mir zu versichern, dass ich nicht allein war, dass sie hinter mir standen, dass sie meinen Schmerz verstanden. Dies war wie eine Umarmung oder wie ein Arm, der sich beruhigend um meine Schultern legte.

Als Einzelne und als Gesellschaft müssten wir diese Art von Mitgefühl und Zugewandtheit allen Überlebenden gegenüber zeigen. Leider neigen wir dazu, das Gegenteil zu tun. Wir verschlimmern ihren Schmerz, indem wir sie mit Misstrauen, oder schlimmer noch, als Ausgestoßene behandeln. Die Schande und die Folgen eines Angriffs treffen allzu oft die Frauen und nicht die Angreifer. Sie verdienen Mitgefühl, Unterstützung und Schutz.

Ich bin sicher, dass Sie, die Leserin, der Leser dieses Buches, jemanden in Ihrer Familie oder in Ihrem privaten oder beruflichen Umfeld kennen, dem irgendwann eine mitfühlende Berührung gutgetan hätte. Oder vielleicht haben Sie von jemandem gelesen oder gehört, dessen Geschichte Sie berührt hat. Strecken Sie immer Ihre Hand aus. Ein kleiner Teil Ihrer Zeit kann so viel bewirken. Empathie hat das Potenzial, unsere Welt zu verändern.

Die Frauen von Idjwi demonstrierten auch, welche Macht die Gemeinschaft hat. Als Einzelperson war ich verängstigt und eingeschüchtert gewesen. Sie aber schöpften voneinander Kraft. Sie hatten Mut, weil sie sich unterhakten.

Nur gemeinsam können wir die Tabus rund um sexuelle Gewalt aufbrechen und sicherstellen, dass dieses Thema offen diskutiert und angegangen und nicht wie ein schmutziges Geheimnis unter den Teppich gekehrt wird. Aus diesem Grund müssen auch die Kampagnen der letzten Jahre – vom *SlutWalk* über *#BringBackOurGirls* bis hin zu *#MeToo* – befürwortet und unterstützt werden.

Aber Sensibilisierungskampagnen allein reichen nicht aus. Sie sind großartig für die Öffentlichkeitsarbeit. Sie können ein Thema oder eine Person ins Rampenlicht rücken. Aber sie können einer Frau nicht helfen, eine Anzeige bei der Polizei zu erstatten. Sie können keine Klage gegen einen nachlässigen oder unsensiblen Ermittler erheben. Sie können dem Opfer eines misshandelnden Partners oder Familienmitglieds weder Beratung noch eine sichere Unterkunft bieten.

Diese Aufgaben werden oft von Frauenorganisationen an der Basis übernommen, die unsere Unterstützung brauchen. Die Frauen von Idjwi bildeten eine Gemeinschaft, die mehr tat, als nur Briefe zu schreiben. Sie mobilisierte. Sie setzte ihre Gefühle in Taten um. Auch Sie können aktiv werden. Zum Beispiel, indem Sie Gruppen vor Ort unterstützen, die den Opfern von häuslicher oder sexueller Gewalt helfen.

Und wenn wir einen echten Wandel in der Welt herbeiführen wollen, brauchen wir Menschen wie die, die während der Zeremonie im Krankenhaus neben mir auf der Bühne saßen – der Polizeichef und der Gouverneur, Menschen mit Verantwortung und Macht, die die an sie gerichteten Botschaften hören und annehmen. Und wir brauchen mehr Polizeichefinnen und auch Gouverneurinnen.

Weltweit erheben immer mehr Frauen ihre Stimme und fordern Respekt und Sicherheit, so wie es die Frauen von Idjwi taten, als sie das Mikrofon forderten. Die grundlegende Haltung muss sich ändern. Sexuelle Gewalt sollte in der öffentlichen Politik eine Priorität einnehmen. Unsere Strafrechtssysteme müssen verbessert werden. Vergewaltigung muss in der Realität kriminalisiert werden, nicht nur auf dem Papier.

Sie können auf vielfältige Weise dazu beitragen, die Welt für Frauen sicherer zu machen. Unterstützen Sie andere. Erheben Sie Ihre Stimme. Schließen Sie sich einer Gruppe an oder unterstützen Sie sie. Üben Sie Druck auf Ihre gewählten Vertreter und die Strafverfolgungsbehörden aus. Und nutzen Sie Ihr Wissen und klären Sie andere über das Thema auf. Wir alle wirken auf die eine oder andere Weise auf unsere Mitmenschen ein: auf Kinder, Freunde, Familie oder Kollegen. Prangern Sie Sexismus an. Verurteilen Sie rücksichtsloses, aggressives Verhalten. Lassen Sie nicht zu, dass dem Opfer die Schuld gegeben wird. Klären Sie über die Auswirkungen von Stigmatisierung und Trauma auf. Stellen Sie sicher, dass die Chancen in der Familie oder am Arbeitsplatz gleichmäßig zwischen Männern und Frauen, Mädchen und Jungen aufgeteilt sind.

Und denken Sie daran, den Jungen in Ihrer Umgebung Respekt beizubringen, damit wir unsere Töchter nicht vor ihnen schützen müssen. Wenn Sie die Möglichkeit haben, auf die Gesellschaft einzuwirken, sei es als Journalist*in, Historiker*in, Lehrer*in oder Professor*in, haben Sie mehr Potenzial, auf positive Veränderungen hinzuarbeiten, als andere Menschen. Und wenn Sie ein*e Politiker*in, ein*e religiöse*r Führer*in oder Gemeindevorsteher*in sind, denken Sie daran, dass Ihre Worte und Taten – ebenso wie Ihr Schweigen und Ihre Untätigkeit – Schaden anrichten oder heilen können.

Ich habe es nie bereut, dass ich 2013 nach Hause zurückgekehrt bin. Für mich stand fest, dass ich weiterhin an einem Ort arbeiten wollte, an dem ich maximal nützlich sein konnte und wo die Arbeit mich am besten erfüllte. Dies erreichen wir, wenn wir über uns selbst hinausschauen und uns fragen, was wir für die weniger Glücklichen, die Unterdrückten, die Unbeachteten tun können.

Frauen und insbesondere Opfer von sexueller Gewalt sind fast immer unterdrückt und ignoriert worden. Jede*r Einzelne von uns kann dazu beitragen, diese Ungerechtigkeit zu korrigieren, und zwar nicht aus dem Wunsch nach Rache an den Männern, sondern aus dem Wunsch nach Selbstbestimmung und Sicherheit für alle.

Nach der Feier im Krankenhaus bezogen wir ein neues Haus. Madeleine und ich fühlten uns in unserem Bungalow im Zentrum von Bukavu, wo ich überfallen worden war, nicht mehr sicher genug. Wir zogen in ein Haus, das ursprünglich zum Panzi-Krankenhaus gehörte, eines der alten Häuser aus der Kolonialzeit, das wir fünfzehn Jahre zuvor renoviert hatten, um einen Operationssaal dort einzurichten. Wir bauten es wieder in ein Wohnhaus um.

Dort lebe ich jetzt unter ständiger Bewachung. Ungefähr ein Dutzend bewaffneter Blauhelme sind rund um die Uhr vor meinem Haus stationiert. Ich habe eine bewaffnete Eskorte, wenn ich das Krankenhaus verlasse, obwohl ich nur selten hinausgehe. Jeden Morgen, wenn ich die 200 Meter von meiner Haustür zum Haupttrakt des Krankenhauses gehe, bedanke ich mich bei ihnen für ihre Anwesenheit.

Mit Sicherheit wäre ich ohne ihren Schutz tot. Nur wenn ich ins Ausland reise, wird das Gefühl, ein Gefangener in meinem eigenen Haus zu sein, ein wenig gelindert. Auch der Friedensnobelpreis im Jahr 2018 hat diese Situation nicht verändert. Er hat mein öffentliches Ansehen vergrößert, aber die Gesetzlosigkeit im Ostkongo, die diffusen und vielfältigen Drohungen gegen mich und die jüngsten politischen Veränderungen geben mir ein ständiges Gefühl der Verletzbarkeit.

Aber ich werde weiter dafür kämpfen, den Stimmen der Frauen auf der ganzen Welt eine Plattform zu geben. Ich versuche stets, mich von der Direktheit und der Wirkung des jungen Mädchens leiten zu lassen, das vor meinen Augen einen Armeegeneral in die Knie zwang. Mich treibt die Bitterkeit an, die ich empfinde, wenn ich an Wamuzila denke, die zweimal überfallen und mit HIV infiziert wurde, oder an die Frau, deren Tochter und Enkelin beide durch Vergewaltigung geboren wurden. Die Widerstandfähigkeit meiner ehemaligen Patientinnen Bernadette, Jeanne, Alphonsine und Tatiana und vieler anderer sind für mich eine ständige Ermutigung und Inspiration.

Ich werde auch weiterhin das Fachwissen weitergeben, das wir in Bukavu bei der Behandlung von Vergewaltigungsopfern in Konfliktregionen erworben haben. In vielen Regionen der Welt sind die Überlebenden auf sich allein gestellt, wie ich bei meinem Besuch des jesidischen Familienlagers im Nordirak vor einigen Jahren feststellen musste. Ihnen könnte mit spezialisierter medizinischer Versorgung, psychologischer Betreuung sowie sozialer und wirtschaftlicher Unterstützung geholfen werden.

Im Kongo können das Panzi-Krankenhaus und die Stiftung dank der Arbeit ihrer Mitarbeitenden und der Unterstützung durch unsere großzügigen Spender*innen laufend ausgebaut werden und neue Möglichkeiten schaffen, um den Überlebenden zu helfen. Unsere Initiative für Mikrokredite wächst ständig. In der Hauptstadt Kinshasa sind eine neue Klinik und eine Unterkunft entstanden. Wir haben sogar ein Geschäft für frische Säfte in Bukavu gegründet, wo Passionsfrüchte, Ananas und Orangen verarbeitet werden, die auf unserer von Überlebenden geführten Farm angebaut werden.

Meine größte Hoffnung ist, dass unsere Krankenstationen und Frauenhäuser für vergewaltigte Frauen irgendwann leer stehen werden, dass unsere Beratungsstellen und Anwaltskanzleien überflüssig werden. Ich hoffe, dass meine Mitarbeitenden und ich uns wieder mehr jener Arbeit widmen können, die mich schon als Medizinstudent in den Achtzigerjahren begeistert hat: das Wunder der Geburt und die Gesundheit der Mütter.

Meine glücklichsten Momente als Arzt erlebe ich immer noch in unserem Entbindungszentrum, wenn ich die erschöpften, aber lächelnden Mütter sehe und die Schreie der Säuglinge höre.

Wenn wir auf ein neugeborenes Kind herabblicken, scheint alles für einen Augenblick stillzustehen, und wir werden gezwungen, darüber nachzudenken, in was für einer Welt wir es aufwachsen lassen wollen.

Ich bete jeden Tag für eine friedliche und blühende Zukunft für mein Land und meine Region. Wir sind unvorstellbar reich an Natur und Bodenschätzen, und doch haben Gier und Ausbeutung uns zu einem der ärmsten Orte des Planeten gemacht. Immer noch werden Dörfer niedergebrannt und finden jede Woche Massaker statt, ohne dass sich innerhalb und außerhalb des Kongo Empörung regt. Wir brauchen Gerechtigkeit und öffentliche Verantwortung.

Ich träume von einer Gesellschaft, in der unsere Mütter als die Heldinnen anerkannt werden, die sie sind, in der die Mädchen, die auf unserer Entbindungsstation zur Welt kommen, genauso gefeiert werden wie die Jungen und in der die Frauen ohne Angst vor Gewalt aufwachsen.

Ich wünsche mir eine Welt, in der Frauen die gleichen Chancen auf beruflichen Aufstieg und persönliche Freude und Erfüllung haben wie Männer und in der die politische Macht gleichmäßig verteilt ist. Ich kann den Tag kaum erwarten, an dem sich die Vielfältigkeit der Gesellschaften, in denen wir leben, in unseren Unternehmen und öffentlichen Einrichtungen widerspiegelt. Ich stelle mir eine Zukunft vor, in der sexuelle Gewalt als ein Rückfall in ein vergangenes, brutaleres Zeitalter angesehen wird.

Ich glaube, dass all dies sowohl wünschenswert als auch möglich ist. Ich glaube, dass wir alle, als Individuen und als Gemeinschaft, dazu beitragen können, dies zu verwirklichen. Ich glaube an die Stärke der Frauen.

DANK

Es wird Sie nicht überraschen, dass ich bei der Überlegung, wem ich für dieses Buch danken soll, sofort an die Patientinnen und die großartigen Frauen denke, die auf diesen Seiten beschrieben wurden. Ihnen gebühren das höchste Lob und mein aufrichtiger Dank.

Aber die Entscheidung, wen ich vorstellen, wessen Geschichte ich erzählen sollte, war ein schwieriger Prozess. Ich konnte nur einen Bruchteil unzähliger Überlebender vorstellen, die bei Gesprächen in meinem Sprechzimmer oder auf den Stationen des Krankenhauses einen prägenden Einfluss auf mich gehabt haben. Jeder einzelnen von ihnen möchte ich für ihr Vertrauen danken.

Auch die unglaublich harte Arbeit und das Engagement des Personals des Panzi-Krankenhauses und der Panzi-Stiftung muss erwähnt werden. Mit ihrer Hingabe im Dienst unserer Gemeinschaft retten sie Leben, heilen Wunden und helfen jeden Tag Menschen wieder auf die Beine. Und sie tun dies, während sie tagtäglich das mühsame Leben in Bukavu bewältigen müssen. Christine Amisi, der Leiterin der Stiftung, und Christine Schuler Deschryver von der City of Joy danke ich namentlich für ihren unermüdlichen Einsatz.

Tineke Ceelen war die erste Frau, mit der ich die Idee zu diesem Buch besprach, und ich werde ihr immer dankbar sein für ihr unerschütterliches Engagement für die Opfer von sexueller Gewalt.

Ich möchte mich bei meiner Literaturagentin Susanna Lea bedanken, die mir geholfen hat, dieses Buch zustande zu bringen. Sie hat von unserem ersten Treffen an daran geglaubt und hat sich seitdem unermüdlich dafür eingesetzt.

Vielen Dank an Oprah Winfrey, Bob Miller und meinen Lektor bei Flatiron Books, Bryn Clark, für ihren Enthusiasmus und ihre Hilfe, dieses Buch einem internationalen Publikum zugänglich zu machen.

Vielen Dank an Adam Plowright. Ohne sein Verständnis, seine Geduld und sein Know-how wäre ich nicht in der Lage gewesen, dieses Buch zu schreiben.

Und schließlich möchte ich mich bei meiner Frau Madeleine und meinen Kindern dafür bedanken, dass sie die Lichter meines Lebens sind.

ANMERKUNGEN

1. Tapfere Mütter

1 Van Reybrouck, David. *Congo: The Epic History of a People*, New York: HarperCollins, 2014, S. 47.

2. Die Krise der Frauengesundheit

1 United Nations International Children's Emergency Fund. State of the World's Children 2014 in Numbers: Every Child Counts. New York: UNICEF, 2014. https://data.unicef.org/resources/state-worlds-children-2014-numbers-every-child-counts/.

2 UN Interagency Group for Child Mortality Estimation. »Stillbirth and Child Mortality Estimates«. New York: IGME, 2021. https://childmortality.org/

3 Delivery care data from UNICEF. https://data.unicef.org/topic/maternal-health/delivery-care/.

4 GBD 2015 Maternal Mortality Collaborators. »Global, Regional, and National Levels of Maternal Mortality, 1990–2015: A Systematic Analysis for the Global Burden of Disease Study 2015«, in: *Lancet* 388, Nr. 10053, Oktober 2016, S. 1775–1812. https://www.thelancet.com/journals/lancet/article/PIIS0140–6736(16)31470–2/fulltext.

5 Ebenda.

6 Centers for Disease Control and Prevention. »Pregnancy Mortality Surveillance System«. https://www.cdc.gov/reproductivehealth/maternal-mortality/pregnancy-mortality-surveillance-system.htm.

7 *Pregnancy-Associated Mortality Review Project Team. Pregnancy-Associated Mortality, New York City, 2006–2010.* New York: New York City Department of Health and Mental Hygiene, Bureau of Maternal, Infant and Reproductive Health, o. J. https://www1.nyc.gov/assets/doh/downloads/pdf/ms/pregnancy-associated-mortality-report.pdf.

8 Organisation for Economic Co-operation and Development. *Social Institutions and Gender Index. SIGI 2019, Global Report: Transforming Challenges into Opportunities.* Paris: OECD Publishing, 2019. https://www.oecd-ilibrary.org/development/sigi-2019-global-report. Siehe auch: International Labor Organization. *Maternity and Paternity at Work: Law and Practice Ac-*

ross the World. Genf: ILO, 2014. https://www.ilo.org/wcmsp5/groups/public/—dgreports/—dcomm/—publ/documents/publication/wcms_242615.pdf.

9 U.S. Department of Labor. *National Compensation Survey: Employee Benefits in the United States, March 2019.* Washington, D. C. U.S. Bureau of Labor Statistics, 2019. https://www.bls.gov/ncs/ebs/benefits/2019/employee-benefits-in-the-united-states-march-2019.pdf.

10 Chzhen, Yekaterina, Anna Gromada, und Gwyther Rees. *Are the World's Richest Countries Family Friendly? Policy in the OECD and EU.* Florenz: UNICEF Office of Research, 2019. https://www.unicef-irc.org/family-friendly.

11 Organisation for Economic Co-operation and Development. »Parental Leave: Where Are the Fathers?«. Paris: OECD Publishing, März 2016. https://www.oecd.org/policy-briefs/parental-leave-where-are-the-fathers.pdf.

12 Stearns, Jason. *Dancing in the Glory of Monsters: The Collapse of the Congo and the Great War of Africa.* New York: Public Affairs, 2011, S. 116.

13 Rapaport, Lisa. »U.S. Relies Heavily on Foreign-Born Healthcare Workers«, in: Reuters, 4. Dezember 2018. https://www.reuters.com/article/us-health-professions-us-noncitizens/u-s-relies-heavily-on-foreign-born-healthcare-workers-idUSKBN1O32FR. Patel, Yash M., Dan P. Ly, Tanner Hicks und Anupam B. Jenna. »Proportion of Non–US-Born and Noncitizen Health Care Professionals in the United States in 2016«, in: *Journal of the American Medical Association* 320, Nr. 21 (2018): S. 2265–67. https://jamanetwork.com/journals/jama/article-abstract/2717463.

3. Krise und Widerstandskraft

1 Peterman, Amber, Tia Palermo und Caryn Bredenkamp. »Estimates and Determinants of Sexual Violence Against Women in the Democratic Republic of Congo«, in: *American Journal of Public Health* 101, Nr. 6, Juni 2011, S. 1060–67. https://ajph.aphapublications.org/doi/10.2105/AJPH.2010.300070.

4. Schmerz und Stärke

1 The Congo Literacy Project (the Democratic Republic of Congo). Hamburg: UNESCO Institute for Lifelong Learning, Februar 2020. https://uil.unesco.org/case-study/effective-practices-database-litbase-0/congo-literacy-project-democratic-republic-congo#:~:text=Programme%20Overview,women%20in%20the%20Mennonite%20community.

2 *Democratic Republic of the Congo, 1993–2003, UN Mapping Report.* Genf: UN Office of the High Commissioner for Human Rights, August 2010, S. 99. https://www.ohchr.org/Documents/Countries/CD/DRC_MAPPING_REPORT_FINAL_EN.pdf.

3 Die Daten des Panzi-Krankenhauses zeigen, dass damals bei 4,5 Prozent der Patientinnen eine HIV-Ansteckung vorlag.

5. Mit seinen eigenen Worten

1 *Learning on Gender & Conflict in Africa (LOGiCA). Sexual and Gender-Based Violence in the Kivu Provinces of the Democratic Republic of Congo: Insights from Former Combatants.* Washington, D. C.: World Bank, September 2013. http://documents1.worldbank.org/curated/en/795261468258873034/pdf/860550WP0Box380LOGiCA0SGBV0DRC0Kivu.pdf.

2 Die Zahlen beruhen auf Berichten von Diplomaten und sind von der Nichtregierungsorganisation Watchlist on Children and Armed Conflicts wiedergegeben worden.

3 Ein umfassender Bericht über das Leben in einem Rebellenlager der Allianz Demokratischer Kräfte zur Befreiung des Kongo (AFDL) bei Lemera findet sich in Stearns, *Dancing in the Glory of Monsters,* S. 145–50.

4 Ebenda, S. 152.

5 Beevor, Antony. *Berlin 1945. Das Ende.* München: C. Bertelsmann, 2003.

6 Aus dem Urteil des Internationalen Militärgerichtshofs für den Fernen Osten.

7 *Report of the Panel of Experts on the Illegal Exploitation of Natural Resources and Other Forms of Wealth of DR Congo.* New York: United Nations Security Council, April 2001, S. 6. https://www.securitycouncilreport.org/atf/cf/%7B65BFCF9B-6D27-4E9C-8CD3-CF6E4FF96FF9%7D/DRC%20S%202002%201146.pdf.
https://reliefweb.int/report/democratic-republic-congo/report-panel-experts-illegal-exploitation-natural-resources-and.

8 Zounmenou, David, Nelson Alusala, Jane Lewis, Virginie Monchy und Bart Vanthomme. *Final Report of the Group of Experts on the Democratic Republic of the Congo.* New York: United Nations Security Council, Juni 2019, S. 36. https://www.securitycouncilreport.org/atf/cf/%7B65BFCF9B-6D27-4E9C-8CD3-CF6E4FF96FF9%7D/S_2019_469.pdf.

9 Er spricht von einem Bevölkerungsverlust von insgesamt zehn Millionen, einschließlich der Kinder, die wegen des Terrors nicht geboren wurden. Drei verschiedene Schätzungen kommen in etwa auf dieselbe Zahl, darunter eine Kommission der belgischen Regierung aus dem Jahr 1919, ein hochrangiger Vertreter des Staates Kongo und eine Studie des Anthropologen Jan Vansina der Universität von Wisconsin. Siehe: Hochschild, Adam. *Schatten über dem Kongo. Die Geschichte eines der großen, fast vergessenen Menschheitsverbrechen.* Stuttgart: Klett-Cotta, 2012.

10 Thornton, William und Lydia Voigt. »Disaster Rape: Vulnerability of Women to Sexual Assaults During Hurricane Katrina«, in: *Journal of Public Management and Social Policy* 13, Nr. 2 (2007), S. 23–49. https://28b3dd4c-a-e2cc6547-s-sites.googlegroups.com/a/jpmsp.com/new-jpmsp/Vol13Iss2-DisasterRape-ThorntonandVoigt.pdf?attachauth=ANoY7cpZ7XOMjfEZ7BX3unpJ-TpNxeoXCZIuv36FYbGB8vewFrJIpIyTfMbvVk9brTJCzmSz3VVkx0XLiIn3T1tpQOM1z4tlXynbXr4cQfe9wHUFbbtUGwKACAg0ks6090SG-teKH11XY02IMjDYvwvtoH0c8RCuQrTRfNThLvYdYlBmZ8a7wBph1tX4U-a4F8cwVJbGHN9dYpDwyS0C6SpgvydnLjmeN7iCE72rXQrsAaiApjcoP0fc8%3D&attredirects=1.

11 Smith, Sharon G., Xinjian Zhang, Kathleen C. Basile, Melissa T. Merrick, Jing Wang, Marcie-jo Kresnow und Jieru Chen. *National Intimate Partner and Sexual Violence Survey: 2015 Data Brief.* Atlanta: Centers for Disease Control and Prevention. https://www.cdc.gov/violenceprevention/datasources/nisvs/2015NISVSdatabrief.html.

12 *Crime Survey for England and Wales, 2017.* https://www.ons.gov.uk/peoplepopulationandcommunity/crimeandjustice/bulletins/crimeinenglandandwales/yearendingmar2017.

13 *Personal Safety, Australia: Statistics for Family, Domestic, Sexual Violence, Physical Assault, Partner Emotional Abuse, Child Abuse, Sexual Harassment, Stalking and Safety.* Canberra: ABS, 2017. https://www.abs.gov.au/statistics/people/crime-and-justice/personal-safety-australia/latest-release.

14 Debauche, Alice, Amandine Lebugle, Elizabeth Brown, Tania Lejbowicz, Magali Mazuy, Amélie Charruault, Justine Dupuis, Sylvie Cromer und Christelle Hamel. *Violence and Gender Relations (Virage) Study.* Paris: National Institute of Demographic Studies, 2015. https://www.ined.fr/en/publications/editions/document-travail/enquete-virage-premiers-resultats-violences-sexuelles/.

15 World Health Organization Department of Reproductive Health and Research, London School of Hygiene and Tropical Medicine und South African Medical Research Council. *Global and Regional Estimates of Violence Against Women: Prevalence and Health Effects of Intimate Partner Violence and Non-Partner Sexual Violence,* Genf: Weltgesundheitsorganisation, 2013. https://www.who.int/publications/i/item/9789241564625.

16 Der Bericht über sexuelle Übergriffe im Militär wird seit 2006 erstellt. https://www.sapr.mil/reports. https://www.sapr.mil/sites/default/files/public/docs/reports/MSA/DOD_Annual_Report_on_Sexual_Harassment_and_Violence_at_MSAs_APY19-20.pdf.

17 Pérez-Peña, Richard. »1 in 4 Women Experience Sex Assault on Campus«, in:

New York Times, 21. September 2015. https://www.nytimes.com/2015/09/22/us/a-third-of-college-women-experience-unwanted-sexual-contact-study-finds.html.

6. Die Stimme erheben

1 Bartels, Susan, Jennifer Scott, Denis Mukwege, Robert Lipton, Michael VanRooyen und Jennifer Leaning. »Patterns of Sexual Violence in Eastern Democratic Republic of Congo: Reports from Survivors Presenting to Panzi Hospital«, in: *Conflict and Health* 4, Nr. 1 (Mai 2010): S. 9–18. https://conflictandhealth.biomedcentral.com/articles/10.1186/1752–1505–4–.

2 Harris, Elizabeth A. »Despite #MeToo Glare, Efforts to Ban Secret Settlements Stop Short«, in: *New York Times,* 14. Juni 2019. https://www.nytimes.com/2019/06/14/arts/metoo-movement-nda.html#:~:text=the%20main%20story-,Despite%20%23MeToo%20Glare%2C%20%20Efforts%20to%20Ban%20Secret%20Settlements%20Stop%20%20Short,only%20one%20effectively%20neutralizes%20them.&tex-%20t=Such%20agreements%20have%20been%20a,court%20settle-%20ment%20for%20sexual%20misconduct.

3 Etwa 3 von 100 000 Frauen in Afrika wurden von einem Intimpartner oder Familienmitglied getötet, während 1,6 von 100 000 Amerikanerinnen und 0,9 von 100 000 Frauen in Asien das gleiche Schicksal erlitten. Insbesondere bei den asiatischen Zahlen gibt es große Diskrepanzen, da Frauen in Ländern wie Afghanistan, Pakistan und Indien deutlich stärker gefährdet sind. Büro der Vereinten Nationen für Drogen- und Verbrechensbekämpfung, UNODC. *Global Study on Homicide 2019.* Wien 2019. https://www.unodc.org/unodc/en/data-and-analysis/global-study-on-homicide.html.

7. Der Kampf für Gerechtigkeit

1 https://www.asil.org/insights/volume/14/issue/38/un-mapping-report-documenting-serious-crimes-democratic-republic-congo.

2 Rape, Abuse & Incest National Network, in: *The Criminal Justice System: Statistics.* Washington, D. C.: *RAINN,* 2021. https://www.rainn.org/statistics/criminal-justice-system.

3 https://fra.europa.eu/sites/default/files/fra-2014-vaw-survey-at-a-glance-ct14en.pdf.

4 Research and Statistics Division. Department of Justice, Government of Canada, Ottawa, April 2019. https://www.justice.gc.ca/eng/rp-pr/jr/jf-pf/2019/apr01.html.

5 Levy, Ro'ee, und Martin Mattsson. »The Effects of Social Movements: Evidence

from #MeToo«, in: *SSRN*, März 2020. https://conference.nber.org/confpapers/f138191.pdf.

6 Barr, Caelainn, Alexandra Topping und Owen Bowcott. »Rape Prosecutions in England and Wales at Lowest Level in a Decade«, in: *Guardian*, 12. September 2019. https://www.theguardian.com/law/2019/sep/12/prosecutions-in-england-and-wales-at-lowest-level-in-a-decade.

7 Franceinfo. »Les condamnations pour viol ont chuté de 40% en dix ans«, in: France Télévisions, 14. September 2018. https://www.francetvinfo.fr/societe/harcelement-sexuel/les-condamnations-pour-viol-ont-chute-de-40-en-dix-ans2940491.html.

8 Kelly, Liz, Jo Lovitt und Linda Regan. »Gap or a Chasm? Attrition in Reported Rape Cases«, in: *Great Britain Home Office Research Development and Statistics Directorate*, London, Februar 2005. https://webarchive.nationalarchives.gov.uk/20110218141141/http://rds.homeoffice.gov.uk/rds/pdfs05/hors293.pdf.

9 Kennedy, Pagan. »The Rape Kit's Secret History«, in: *New York Times*, 17. Juni 2020. https://www.nytimes.com/interactive/2020/06/17/opinion/rape-kit-history.html.

10 Brand-Williams, Oralandar, und Kim Kozlowski. »10 Years In, Detroit Rape Kit Crisis Vanquished«, in: *Detroit News*, 15. Dezember 2019. https://www.detroitnews.com/story/news/local/wayne-county/2019/08/13/detroit-touts-success-rape-kits-crisis/3770362002/.

11 Rape, Abuse & Incest National Network. »Understanding Statutes of Limitations for Sex Crimes«, in: *RAINN*, Washington, D. C., o. J. https://www.rainn.org/articles/statutes-limitations-sex-crimes.

8. Anerkennung und Gedenken

1 Ungar-Sargon, Batya. »Can We Talk About Rape in the Holocaust Yet?«, in: *Forward magazine* (25. April 2018). https://forward.com/opinion/399538/can-we-talk-about-rape-in-the-holocaust-yet/.

2 Ebenda.

3 Tanaka, Yuki. »War, Rape and Patriarchy: The Japanese Experience«, in: *Asia-Pacific Journal* 18, Nr. 1 (Dezember 2019), S. 1–14. Siehe auch Tanaka, *Hidden Horrors: Japanese War Crimes in World War II.* Oxford, Routledge, 2018, S. 105–10.

9. Männer und Männlichkeit

1 »Population Prospects: The 2017 Revision, Key Findings and Advance Tables«, in: *Working Paper No. ESA/P/WP/248.* United Nations, Department of

Economic and Social Affairs, Population Division, New York 2017. https://population.un.org/wpp/Publications/Files/WPP2017_KeyFindings.pdf.

2 Organisation for Economic Co-operation and Development. *Gender Wage Gap,* Paris, OECD, 2021. https://data.oecd.org/earnwage/gender-wage-gap.htm.

3 World Economic Forum. *Global Gender Gap Report 2020,* Genf 2019. https://www.weforum.org/reports/gender-gap-2020-report-100-years-pay-equality.

4 El Feki, S., B. Heilman und G. Barker (Hgg.). Understanding Masculinities: Results from the International Men and Gender Equality Survey (IMAGES) – Middle East and North Africa. Cairo und Washington, D. C.: UN Women und Promundo, 2017. https://www.unwomen.org/-/media/headquarters/attachments/sections/library/publications/2017/images-mena-multi-country-report-en.pdf?la=en&vs=3602.

5 Alle Zahlen entnommen der OECD Datenbank »Violence Against Women«. https://data.oecd.org/inequality/violence-against-women.htm.

6 In den USA gibt es kein Bundesgesetz zum Verbot der körperlichen Züchtigung, die in öffentlichen und privaten Schulen in 19 Bundesstaaten erlaubt ist. Der Initiative End Corporal Punishment zufolge wurden in den letzten Jahren wiederholt Bundesgesetze eingebracht, jedoch ohne Erfolg. Siehe auch: https://endcorporalpunishment.org/reports-on-every-state-and-territory/usa/.

7 Capraro, Valerio, und Hélène Barcelo. »The Effect of Messaging and Gender on Intentions to Wear a Face Covering to Slow Down COVID-19 Transmission«, in: *PsyArXiv* (11. Mai 2020). https://doi.org/10.31234/osf.io/tg7vz

8 Sim, Shin Wei, Kirm Seng Peter Moey und Ngiap Chuan Tan. »The Use of Facemasks to Prevent Respiratory Infection: A Literature Review in the Context of the Health Belief Model«, in: *Singapore Medical Journal* 55, Nr. 3 (März 2014), S. 160–67. https://www.ncbi.nlm.nih.gov/pmc/articles/PMC4293989/.

9 »PPFA Consent Survey Results Summary«, in: *Planned Parenthood,* New York, 2016. https://www.plannedparenthood.org/files/1414/6117/4323/Consent_Survey.pdf.

10 Shammas, Brittany, »Judge Awards $13 Million to Women Who Say They Were Tricked into Pornography«, in: *Washington Post* (3. Januar 2020). https://www.washingtonpost.com/business/2020/01/03/judge-awards-million-women-who-say-they-were-tricked-into-pornography/.

11 Wright, Paul J., Robert S. Tokunaga und Kraus, Ashley. »A Meta-Analysis of Pornography Consumption and Actual Acts of Sexual Aggression in General Population Studies«, in: *Journal of Communication* 66, Nr. 1 (Februar 2016), S. 183–205. https://academic.oup.com/joc/article-abstract/66/1/183/4082427?redirectedFrom=fulltext.

12 Rostad, Whitney L., Daniel Gittins-Stone, Charlie Huntington, Christie J. Rizzo, Deborah Pearlman und Lindsay Orchowski. »The Association Between Exposure to Violent Pornography and Teen Dating Violence in Grade 10 High School Students«, in: *Archives of Sexual Be havior* 48, Nr. 7 (Juli 2019), S. 2137–47.

10. Führung

1 Diese Zahl wurde 2018 vom Ministerium für religiöse Angelegenheiten der Regionalregierung von Kurdistan im Nordirak vorgelegt. Etwa die Hälfte war bekanntlich geflohen oder gerettet worden, während das Schicksal der übrigen Personen unbekannt ist.

2 Baba Scheich, dessen richtiger Name Khurto Hajji Ismail war, starb im Oktober 2020 im Alter von 87 Jahren. Sein Ehrentitel ist auf seinen Nachfolger übergegangen.

3 Jones, Pete, »Congo: We Did Whatever We Wanted, Says Soldier Who Raped 53 Women«, in: *Guardian* (11. April 2013).

4 Bericht der Independent Commission for Aid Impact, Januar 2020. https://icai.independent.gov.uk/psvi/.

5 »Women in Politics: 2020«, in: *UN Women and Inter-Parliamentary Union*, Januar 2020. https://www.unwomen.org/-/media/headquarters/attachments/sections/library/publications/2020/women-in-politics-map-2020-en.pdf?la=en&vs=827.

6 Organisation for Economic Cooperation and Development. Social Institutions and Gender Index. *SIGI 2019 Global Report: Transforming Challenges into Opportunities.* Paris: OECD Publishing, 2019. https://www.oecd-ilibrary.org/development/sigi-2019-global-report_bc56d212-en.

7 Chen, Jie, Woon Sau Leung, Sau Woon, Wie Song und Marc Goergen. »When Women Are on Boards, Male CEOs Are Less Overconfident«, in: *Harvard Business Review* (12. September 2019). https://hbr.org/2019/09/research-when-women-are-on-boards-male-ceos-are-less-overconfident.

8 Gul, Ferdinand, Bin Srinidhib und Anthony Ng. »Does Board Gender Diversity Improve the Informativeness of Stock Prices?«, in: *Journal of Accounting and Economics* 51, Nr. 3 (April 2011), S. 314–38. https://www.sciencedirect.com/science/article/abs/pii/S0165410111000176?via%3Dihub.

9 Bigio, Jamille, Rachel Vogelstein, Alexandra Bro und Anne Connell. »Women's Participation in Peace Processes«, in: *Council on Foreign Relations,* New York o. D. https://www.cfr.org/womens-participation-in-peace-processes/.

10 O'Reilly, Marie, Andrea O Suilleabhain und Thania Paffenholf. »Reimagining Peacemaking: Women's Roles in Peace Processes«, in: *International Peace Institute,* New York (Juni 2015). https://www.ipinst.org/wp-content/uploads/2015/06/IPI-E-pub-Reimagining-Peacemaking.pdf.

11 True, Jacqui, und Yolanda Riveros-Morales. »Towards Inclusive Peace: Analysing Gender-Sensitive Peace Agreements 2000–2016«, in: *International Political Science Review* 40, Nr. 1 (2019), S. 23–40. https://journals.sagepub.com/doi/pdf/10.1177/0192512118808608.

ÜBER DEN AUTOR

Dr. Denis Mukwege wurde 1955 in Bukavu, in der damaligen Kolonie Belgisch-Kongo geboren. Als Kind und junger Mann erlebte er aus erster Hand rassistische Vorurteile sowie den wirtschaftlichen und moralischen Verfall der Demokratischen Republik Kongo unter der Diktatur. Heute ist er ein renommierter gynäkologischer Chirurg, der weltweit als führender Experte für die Behandlung von Vergewaltigungsverletzungen anerkannt ist. Sein ganzheitlicher Heilungsansatz hat Initiativen auf der ganzen Welt inspiriert. Im Jahr 2014 wurde er von Präsident Barack Obama ins Weiße Haus eingeladen, und in Europa wurde ihm der renommierte Sacharow-Preis verliehen, was ihm zum ersten Mal große öffentliche Anerkennung einbrachte. Im Jahr 2018 wurde er zusammen mit der jesidischen Menschenrechtsaktivistin Nadia Murad, die selbst eine Überlebende sexueller Gewalt ist, mit dem Friedensnobelpreis ausgezeichnet.

MORDE, ÜBER DIE NIEMAND SPRICHT

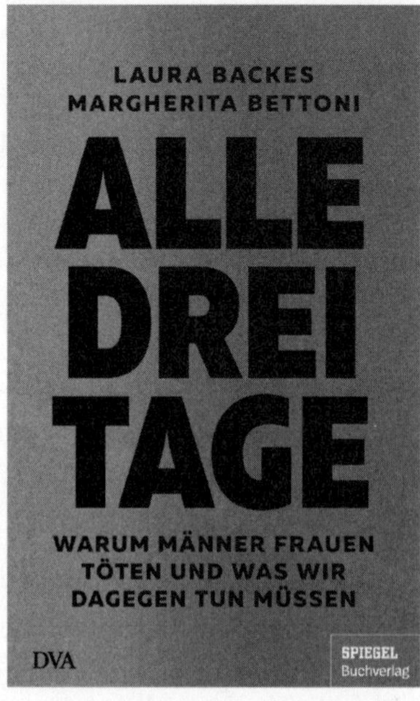

ISBN:
978-3-421-04874-5

Dieses Buch ist auch als E-Book erhältlich.

Alle drei Tage wird in Deutschland eine Frau von ihrem Partner oder Ex-Partner getötet. Es sind Morde, die an Frauen verübt werden, weil sie Frauen sind. Als Familientragödien verharmlost, bleiben viele Frauenmorde verborgen und verdecken die patriarchalen Macht- und Gewaltmuster, die sich tief durch unsere Gesellschaft ziehen. Laura Backes und Margherita Bettoni haben mit Überlebenden gesprochen, Experten befragt, die Motive männlicher Gewalttäter untersucht und ihre Taten rekonstruiert. Eindrücklich zeigen sie, dass Femizide uns alle angehen – und warum wir jetzt handeln müssen.

»Rund 200 Seiten keine leichte Kost und gerade deshalb wichtig, sie zu lesen.« *NDR Kultur »Journal«*

DVA